Kohlhammer

Hermann Delbrück

Leberkrebs

Rat und Hilfe für Betroffene und Angehörige

Verlag W. Kohlhammer

Wichtiger Hinweis: Der Leser darf darauf vertrauen, dass Autoren und Verlag mit großer Sorgfalt gearbeitet und den medizinischen Wissensstand bis zur Fertigstellung dieses Buches berücksichtigt haben. Bei Angaben von Mengen muss jeder Leser sorgfältig prüfen oder prüfen lassen, dass die gegebenen Hinweise nicht von den tatsächlichen Empfehlungen abweichen. Es wird deshalb empfohlen, von jeglicher Selbstbehandlung Abstand zu nehmen und immer den Behandler des Vertrauens zu Rate zu ziehen. Jede Dosierung oder Anwendung erfolgt auf eigene Gefahr des Benutzers.

Dieses Werk einschließlich aller seiner Teile ist urheberrechtlich geschützt. Jede Verwendung außerhalb der engen Grenzen des Urheberrechts ist ohne Zustimmung des Verlags unzulässig und strafbar. Das gilt insbesondere für Vervielfältigungen, Übersetzungen, Mikroverfilmungen und für die Einspeicherung und Verarbeitung in elektronischen Systemen.
Die Wiedergabe von Warenbezeichnungen, Handelsnamen oder sonstigen Kennzeichen in diesem Buch berechtigt nicht zu der Annahme, dass diese von jedermann frei benutzt werden dürfen. Vielmehr kann es sich auch dann um eingetragene Warenzeichen oder sonstige gesetzlich geschützte Kennzeichen handeln, wenn sie nicht eigens als solche gekennzeichnet sind.

1. Auflage 2008

Alle Rechte vorbehalten
© 2008 W. Kohlhammer GmbH Stuttgart
Umschlag: Data Images GmbH
Gesamtherstellung:
W. Kohlhammer Druckerei GmbH + Co. KG, Stuttgart
Printed in Germany

ISBN 978-3-17-020113-2

Inhalt

Vorwort des Verfassers 7

Geleitworte 9

1 Wie kommt es eigentlich zu Leberkrebs? 11
  Fragen zu Ursachen und Verlauf der Erkrankung

2 Welche Therapiemöglichkeiten gibt es? 32
  Fragen zu den verschiedenen Therapien und deren Wirkung

3 Welche Störungen, Beschwerden und Komplikationen
  können nach der Tumortherapie (Operation, Strahlen-,
  Chemo-, Immuntherapien und Einnahme signalhemmender
  Substanzen) auftreten? 68
  Fragen zur Vorbeugung und Behandlung von unerwünschten
  Therapienebenwirkungen

4 Wie kann ich das Risiko einer Wiedererkrankung verringern? ... 92
  Fragen zur Diätetik und Prophylaxe

5 Welche diagnostischen Maßnahmen sind in der Nachsorge
  notwendig? 107
  Fragen zu Vor- und Nachsorgeuntersuchungen zur Feststellung
  eines Krankheitsrückfalls

6 Wie macht sich eine Wiedererkrankung bemerkbar? 120
  Fragen zu Symptomen eines Krankheitsrückfalls

7 Welche Behandlungsmöglichkeiten bestehen bei Fortschreiten
  bzw. bei Wiederauftreten der Erkrankung?
  Was tun bei Schmerzen? 124
  Fragen zu den verschiedenen Behandlungsmöglichkeiten, zur
  Schmerztherapie und zu anderen unterstützenden Maßnahmen

8	Welche Nachsorgebetreuungen gibt es? 140
	Fragen zu Rehabilitation und Nachsorgekliniken
9	Welche Probleme können bei Reisen, in der Freizeit oder beim Sport auftreten? 151
	Empfehlungen für die Ferien- und Freizeitgestaltung
10	Wie verhalte ich mich in meiner Umgebung? 159
	Fragen zu Familie, Umfeld und Selbsthilfegruppen
11	Welche sozialen und finanziellen Hilfen gibt es? 163
	Fragen zu sozialen und finanziellen Problemen, häuslicher Versorgung, Hospiz, Pflegeversicherung und Behindertenausweis
12	Welche Konsequenzen ergeben sich für meine berufliche Tätigkeit? 183
	Fragen zu Beruf und Rente
13	Wie verhalte ich mich dem Betroffenen gegenüber? 195
	Fragen und Ratschläge zu Verhaltensweisen von Angehörigen

Erklärung von Fachausdrücken 203

Adressen.. 218

Internetadressen 221

Literaturauswahl 226

Sachregister 230

Vorwort des Verfassers

Dieses Buch richtet sich an Krebspatienten, ihre Angehörigen und Freunde. Das bessere Verständnis einer Erkrankung und der medizinischen Möglichkeiten, der Chancen und Risiken kann dazu beitragen, eine Krebserkrankung und ihre Folgen leichter bewältigen zu können. Oft kann von den Krankenhausärzten nicht die nötige Zeit aufgebracht werden, um ausführlich auf die vielen Fragen der Krebspatienten einzugehen. Dieser Ratgeber soll eine Hilfe für die häufig unter Zeitdruck stehenden Ärzte darstellen.
Er soll die Patienten jedoch auch dazu ermuntern, Fragen zu stellen, damit sie ihre Krankheit besser begreifen, ihr Schicksal meistern und bessere Vorsorge treffen können. Auf den Krebspatienten und seine Familie kommen zu Hause zahlreiche Probleme zu, die sich aber bei Kenntnis mancher Dinge frühzeitig verhindern oder gar beseitigen lassen. Informierte Patienten verstehen besser, was die Ärzte tun, um die Erkrankung festzustellen und zu behandeln. Nur Information versetzt Patienten in die Lage, sich aktiv an Entscheidungen über mögliche Vorgehensweisen zu beteiligen. Mein Wunsch ist, mit diesem Ratgeber einen Beitrag dazu zu leisten, aus Behandelten Handelnde zu machen.
Dieses Buch enthält viele Fragen zur Krankheit und zur Krankheitsprophylaxe, die mir die Betroffenen in meiner bisherigen Tätigkeit immer wieder stellten. Es behandelt auch viele Fragen, die die Patienten in der Nachsorge erfahrungsgemäß nicht stellen, sei es aus Unwissen, einer unbewussten Verdrängung, mangelndem Mut, sei es auch, weil die Betroffenen den Arzt hierfür nicht zuständig halten. Dieser Ratgeber soll den Betroffenen die vielen sozialen und beruflichen Hilfen vorstellen, die ihnen in unserer Gesellschaft von Gesetz wegen zustehen.
Dieses Buch enthält einige für manche Pharmahersteller und Ärzte unangenehme und für manche Patienten wahrscheinlich auch verunsichernde Fragen und Antworten. Dies trifft insbesondere auf gewisse »Alternativtherapien« zu. Ich habe dies trotz der möglicherweise auf mich zukommenden Schwierigkeiten gewagt. Allzu häufig nämlich musste ich während meiner

bisherigen Tätigkeit die Erfahrung machen, dass verzweifelte Patienten nicht nur »Haus und Hof« für Therapien mit fraglicher Wirksamkeit verloren, sondern dass durch diese Therapien wirksamere Behandlungen versäumt wurden.

Bei der Abfassung dieses Ratgebers bin ich mir der Schwierigkeiten und der zu erwartenden Kritik bewusst gewesen. Die Kritik wird sich möglicherweise weniger auf das Inhaltliche beziehen als auf die Tatsache, dass überhaupt ein derartig differenzierter, in die Einzelheiten gehender Ratgeber denjenigen in die Hände gegeben wird, die nach Meinung mancher Kritiker eher ihre Erkrankung vergessen sollten.

Ohne die möglichen Vorteile einer Verdrängung bei Krebspatienten leugnen zu wollen, bin ich jedoch der Meinung, dass eine derartige Verdrängung aus mehreren Gründen heute im Gegensatz zu früher nicht sinnvoll ist. Die meisten Patienten möchten und müssen über ihre Diagnose aufgeklärt werden; hieraus ergeben sich zahlreiche Fragen, auf die eingegangen werden muss. Es ist besser, wenn die Betroffenen und Angehörigen durch diesen Ratgeber als durch die »Regenbogenpresse« oder »Gesundbeter« oder Geschäftemacher aufgeklärt werden. Die Schulmedizin bietet heute mehr Möglichkeiten, als viele annehmen. Diese Möglichkeiten sollten ebenso genutzt werden wie die zahlreichen medizinischen, psychischen, sozialen und beruflichen rehabilitativen Hilfen, die die Überlebensqualität verbessern helfen.

Für die kritische Durchsicht einiger Kapitel, die konstruktive Kritik und die Überlassung vieler Abbildungen bin ich Herrn Priv.-Doz. Dr. Philip Hilgard, Klinik für Gastroenterologie und Hepatologie des Universitätsklinikums Essen, zum großen Dank verpflichtet. Wenn sich trotzdem viele Fehler eingeschlichen haben, so ist dies ausschließlich die Schuld des Autors.

Herrn Dr. med. Dirk Rating danke ich für die Hilfestellung bei der Manuskripterstellung. Ohne ihn wären manche Abbildungen nicht so gut erkennbar gewesen.

Prof. Dr. Hermann G. Delbrück   *Wuppertal-Ronsdorf*

Im Herbst 2007

Geleitworte

Geleitwort der Deutschen Krebsgesellschaft

Eines der Hauptanliegen der Deutschen Krebsgesellschaft ist es, das Wissen über bösartige Erkrankungen in der Gesellschaft zu mehren. Gesunde und Betroffene sollen einbezogen werden in einen Dialog, der es ihnen ermöglicht, wissende Partner im Kampf gegen diese Erkrankungen zu sein. Geht es für die einen darum, das Wissen über Prävention und Früherkennung zu vergrößern, so steht vor den anderen die Herausforderung, als aufgeklärter Patient Verständnis und innere Sicherheit für die Erfordernisse von moderner Tumortherapie, Nachsorge und Rehabilitation zu gewinnen.
Es ist unbestritten, dass ein solcher Dialog zwischen Medizin und Gesellschaft eine wichtige Ebene für den Fortschritt in der Onkologie darstellt. Die Deutsche Krebsgesellschaft und ihre Arbeitsgemeinschaft für Rehabilitation, Nachsorge und Sozialmedizin (ARNS) widmen sich diesem Anliegen in besonderem Maße. Der Autor dieses Buches leistet dazu einen Beitrag an hervorragender Stelle. Er hat darüber hinaus schon mit gleichartigen Büchern zu anderen Tumorerkrankungen in kompetenter Weise zur Verwirklichung dieser Zielsetzung beigetragen.
Wir wünschen diesen Bemühungen weiter viel Erfolg und dem Buch eine gute Verbreitung.

Prof. Dr. Michael Bamberg
Präsident der Deutschen Krebsgesellschaft e.V.

Geleitwort der Deutschen Krebshilfe

Als Frau Dr. Mildred Scheel 1974 die Deutsche Krebshilfe ins Leben rief, verfolgte sie zunächst zwei Ziele. Sie wollte

1. das Krebsproblem, das trotz größter gesundheitspolitischer Bedeutung für die meisten Menschen kein Thema war, aus der Tabu-Zone holen und
2. darüber hinaus bei den Bürgern ein Bewusstsein für die Eigenverantwortung bei der Bekämpfung dieser Volkskrankheit wecken.

Seitdem sind Aufklärung der Öffentlichkeit, Information der Patienten und Förderung des Selbsthilfegedankens immer wesentliche Anliegen der Deutschen Krebshilfe gewesen und werden es auch weiterhin bleiben. Selbsthilfe setzt Wissen und Information voraus. Eigen- und Fremdverantwortung, wie sie in den Selbsthilfegruppen praktiziert werden, verlangen »mündige Patienten«. Aufgeklärte Patienten vermögen sich nicht nur selbst zu helfen, sondern auch Hilfe an andere weiterzugeben bzw. in die Wege zu leiten. Die Idee der Selbsthilfe schließt gegenseitige Hilfe mit ein.
Dieser Ratgeber für Betroffene mit ausführlichen medizinischen, sozialen, psychischen und beruflichen Hilfen ist wie immer zu begrüßen.
Natürlich soll der von Herrn Professor Delbrück ausgearbeitete Ratgeber niemals den professionellen ärztlichen Rat, die fachkompetente Hilfe des Sozialarbeiters, den beruflichen Beistand der Rentenversicherungen und Arbeitsämter ersetzen. Er soll vielmehr die Arbeit dieser professionellen Helfer erleichtern und unterstützen. Er soll bei den Patienten Verständnis für die notwendigen diagnostischen, therapeutischen und rehabilitativen Maßnahmen wecken und sie so zu kompetenteren und informierteren Gesprächspartnern machen.
Möge der Ratgeber ein Schritt in diese Richtung sein. Möge er auch den Selbsthilfegedanken fördern und den Betroffenen eine Hilfe bei der Bewältigung ihres Schicksals sein!

Prof. Dr. Dagmar Schipanski
Präsidentin der Deutschen Krebshilfe e. V.

1 Wie kommt es eigentlich zu Leberkrebs?
Fragen zu Ursachen und Verlauf der Erkrankung

1. Einige grundsätzliche Angaben zur Lokalisation und zu den Aufgaben der Leber.

Die Leber (Hepar) ist die größte Drüse im menschlichen Körper. Sie wiegt ca. 1,4 bis 1,8 Kilogramm. Unterschieden werden rechter und linker Leberlappen. Der rechte Leberlappen ist wesentlich größer als der linke und füllt fast den gesamten oberen Bauchraum aus. Der kleinere linke Lappen reicht etwa bis zur Mitte des linken Oberbauches.

Die Leber wird von zwei verschiedenen Blutgefäßen mit Blut versorgt: der Leberarterie und der Pfortader. Beide treten an der Leberpforte, einer nischenartigen Vertiefung des Organs, in die Leber ein.

Die Leberarterie liefert, von der Bauchschlagader kommend, sauerstoffreiches Blut zur Versorgung der Leberzellen. Die Pfortader führt der Leber – vom Verdauungstrakt kommend – alle mit der Nahrung in den Blutkreislauf gelangten Substanzen zu, seien es Nährstoffe oder Giftstoffe. Die beiden Blutgefäßsysteme verzweigen sich in der Leber in feine Kapillarnetze, sodass die von ihnen transportierten Substanzen bis hin zu den einzelnen

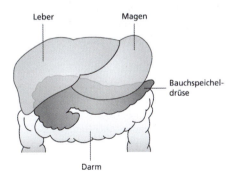

Abbildung 1.1: Die Lage der Leber im Oberbauch und ihre benachbarten Organe im Querschnitt

Leberzellen gelangen und dort weiterverarbeitet werden können. Die in den Leberzellen gebildete Gallenflüssigkeit wiederum erreicht über ein feines Netz von Gallenkapillaren den Gallengang, welcher die Leber über die Leberpforte verlässt.

Die Leber ist das zentrale Stoffwechselorgan des Körpers. In ihrem Innern besteht sie aus einer Vielzahl kleinster Leberläppchen, die kleine Funktionseinheiten bilden und aus zahlreichen Leberzellen (Hepatozyten) zusammengesetzt sind.

Ähnlich der Niere arbeitet sie wie ein »Klärwerk« für den Körper, in dem sie gemeinsam mit den Nieren den Körper von Schadstoffen befreit. Sie dient als Entgiftungszentrale des Körpers. Schadstoffe, Alkohol, Medika-

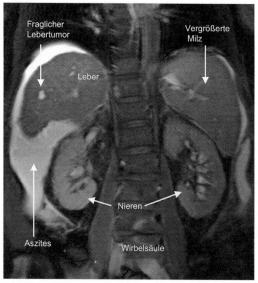

Abbildung 1.2: Die Lage der Leber im Bauchraum, wie sie sich in der Kernspintomographie frontal darstellt. Die Leber ist stark zirrhotisch durchsetzt, indirekt erkennbar an dem abgestumpften Leberrand, der kleinen Leber und der Milzvergrößerung. Es besteht ein ausgeprägter Aszites. In der zirrhotischen Leber befindet sich ein verdächtiger Herd, der einer Abklärung bedarf. Die feingewebliche Untersuchung der Biopsie aus diesem Tumor bestätigte den Verdacht auf ein Leberzellkarzinom (Abbildungen 1.5 und 1.6).
(Das NMR-Bild wurde freundlicherweise von Dr. med. Steffen, Radprax, Wuppertal, zur Verfügung gestellt.)

mente und auch bestimmte körpereigene Substanzen werden in der Leber um- und abgebaut und auf diese Weise »unschädlich« gemacht. Über die Galle werden sie ausgeschieden.

Die Leber produziert bis zu einem Liter Gallenflüssigkeit pro Tag und leitet diese über kleine Gallenkanälchen, den rechten und linken Lebergallengang, über die Gallenblase als Zwischenspeicher und über den Gallengang in den Zwölffingerdarm ein.

Außerdem stellt sie verschiedene lebenswichtige Eiweißstoffe her. Hierzu gehört das Albumin. Bestimmte Blutgerinnungsfaktoren, ohne die sich keine Blutung stillen lässt, werden in der Leber gebildet. Sie nimmt die aus dem Darm kommenden verdaulichen Stoffe auf und verwertet sie. So baut die Leber zum Beispiel das mit der Nahrung aufgenommene Eiweiß in körpereigenes Eiweiß um, speichert Kohlenhydrate und versorgt die Körperzellen über das Blut mit Nährstoffen. Sie bildet die Ausgangsprodukte für die Sexualhormone und für die körpereigenen Fette, baut alte Blutkörperchen ab und speichert Eisen. Auch an der Regulation des Blutzuckerspiegels ist die Leber beteiligt.

2. Ich habe niemals Beschwerden gehabt, habe regelmäßig an den Vorsorgeuntersuchungen teilgenommen, habe immer gesund gelebt und bin schließlich trotzdem an Leberkrebs erkrankt. Der Krebs soll sogar schon im fortgeschrittenen Stadium sein.

Eines der Hauptmerkmale des Leberkrebses ist, dass zu Beginn der Erkrankung so gut wie keine Beschwerden bestehen. Die ersten und dann auch sehr unspezifischen Anzeichen treten meist erst im fortgeschrittenen Stadium der Krankheit auf. Druckschmerzen und Völlegefühl sind häufig die ersten Symptome. Erst relativ spät kommt es zu einem Gewichtsverlust. Er kann im Zusammenhang mit Verdauungsbeschwerden stehen, aber auch Folge der vom Tumor ausgeschiedenen Stoffe sein. Letztere sind meist der Grund für Fieber und Nachtschweiß.

Lediglich Frühstadien der Tumorerkrankung können noch operiert werden. Bei ihnen handelt es sich nicht selten um Zufallsbefunde, die im Rahmen einer aus anderen Gründen notwendigen Ultraschalluntersuchung der Bauchorgane gestellt werden.

Vorsorgeuntersuchungen haben in Bezug auf die Erkennung von Leberkrebs nur dann einen Wert, wenn routinemäßige Ultraschalluntersuchungen des Bauchraums vorgenommen werden. Ultraschalluntersuchungen sind jedoch nicht immer Bestandteil von Krebsvorsorgeuntersuchungen. Aus Ihren Bemerkungen klingt so etwas wie die Suche nach den Ursachen, ja möglicherweise sogar eine Schuldzuweisung hervor. Sie sollten nicht die »Schuld« bei sich selbst oder bei jemand anderem suchen. Das ist wenig hilfreich. Es ist sinnvoller, die Erkrankung als ein schicksalhaftes Ereignis zu akzeptieren und nicht zu sehr rückwärtsgewandt zu denken. Versuchen Sie, sich auf die Gegenwart und die Zukunft zu konzentrieren.

Tabelle 1.1: Häufigste Ursachen und Symptome, die zu einem Arztbesuch und zu der Diagnose eines Leberkrebses führen

- Arztbesuch aus einem anderen Grunde, bei dem eine Ultraschalluntersuchung der Bauchorgane vorgenommen und Auffälligkeiten an der Leber festgestellt wurden.
- Auffälligkeiten der Laborwerte, die wegen anderer Beschwerden vom Arzt bestimmt wurden.
- Druckschmerzen in der Lebergegend, unklares Völlegefühl.
- Tastbare Schwellung unter dem rechten Rippenbogen.
- Zunehmender Bauchumfang.
- Zunehmende Gelbfärbung von Augen und Haut, heller Stuhl, dunkler Urin.
- Gewichtsabnahme bei gleichzeitiger Zunahme des Bauchumfangs (Flüssigkeitsansammlung im Bauchraum).
- Blutarmut.
- Fieber bei unklarer Ursache.
- Darmbeschwerden.
- Teerstuhl.
- Ständige Abgeschlagenheit, Leistungsminderung.

3. Was ist der Unterschied zwischen einem primären und einem sekundären Leberkrebs?

Als primärer Leberkrebs werden bösartige (maligne) Tumoren bezeichnet, die aus lebereigenen Zellen entstehen. Andere Bezeichnungen hierfür sind Leberzellkarzinom oder hepatozelluläres Karzinom (HCC). Wenn im Folgenden einmal vom Leberkrebs und ein anderes Mal vom Leberzellkarzinom oder vom primären Leberkrebs die Rede ist, so handelt es sich immer um den gleichen bösartigen Tumor des Lebergewebes. Auch Krebsge-

Ursachen und Verlauf 15

schwülste, die aus den Zellen der Gallengänge in der Leber entstehen (Gallengangskarzinom; Cholangiokarzinom) werden zum primären Leberkrebs gezählt, obwohl sie andere Ursachen haben und einer anderen Therapie bedürfen.
Viel häufiger als ein primärer Leberkrebs ist der sekundäre Leberkrebs. Dabei handelt es sich um Tochtergeschwülste (Metastasen) von Tumoren, die sich auf die Leber ausgebreitet haben. Diese sogenannten sekundären Lebertumoren unterscheiden sich in ihrer Entwicklung und ihrer Prognose von primären Leberzellkarzinomen. Sie werden auch anders behandelt.

4. Ich habe gehört, dass die Leberkrebshäufigkeit zugenommen hat.

Leberkrebs ist in Deutschland im Gegensatz zu Asien und Afrika eine relativ seltene Tumorerkrankung. Etwa zwei bis drei von 100 000 Menschen sind pro Jahr in Deutschland davon betroffen. 1998 erkrankten in Deutschland nach Schätzungen des Robert-Koch-Instituts 2 766 Männer und 1 704 Frauen an Leberkrebs.
Weltweit ist das Leberzellkarzinom mit einer Million Neuerkrankungen jedoch eine der häufigsten Krebserkrankungen überhaupt. Allerdings schwanken die Raten je nach geographischer Region erheblich. Am häufigsten kommt dieser bösartige Tumor in Südostasien und in Westafrika vor. Dabei handelt es sich in diesen Gebieten um die häufigste Krebserkrankung überhaupt (Abbildung 1.3).
Nicht nur in Deutschland nimmt die Leberkrebs-Häufigkeit zu. In den letzten 15 Jahren hat sich die Zahl der Neuerkrankungen sowohl bei Männern als auch bei Frauen nahezu verdoppelt. Diese Zunahme liegt weniger an dem steigenden Alkoholkonsum als an der Hepatitis-C-Infektion, die bis in die 90er-Jahre unbehandelbar war. Sie geht mit einer zeitlichen Verzögerung von etwa 20 bis 30 Jahren in eine Leberzirrhose über und begünstigt die Entstehung von Leberkrebs. Mit einer weiteren Zunahme der hepatitisbedingten Leberzirrhose ist zumindest in den nächsten Jahren zu rechnen. Die Hepatitis C ist in den westlichen Staaten neben dem Alkohol der häufigste Grund für eine Leberzirrhose und für die Entstehung eines Leberkarzinoms.
Das Hepatitis-C-Virus kann erst seit 1990 nachgewiesen werden. Vorher wurde das Virus unbeabsichtigt bei medizinischen Eingriffen, bei Bluttrans-

fusionen und wahrscheinlich auch bei Impfungen übertragen. Glücklicherweise ist man heute in der Lage, Vorsichtsmaßnahmen zu ergreifen, um eine Infektion zu vermeiden. Impfungen, wie gegen Hepatitis A und Hepatitis B, sind gegen Hepatitis C allerdings noch nicht möglich.

Man hofft, dass es dank der heutigen Vorsichtsmaßnahmen gegen eine Übertragung des Hepatitis-C-Virus bei Bluttransfusionen und -injektionen langfristig zu einer Abnahme des Leberzellkarzinoms in Europa kommt. Gleiches trifft auf die Hepatitis-B-Infektion zu, gegen die man heute impfen kann. In Taiwan, wo routinemäßig Impfungen durchgeführt werden, ist schon eine Abnahme der Neuerkrankungen festzustellen.

Ein weiterer Grund für die heute häufigere Diagnose des Leberkrebses ist, dass wir über bessere Erkennungsmöglichkeiten verfügen. Besonders die routinemäßige Ultraschalluntersuchung der Bauchorgane hat dazu geführt, dass Leberzellkarzinome heute frühzeitiger und häufiger erkannt werden. Dass bei Patienten mit Leberzirrhose häufigere Ultraschallkontrollen erfolgen, ist mit ein Grund dafür, dass man das Leberzellkarzinom in Deutschland nicht nur häufiger diagnostiziert, sondern auch frühzeitiger erkennen und erfolgreicher behandeln kann. Je früher der Tumor erkannt wird, desto größer sind die Heilungschancen.

5. Bestehen geographische Häufigkeitsunterschiede?

Im Gegensatz zu Mitteleuropa und Nordamerika ist das Leberzellkarzinom in vielen afrikanischen und ostasiatischen Ländern das häufigste Karzinom überhaupt.

Die unterschiedliche geographische Häufigkeit liegt weniger an der andersartigen genetischen Prädisposition; sie ist vielmehr durch die unterschiedliche Exposition gegenüber krebsfördernden Stoffen bedingt. Bei uns gelten Infektionen mit dem Hepatitis-B- und -C-Virus (ca. 60 %), Alkohol (ca. 45 %) und Rauchen (ca. 12 %) als häufigste Ursachen, wohingegen die Hepatitis-B-Infektion (60 %), Rauchen (ca. 22 %) und Aflatoxin (ca. 15 %) in Afrika und in Asien die bedeutendsten Wegbereiter sind. In Europa und in Nordamerika beträgt der Durchseuchungsgrad mit dem Hepatitis-B-Virus (HBV) 0,1–1 %, in Afrika und Südostasien sind hingegen bis zu 20 % der Bevölkerung mit diesem Virus infiziert.

In Afrika wird auch das Gift eines Pilzes (Aflatoxin) für die dort häufige Leberkrebserkrankung verantwortlich gemacht. Getreide und Erdnüsse

Ursachen und Verlauf 17

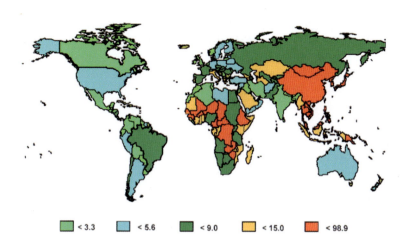

Abbildung 1.3: Geographische Häufigkeitsverteilung des Leberzellkarzinoms (altersangepasste Häufigkeit pro 100 000 Einwohner [nach Bosch et al., Gastroenterology, 2004])

sind in diesen Regionen häufig von dem Pilz befallen. Das Toxin besitzt eine mutagene Wirkung auf Leberzellen.
Nicht nur die Häufigkeit, sondern auch die Gewebeform der Karzinome ist in den verschiedenen Regionen unterschiedlich. In den westlichen Ländern ist das Leberzellkarzinom sehr viel häufiger als in Asien und in Afrika mit einer Zirrhose vergesellschaftet. In Deutschland haben die meisten Patienten mit Leberkarzinom gleichzeitig eine Leberzirrhose. In den asiatischen und afrikanischen Ländern entwickelt sich hingegen ein primäres Leberkarzinom häufig ohne vorherige Zirrhose.

6. Welche Risikofaktoren begünstigen die Entstehung einer Leberkrebserkrankung?

Die Entstehungsursachen von Leberzellkrebs sind noch nicht endgültig geklärt. Fest steht, dass Leberkrebs nicht plötzlich, sondern in einem mehrstufigen Prozess entsteht. Eine Voraussetzung ist wahrscheinlich die dauerhafte Schädigung der Leberzellen durch Entzündungen, besonders bei einer Infektion mit dem Hepatitis-B- oder dem Hepatitis-C-Virus. Diese Viren führen zu einer akuten Hepatitis, die bei den meisten Patienten ausheilt, jedoch bei einem gewissen Prozentsatz chronifiziert (chronische Hepatitis) und in eine Leberzirrhose übergeht. In ihr entwickelt sich früher oder später ein Karzinom (Tabelle 1.4, Seite 20).

Bei längerem und starkem Alkoholkonsum sowie bei Exposition gegenüber anderen lebertoxischen Substanzen kommt es zu einem ähnlichen Stufenprozess, d. h. nach einigen Jahren zu einer bindegewebigen und knotigen Umwandlung des Lebergewebes und schließlich zu Leberkrebs. Die verschiedenen Stufen können mehr oder weniger lang dauern und auch übersprungen werden.

Laut Statistik erkranken 5 % der Leberzirrhosepatienten pro Jahr an Leberzellkrebs. Die Latenzzeit zwischen einer Hepatitis-B-Virusinfektion und der Feststellung eines Leberzellkarzinoms beträgt etwa 30 Jahre, nach einer Hepatitis-C-Virusinfektion ist diese Latenzzeit kürzer, nämlich etwa 20 bis 30 Jahre.

Neben Alkohol, bestimmten Schimmelpilzprodukten und einigen Medikamenten (z. B. Anabolika) gelten gewisse chemische Substanzen (z. B. Arsen) als krebsfördernd. In geringerem Maße spielt auch das Rauchen eine Rolle. Die Kombination von Nikotin- und Alkoholabusus soll hingegen das Risiko erheblich erhöhen. In der westlichen Welt ist die alkoholbedingte Leberzirrhose, in den anderen Regionen die hepatitisbedingte Leberschädigung die häufigste Ursache.

Besonders empfindlich reagiert die Leber auf Alkohol, wenn sie von einer chronischen Virushepatitis C befallen ist. Das Risiko steigt um ein Vielfaches. Bei chronischer Hepatitis sollte man daher auf Alkoholgenuss gänzlich verzichten!

Die Einnahme von Sexualhormonen (orale Verhütungsmittel, Anabolika) kann zu Leberschäden führen und auch das Wachstum von Lebertumoren begünstigen. Bei oralen Verhütungsmitteln (Kontrazeptiva) ist – bei den heute üblichen Dosierungen – das Risiko allerdings – wenn überhaupt – nur sehr geringfügig erhöht. Besteht eine chronische Hepatitisinfektion, wird von der Einnahme oraler Kontrazeptiva allerdings abgeraten.

Auch männliche Geschlechtshormone begünstigen die Entstehung eines Leberkarzinoms. Ein deutlich erhöhtes Risiko besteht insbesondere bei unkontrollierter Einnahme männlicher Geschlechtshormone, die gerne beim Bodybuilding zum Muskelaufbau (Anabolika) oder als Dopingmittel bei sportlichen Herausforderungen eingenommen wurden.

Jahrelanger, übermäßiger Alkoholkonsum kann zu einer chronischen Entzündung (Hepatitis), zur Zerstörung von Lebergewebe, zu Leberzirrhose und Leberkrebs führen. Neue Erkenntnisse weisen auf eine besondere Gefährdung von Diabetikern mit Alkoholsucht hin. Die Experten zählen auch das Rauchen, besonders die Kombination von Alkohol- und Nikotinabusus, zu den Risikofaktoren, die die Entstehung eines Leberkarzinoms begünstigen.

Seltener entwickelt sich Leberkrebs bei einer primär biliären Zirrhose (einer chronischen Krankheit, die an den Gallenkapillaren der Leber beginnt), bei Autoimmunhepatitis oder einem erblich bedingten Antitrypsin-Mangel (Antitrypsin ist ein körpereigenes Eiweiß).

Tabelle 1.2: Risikofaktoren für die Entstehung eines Leberkrebses (primäres Leberzellkarzinom)

- chronische Hepatitis-B- oder Hepatitis-C-Infektion
- längerfristiger Alkoholabusus und alkoholbedingte Leberzirrhose
- Autoimmune Hepatitis
- Aufnahme aflatoxinbefallener Nahrungsmittel
- Eisenspeicherkrankheit (Hämochromatose)
- langfristige Einnahme von Androgenen (wie z. B. zur Leistungssteigerung von Sportlern praktiziert)
- Mangel an Alpha-1-Antitrypsin, einem körpereigenen Eiweiß
- Morbus Wilson
- Thorotrast (ein nicht mehr verwendetes Röntgenkontrastmittel)
- Vergiftungen mit Vinylchlorid (Monomer des PVC) und Arsen

Tabelle 1.3: Risikofaktoren für die Entstehung eines Leberkrebses (Gallengangskrebs = cholangioläres Karzinom)

- chronische Entzündung der Gallenwege (primär sklerosierende Cholangitis)
- Steine in den Gallengängen
- Adenome oder Zysten im Gallengang
- chronische Infektionen mit Parasiten (z. B. Leber-Egel)
- Rauchen

Tabelle 1.4: Die verschiedenen Entwicklungsstadien von der akuten Leberentzündung (Hepatitis C) bis zur Entstehung eines Leberzellkarzinoms

1. Stadium: akute Hepatitis C (ca. 1 bis 6 Monate).
2. Stadium: Ausheilung der akuten Hepatitis bei ca. 20 bis 50 % der Patienten. Es kommt jedoch zu einem Übergang in eine chronische Hepatitis bei ca. 50 bis 80 % der Patienten.
3. Stadium: Im Laufe der nächsten Jahre kommt es bei der chronischen Hepatitis zu einer mehr oder minder starken bindegewebigen Durchsetzung der Leberzellen.
4. Stadium: Bei ca. 20 bis 30 % dieser Patienten kommt es zu einem Übergang in eine Leberzirrhose.
5. Pro Jahr kommt es bei ca. 5 % der Patienten mit Zirrhose zu einem Karzinom. (Die Zeit von der akuten Infektion bis zum Auftreten des Karzinoms beträgt ca. 20 bis 30 Jahre.)

7. Mein Vater und mein Großvater litten auch an einem Leberkrebs. Ist die Anlage für eine Leberkrebserkrankung vererblich? Ich habe Angst, dass meine Kinder später ebenfalls erkranken.

Familiär gehäufte Erkrankungen lassen weniger auf eine vererbbare genetische Prädisposition schließen als auf die Häufung nicht genetisch bedingter Risikofaktoren in der gleichen Familie (z. B. häufiger Alkohol- und Nikotinkonsum, Hepatitis-Infektionen in der Umgebung, Aflatoxin-Verunreinigung der Nahrung).

Es gibt jedoch verschiedene erblich bedingte Stoffwechselerkrankungen, die mit einem erhöhten Leberkrebs-Risiko verbunden sind. Hierzu gehört die sogenannte Eisenspeicherkrankheit (Hämochromatose), bei der es infolge einer vermehrten Eisenaufnahme aus der Nahrung zu einer Überladung des Körpers mit Eisen kommt. Durch diese Eisenablagerungen werden im Laufe der Jahrzehnte viele Organe geschädigt, unter anderem auch die Leber, in der sich eine Leberzirrhose entwickelt. Bei schätzungsweise 30 % der Patienten mit Hämochromatose und Leberzirrhose entsteht ein Leberzellkarzinom. Wird die Hämochromatose frühzeitig erkannt, so lassen sich durch entsprechende Behandlungsmaßnahmen Spätschäden wie Leberzirrhose und Leberkrebs vermeiden.

Eine weitere, allerdings sehr seltene Stoffwechselstörung ist die erbliche Tyrosinämie (Störung im Abbau des Eiweißes Tyrosin), die bei Angehörigen der betroffenen Familien ebenfalls häufig zu einem Leberzellkarzinom führt.

8. Welchen Einfluss hat die Ernährung auf die Entstehung von Leberkrebs?

Ein wichtiger Risikofaktor ist die Verunreinigung mit dem Schimmelpilzgift Aflatoxin. Die Gefahr, Aflatoxine mit der Nahrung aufzunehmen, ist in tropischen oder subtropischen Ländern mit feuchtwarmem Klima sehr hoch, in Europa hingegen eher gering.

In den tropischen Regionen Westafrikas und in Südostasien sollen bis zu 50 % der untersuchten Nahrungsmittelproben mit Aflatoxin infiziert sein. Der Pilzbefall wird durch die Feuchtigkeit in den Monsunmonaten begünstigt, in denen sich ein Schimmelpilzschleier über die Ernte legt. Reis, Erdnüsse und Getreide sind in diesen Regionen häufig befallen. In Milch und in Milchprodukten von Tieren, die sich von aflatoxinbefallenem Futter ernähren, sowie in aus Getreide gebrauten Getränken kann das Krebsgift enthalten sein.

In der westlichen Welt hat der vermehrte Alkoholkonsum eine wesentliche größere Bedeutung als eine Ernährung mit aflatoxinverseuchten Lebensmitteln. Jahrelanger übermäßiger Alkoholkonsum führt zu einer chronischen bindegewebigen Durchsetzung der Leber (Leberzirrhose), die die Krebsentstehung begünstigt. Besonders gefährdet sind Patienten mit chronischer Hepatitis und Alkoholkonsum.

9. Welche Rolle spielt die Immunabwehr bei der Leberkrebsentstehung?

Zusammenhänge sind sehr wahrscheinlich. Hierfür spricht auch die Erfahrung, dass Patienten mit einer erworbenen Immunerkrankung (AIDS) häufig an Leberkrebs erkranken. Transplantationspatienten, bei denen zur Verhinderung einer Transplantatabstoßung die Immunabwehr medikamentös unterdrückt wird, haben ebenfalls ein besonders hohes Erkrankungsrisiko.

10. Ich habe von einer Impfung gegen Leberkrebs gehört.

Eine direkte Impfung gegen Leberkrebs gibt es noch nicht.
Allerdings gibt es seit geraumer Zeit Impfungen gegen eine Hepatitis-B-Infektion, leider jedoch noch nicht gegen die Hepatitis C.

11. Ich habe gehört, dass sich hinter der Bezeichnung »Lebertumor« die verschiedensten bösartigen, aber auch gutartigen Lebererkrankungen mit völlig unterschiedlichen Eigenschaften und Verläufen verbergen können.

Es gibt in der Tat gutartige und bösartige Tumoren der Leber (Tabelle 1.5), die manchmal nur bei der feingeweblichen Untersuchung voneinander unterschieden werden können.

Tabelle 1.5: Gutartige Lebertumoren

- Hämangiome
- Angiome
- fokal-noduläre Hyperplasien (FNH)
- Leberadenome
- Leberzelldysplasien
- Gallengangsadenome
- Angiomyolipome
- Fibrome
- Lipome
- Hamartome
- Neurofibrome
- Leiomyome
- Rhabdomyome

Auch unter den bösartigen Lebertumoren unterscheidet man unterschiedliche Formen, obwohl sich hinter manchen Synonymen das gleiche Krankheitsbild verbirgt (Tabelle 1.6). In der Mehrheit der Fälle geht die Erkrankung von den Leberzellen aus (hepatozelluläres Karzinom), seltener von den Zellen der Gallenwege (Gallengangskarzinom = cholangiozelluläres Karzinom). Beide Karzinome (das hepatozelluläres Karzinom und das cholangiozelluläre Karzinom) zählen zu den primären Leberkarzinomen. In

Ursachen und Verlauf 23

Deutschland überwiegen bei weitem die hepatozellulären Karzinome. Die anderen Gewebetypen machen hier weniger als 15 % aller primären Leberkarzinome aus. In anderen Regionen, z. B. in Südostasien, ist das anders.

Tabelle 1.6: Synonyma für Leberzellkarzinome

- primäres Leberkarzinom
- primärer Lebertumor
- hepatozelluläres Karzinom (HCC)
- fibrolamelläres HCC
- Hepatom
- cholangiozelluläres Karzinom (CCC)
- intrahepatisches Cholangiokarzinom

Es gibt in der Leber auch Tumoren der Lymphzellen (Hodgkin- oder Non-Hodgkin-Lymphome der Leber), der Blutgefäßzellen (Angiosarkome) und der Bindegewebszellen (Sarkome; Tabelle 1.7). Diese Tumore zählt man nicht zu den Leberzellkarzinomen. Sie haben andere Ursachen und bedürfen auch einer anderen Therapie. Bei den meisten bösartigen Tumoren in der Leber handelt es sich nicht um primäre Lebertumore, sondern um sekundäre Absiedlungen von anderen Krebsgeschwülsten, also Metastasen. Diese bösartigen Tochtergeschwülste müssen völlig anders behandelt und nachgesorgt werden als die primären Lebertumore.

Tabelle 1.7: Bösartige Tumore, die zwar in der Leber entstehen, jedoch nicht zu den primären Leberkarzinomen gezählt werden

- Angiosarkom
- malignes Hämangioendotheliom
- malignes epitheloides Hämangioendotheliom
- Rhabdomyosarkom
- Gallengangszystadenokarzinom
- primäres Lymphom
- endokriner Tumor
- Dottersacktumor
- Kaposisarkom
- Hepatoblastome

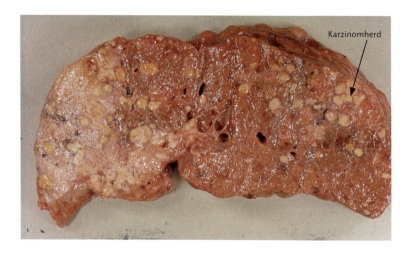

Abbildung 1.4a: Makroskopisches Bild einer Leber, deren zirrhotisches Gewebe von multiplen Herden eines Leberzellkarzinoms durchsetzt ist.
(Ich danke Herrn Prof. Dr. med. Stoerkel, Institut für Pathologie der Helios Klinik Wuppertal, Universität Witten-Herdecke für die Überlassung des Bildes.)

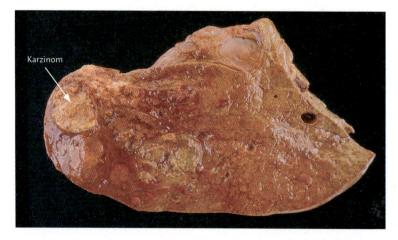

Abbildung 1.4b: Makroskopisches Bild einer Leber mit zwei einzelnen Leberkarzinomherden
(Ich danke Herrn Prof. Dr. med. Schmidt, Lutherkrankenhaus Essen, für die Überlassung des Bildes.)

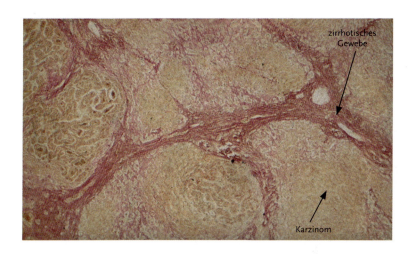

Abbildung 1.5: Histologie eines Leberzellkarzinoms, eingebettet in zirrhotischem Gewebe
(Ich danke Herrn Prof. Dr. med. Stoerkel, Institut für Pathologie der Helios Klinik Wuppertal, Universität Witten-Herdecke, für die Überlassung des Bildes.)

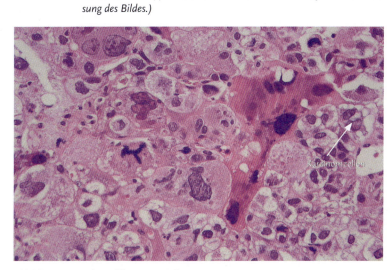

Abbildung 1.6: Leberzellkarzinomzellen
(Ich danke der Pathologie der Universitätskliniken Essen für die Überlassung des histologischen Bildes.)

Die Krankheitsbezeichnung »Lebertumor« ist also ein sehr weitläufiger Begriff und schließt Tumoren unterschiedlichster Gut- und Bösartigkeit, Herkunft, Verhaltensweisen und daraus ableitend auch verschiedene Therapienotwendigkeiten ein. Viele Missverständnisse, fehlerhafte Therapien und Verhaltensweisen von Patienten lassen sich mit der falschen Pauschalisierung des Begriffs Lebertumor erklären.

Jeder Lebertumor ist anders, jeder Tumorpatient bedarf daher einer individuellen Therapie und besonderer Berücksichtigung in der Nachsorge und Rehabilitation.

12. Ein asiatischer Mitarbeiter in unserer Firma hat ein Cholangiokarzinom (cholangiozelluläres Karzinom [CCC]).

Cholangiokarzinome zählen zu den primären Leberkarzinomen, obwohl sie meist andere Ursachen haben, eine unterschiedliche regionale Häufigkeit aufweisen und wahrscheinlich auch einer anderen Behandlung bedürfen. Cholangiokarzinome gehen von den Galle produzierenden Leberzellen in den kleinen Gallengängen aus.

In Mitteleuropa ist dieser Leberkrebs sehr selten, in Südostasien tritt diese Form jedoch sehr häufig auf. Als Risikofaktor in Deutschland gilt die primär sklerosierende Cholangitis, die als Komplikation bei Patienten mit chronischen Darmerkrankungen (Colitis ulcerosa) auftreten kann. Das verstärkte Vorkommen in Südostasien wird auf den dort häufigen Befall der Leber mit Würmern (Trematoden wie Clonorchis sinensis und Opisthorchis viverrini) zurückgeführt. Viele Menschen in diesen Regionen haben Entzündungen der Gallengänge und Gallensteine (Hepatholithiasis).

Die in diesem Ratgeber beschriebenen Besonderheiten, Therapie- und Nachsorgeempfehlungen treffen nur begrenzt auf Cholangiokarzinome zu.

13. Mein Sohn hat ein Hepatoblastom. Welche Besonderheiten sind zu beachten?

Das Hepatoblastom gehört zu den selteneren bösartigen Lebertumoren. Die Mehrzahl dieser Tumore (ca. 90 %) tritt vor dem fünften Lebensjahr auf. Hepatoblastome haben andere Ursachen als Leberkarzinome und bedürfen einer völlig anderen Behandlung als das primäre Leberkarzinom.

14. Ich soll einen gutartigen Lebertumor haben. Welche Besonderheiten sind zu beachten?

Nicht jede im Ultraschallbild auffällige Leberveränderung ist durch bösartiges Tumorgewebe bedingt. Wesentlich häufiger als bösartige Tumoren sind gutartige Neubildungen. In der Leber gibt es zahlreiche gutartige Zellbildungen (Tabelle 1.5, Seite 22).

Diese können manchmal jedoch diagnostische Probleme aufwerfen, weswegen die Ultraschalluntersuchungen nur von besonders Erfahrenen vorgenommen werden sollten. Bei den meisten Patienten mit gutartigen Tumoren ist keine spezielle Therapie und Nachsorge notwendig. Sie bedürfen allerdings der Überwachung.

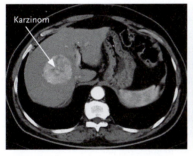
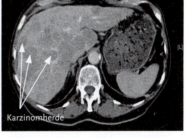

Abbildung 1.7:
Computertomographische Darstellung eines Leberzellkarzinoms. Der Tumor (> 2 cm) ist auf die Leber begrenzt, also im Stadium T3, N0, M0.

Abbildung 1.8:
Computertomographische Darstellung multipler Leberzellkarzinomherde. Da bei dem Patienten gleichzeitig auch Tumorabsiedlungen in der Lunge festgestellt wurden, handelt es sich um ein Stadium T4, M1.

(Ich danke Herrn Priv.-Doz. Dr. Hilgard, Universität Essen, für die Überlassung der computertomographischen Bilder.)

15. Welche Bedeutung haben die Einteilung in T, N und M (TNM-Klassifikation) und die R-Klassifikation?

Um die Größe und die Ausbreitung des Tumorleidens zu beschreiben sowie Anhaltspunkte für die einzuschlagende Therapie und den möglichen

Krankheitsverlauf zu gewinnen, gibt es international anerkannte Klassifikationen. Für die Ärzte ist die Kenntnis der Klassifikationen insofern wichtig, als sich danach das Vorgehen bei der Therapie und der Nachsorge richtet.

Tabelle 1.8: TNM-Stadieneinteilung des Leberkrebses

Die Begriffe zu T (Tumor) bedeuten:
T-Stadien (= Ausbreitung des Tumors)

T1: Ein einzelner Tumor in der Leber, der kleiner als 2 cm ist und die umliegenden Gefäße noch nicht befallen hat.

T2: Ein einzelner Tumor < 2 cm mit Gefäßbefall oder mehrere Tumoren, die auf einen Lappen begrenzt sind und nicht mehr als 2 cm in größter Ausdehnung sind.

T3: Ein einzelner Tumor > 2 cm mit Gefäßbefall oder mehrere Tumoren, begrenzt auf einen Lappen und mehr als 2 cm in größter Ausdehnung, oder Tumoren mit Befall eines größeren Astes der Vena porta oder der Venae hepaticae.

T4: Mehrere Tumoren in mehr als einem Lappen oder Tumor(en) mit Befall eines größeren Astes der Vena porta oder der Nachbarorgane, ausgenommen Gallenblase, oder Tumor(en) mit Befall des Bauchfells.

Die Bezeichnungen zu N (Nodi = Knoten) lauten:
N-Stadien (= betroffene Lymphknoten)
N0: Keine benachbarten (regionären) Lymphknoten befallen.
N1: Metastase in einem benachbarten Lymphknoten.

Die Begriffe zu M (Metastasen) bedeuten:
M-Stadien (= Tochtergeschwülste)
MX: Das Vorliegen von Fernmetastasen kann nicht beurteilt werden.
M0: Keine Fernmetastasen.
M1: Fernmetastasen vorhanden.

Die Bezeichnungen zu R (Residualgewebe) bedeuten:
R-Stadien (= verbliebener Tumor nach der Operation)
R0: Kein Tumorgewebe mehr nachweisbar (radikale Operation).
R1: Feingeweblich (histologisch) lässt sich nach der Operation noch Tumorgewebe nachweisen.
R2: Sichtbar verbliebenes Tumorgewebe nach der Operation.

In Deutschland wird zur Beschreibung des Tumors häufig die TNM-Klassifikation benutzt (Tabelle 1.8). Sie beschreibt die Größe und den Gefäßbefall des Tumors (T), die Beteiligung eventueller Lymphknoten (N) sowie das Vorhandensein von Metastasen (M). Es gibt daneben auch noch andere Klassifikationen für den Leberkrebs, so z. B. die BCLC-Klassifikation (Barcelona Clinic Liver Cancer). Sie beschreibt zusätzlich zur Tumorausdehnung das Ausmaß einer Leberzirrhose. Die Einbeziehung der Leberzirrhosekriterien ist insofern wichtig, weil die häufig begleitende Leberzirrhose das therapeutische Vorgehen und den klinischen Verlauf bestimmen. Ähnliche Vorteile hat die OKUDA-Klassifikation, die über die Tumorausdehnung hinaus die Leberfunktion mit einschließt (Tabelle 1.9). Die CLIP-Klassifikation (Cancer of the Liver Italian Program) bezieht auch die Höhe des Tumormarkers AFP (Alpha-Fetoprotein) mit ein. Bei der Tumorklassifikation nach Bismuth wird die Lokalisation der Tumoren in der Leber berücksichtigt. Dies ist für das chirurgische Vorgehen sehr wichtig.

Tabelle 1.9: Stadieneinteilung der Leberkarzinome nach OKUDA

- Tumorgröße: 1 Punkt, wenn über 50 Prozent der Leber durch den Tumor eingenommen wird.
- Vorhandensein von Bauchwasser (Aszites): 1 Punkt, falls Aszites vorliegt.
- Bilirubin: 1 Punkt, falls die Bilirubin-Konzentration über 3 ng/dl liegt.
- Albumin: 1 Punkt, falls die Albumin-Konzentration unter 3 g/dl liegt.
- Stadium I: 0 Punkte
- Stadium II: 1–2 Punkte
- Stadium III: 3–4 Punkte

Bei der Therapieplanung und auch für den weiteren Verlauf ist das Ausmaß der Leberzirrhose und der Leberfunktionsstörung von sehr großer Bedeutung. Der Schweregrad der Leberzirrhose wird mit der Child-Pugh-Klassifikation beschrieben (Tabelle 1.10).

Tabelle 1.10: Klassifizierung der Leberzirrhose (Child-Pugh-Klassifikation)

Befund	Albumin	Bilirubin (mg/dl)	PTZ (Quick)	Enzephalopathie
1 Punkt	> 35	nicht erhöht	> 70	keine
2 Punkte	28–35	erhöht	40–70	leicht
3 Punkte	< 28	ausgeprägt erhöht	< 40	Präkoma, Koma

Pugh A: 5–6 Punkte; Pugh B: 7–9 Punkte; Child-Pugh C: 10–15 Punkte

16. Auf meinem Entlassungsbericht steht »Leberkrebs, Okuda-Stadium II«. Was ist hierunter zu verstehen?

Die Leber ist zu mehr als 50 % von einem Tumor befallen. Möglicherweise ist der Leberfarbstoff schon erhöht (Bilirubin) oder es liegt gar Bauchwasser vor.

17. Ich verstehe meinen Befundbericht (Entlassungsbericht) nicht.

Jeder Patient hat das grundsätzliche Recht, über die Krankheit und deren Verlauf vom behandelnden Arzt aufgeklärt zu werden. Als Patient haben Sie jederzeit das Recht auf Einsichtnahme in die klinische Dokumentation. Vielen Menschen fehlen allerdings die erforderlichen Fachkenntnisse, und sie sind deshalb im direkten Gespräch mit dem Arzt überfordert.

Wenn Sie etwas nicht verstehen, fragen Sie unbedingt nach. Das Nächstliegende ist, alles für Sie Unklare im Arztbrief zu kennzeichnen oder aufzuschreiben und den Arzt um Erläuterungen zu bitten. Ärzte können nicht bei jedem Patienten erkennen, wie viel Informationen gewünscht sind. Deswegen ist es günstig, wenn der Patient Fragen vorbereitet (Tabelle 1.11).

Tabelle 1.11: Fragen zur Tumorerkrankung und Therapie, die der Patient dem Arzt stellen sollte

Fragen zu:
- Lokalisation des Tumors/der Metastasen
- Ausdehnung der Erkrankung (Stadium)
- Therapiestrategien, therapeutischen Möglichkeiten, Therapieentscheidungen
- Therapienebenwirkungen
- Heilungsaussichten (Prognose)
- Auswirkungen der Erkrankung und der Therapie auf Familie, Alltagsaktivitäten, auf Beruf, auf Hobbys etc.

18. Lässt sich vorhersagen, ob man gute oder schlechte Überlebenschancen hat?

Es gibt grobe Anhaltspunkte, die eine Aussage hierzu gestatten. Diese Faktoren nennt man Prognosefaktoren (siehe Kapitel 4 und Tabelle 4.3, Seite 104). Die Kenntnis dieser Risikofaktoren ist für den behandelnden Arzt insofern wichtig, als sie ihm bei der Entscheidung hilft, ob eine Therapie durchgeführt werden sollte oder nicht bzw. wie aggressiv die Therapie sein sollte. Die Prognosefaktoren können je nach Art und Ausdehnung des Karzinoms sehr unterschiedlich sein.

Die Vorhersage, wie der weitere Krankheitsverlauf sein kann, wird beim Leberkrebs häufig weniger vom Krebsleiden als durch die Leberfunktion beeinflusst. Sie ist sehr häufig aufgrund der bereits bestehenden Leberzirrhose eingeschränkt.

Wie eine Krankheit verläuft, ist in jedem Einzelfall unterschiedlich und auch bei großer Erfahrung nicht immer vorhersehbar. Zwar ist es sicherlich verständlich und auch sinnvoll, wenn Sie Ihren Arzt nach dem möglichen zukünftigen Verlauf der Erkrankung fragen, aber Ihre individuelle Lebenszeit kann man nicht vorhersagen .

Die Prognose in den lokalisierten Stadien mit einer nur geringgradigen Leberzirrhose (Child-Pugh A) ist relativ gut. Wurde der Tumor frühzeitig erkannt, z. B. im Stadium I der Okuda-Klassifikation, überleben nach Beseitigung des Tumors etwa 80 % der Patienten. Sie gelten als geheilt. Transplantierte Tumorpatienten haben die gleiche Lebenserwartung wie Patienten, die wegen gutartiger Erkrankungen transplantiert wurden, vorausgesetzt die Mazzaferro-Kriterien wurden erfüllt (siehe Kapitel 2, Frage 3). Früher wurde die Prognose von inoperablen Patienten generell als extrem ungünstig betrachtet. Seitdem es jedoch der Operation gleichwertige, nicht operative lokale Therapieverfahren gibt, hat sich das geändert. Auch hat sich dank der neuen zielgerichteten Therapien (medikamentöse Therapien mit Signalhemmern) die Lebenserwartung der nicht mehr operablen Patienten eindeutig verbessert.

Die beste Prognose haben transplantierte Patienten, unabhängig von der Leberfunktion bzw. der Leberzirrhose.

2 Welche Therapiemöglichkeiten gibt es?
Fragen zu den verschiedenen Therapien und deren Wirkung

1. **Es gibt offensichtlich die verschiedensten Therapiemöglichkeiten gegen die Tumorerkrankung. Nach welchen Kriterien wird eigentlich die Entscheidung für welche Behandlung getroffen?**

Für jeden Patienten muss individuell das für ihn beste Therapiekonzept erstellt werden. Das ist häufig schwer und bedarf besonderer ärztlicher Kenntnisse und Erfahrungen. Meist wird die einzuschlagende Therapiemodalität interdisziplinär entschieden, d. h., onkologisch erfahrene Ärzte der verschiedenen Therapierichtungen besprechen in einer gemeinsamen Konferenz die für den Patienten jeweils besten therapeutischen Verfahren.

Das Behandlungskonzept wird einerseits vom Ausbreitungsstadium des Tumors und andererseits vom Ausmaß eventueller Zweiterkrankungen, besonders einer Leberzirrhose und der Leberfunktion, bestimmt. Ganz wesentlich beeinflussen das Alter und die Leistungsfähigkeit des Patienten die Entscheidung. Welche Behandlung die für Sie beste ist, kann häufig erst aufgrund vieler Detailinformationen entschieden werden.

Die Entscheidung für oder gegen eine bestimmte Therapie kann nur in enger Zusammenarbeit mit einem onkologisch erfahrenen Arzt getroffen werden. Er zeichnet sich durch Kenntnis der tumorhemmenden Wirkungen, der neuesten therapeutischen Entwicklungen, der Nebenwirkungen und der unterstützenden Therapien (supportive Therapien) aus.

2. **Wann ist eine Operation des Leberkrebses notwendig? Wie viel Gewebe wird bei der Operation entfernt?**

Grundsätzlich bedeutet die radikale Entfernung des Krebsherdes nach wie vor die größte Sicherheit. Dies ist jedoch in den seltensten Fällen möglich.

Therapien

Zum einen ist entweder die Erkrankung schon zu weit fortgeschritten, um den Tumor radikal zu entfernen, und zum anderen erlauben Zweiterkrankungen (zumeist die Leberzirrhose und die schlechte Leberfunktion) keine ausgedehnte Operation. (Bei der Transplantation sind allerdings eine Leberzirrhose oder eine schlechte Leberfunktion kein Hinderungsgrund.) Um die Heilungschancen zu verbessern, wird die operative Tumorentfernung daher gelegentlich mit anderen Therapieverfahren kombiniert. Manche Zentren führen vor der Transplantation eine Chemoembolisation durch, um hierdurch den Tumor zu verkleinern und die Gefahr einer Ausbreitung zu reduzieren.

Die Leber ist ein besonders regenerationsfähiges Organ. Um den Krebs herauszuoperieren, können bis zu 80 Prozent des Lebergewebes entfernt werden. Nach der Operation wächst die Leber so weit nach, dass der Verlust weitgehend ausgeglichen werden kann. Bei einer Leberzirrhose ist die Regenerationsfähigkeit des verbliebenen Lebergewebes allerdings eingeschränkt.

Eine Operation kommt nur in Frage, wenn der Tumor auf die Leber beschränkt ist. Hat sich der Tumor bereits auf Gewebe außerhalb der Leber ausgedehnt, so bietet die Operation keine Vorteile. Eine gute Leberfunktion ist Voraussetzung. Wichtig ist, dass die Leberfunktion durch die Operation nicht zu stark eingeschränkt wird. Nur kleine Tumoren können daher operiert werden.

Leider sind diese Kriterien häufig nicht erfüllt, weswegen noch nicht einmal 20 % der Patienten operiert werden können. Die große Hoffnung und das Ziel derzeitiger Therapiestudien ist, diesen Prozentsatz mithilfe der molekularen Therapien zu erhöhen.

Auch wenn der Tumor nicht mehr operiert werden kann, so besteht dennoch kein Anlass zur Resignation. Es gibt viele andere Therapieoptionen. Verfahren wie die perkutane Ethanolinjektion, die radiofrequenz- oder laserinduzierte Thermotherapie, die Kryotherapie, die transarterielle Chemoembolisation, die Radioembolisation oder systemische Therapien wie die molekulare Therapie können eingesetzt werden. Einige dieser Therapien sind der Operation durchaus ebenbürtig, ja dieser bei kleinen Tumoren u. U. sogar überlegen, andere können zwar nicht heilen, aber das Tumorwachstum für eine gewisse Zeit zum Stillstand bringen und/oder tumorbedingte Beschwerden lindern.

3. Wann wird eine Lebertransplantation durchgeführt?

Die radikale Leberentfernung bietet die größte Chance einer Heilung. Die Transplantation einer Fremdleber ist dann notwendig. Besonders Leberkrebspatienten, die gleichzeitig unter einer Leberzirrhose leiden, kommen für diese aufwändige, aber aussichtsreiche Therapie in Frage.

Sie bietet den großen Vorteil, den Patienten von zwei lebensgefährlichen Krankheiten gleichzeitig zu befreien, nämlich sowohl von der Krebserkrankung als auch von der Leberzirrhose.

Für eine Transplantation kommen besonders diejenigen Karzinompatienten in Frage, die unter einer Leberzirrhose leiden. Unbedingte Voraussetzung sind entsprechend der Mazzaferro-Kriterien: strikte Alkoholkarenz der Betroffenen; der Tumor muss auf die Leber beschränkt sein und sollte einen maximalen Knotendurchmesser von 5 cm nicht überschreiten; außerhalb der Leber dürfen sich noch keine Metastasen gebildet haben; in der Leber sollten nicht mehr als maximal drei Tumorherde sein.

Bei Krebspatienten mit einer chronischen Virushepatitis war man früher mit einer Transplantation sehr zurückhaltend, da es bei diesen Patienten sehr häufig zu einer erneuten Infektion der transplantierten Leber kam. Seit der Einführung antiviraler Substanzen, den Möglichkeiten einer passiven Immunisierung gilt diese Zurückhaltung nicht mehr. Die Hepatitis-C-bedingte Leberzirrhose ist neben der alkoholbedingten Leberzirrhose heute die häufigste Indikation für eine Lebertransplantation (Tabellen 2.1 und 2.2).

Tabelle 2.1: Vorteile der Lebertransplantation

- Sie bietet die höchste Chance einer endgültigen Heilung vom Tumorleiden.
- Sie kann auch bei mehreren und größeren Tumorherden in der Leber durchgeführt werden.
- Die Rückfallgefahr ist wesentlich geringer als nach allen anderen Tumorbehandlungsverfahren.
- Sie ist gleichzeitig die wirkungsvollste Zirrhosebehandlung.
- Sie kann auch bei schlechter Leberfunktion durchgeführt werden. Kein Risiko eines Leberversagens.

Therapien

Tabelle 2.2: Nachteile einer Lebertransplantation

- Großer Organmangel, weswegen nur eine begrenzte Anzahl von Transplantationen möglich ist.
- Die Wartezeiten auf ein geeignetes Spenderorgan können u. U. sehr lang sein. Der Tumor kann in dieser Wartezeit weiter fortschreiten, um schließlich nicht mehr behandelbar zu sein.
- Bei Patienten mit einer akuten Virushepatitis birgt die Transplantation das Risiko, dass das gesunde Spenderorgan ebenfalls an der Leberentzündung erkrankt.
- Eine Lebertransplantation sollte bei einem Tumorbefall anderer Organe (Metastasen) nicht vorgenommen werden, weil durch die notwendige immunsuppressive Therapie das Metastasenwachstum gefördert würde.
- Die notwendige medikamentöse Immunsuppression hat unerwünschte Nebenwirkungen auf die Infektabwehr und auf die Funktionsfähigkeit anderer Organe.
- Die Transplantation ist eine sehr aufwändige Therapie, die nur in wenigen Zentren durchführbar ist und einer sehr qualifizierten Nachbetreuung bedarf.

Bislang war eine Transplantation wegen der sehr hohen Kosten und des chronischen Organmangels nur bei wenigen Patienten durchführbar. Auch in nächster Zukunft werden die Patienten voraussichtlich weiterhin mit längeren Wartezeiten rechnen müssen, bis sich ein geeignetes Spenderorgan findet. Es besteht die Gefahr, dass der Tumor in dieser Zeit weiterwächst und der Patient schließlich nicht mehr operiert werden kann.

In manchen Zentren werden in der Wartezeit daher lokale interventionelle Therapien zur Überbrückung durchgeführt. Große Hoffnungen setzt man nun auf eine mögliche Therapie mit Signalhemmern. Man hofft, das Tumorwachstum hiermit so lange aufzuhalten, bis sich ein geeignetes Spenderorgan findet.

In Deutschland werden jährlich ca. 1 000 Lebertransplantationen durchgeführt (2006). Über die meisten Erfahrungen verfügen die Zentren in Hannover, Essen, Berlin, Hamburg und Heidelberg, aber auch die vielen anderen kleineren Zentren können sehr gute Ergebnisse vorweisen. Die Wartezeiten sind unterschiedlich lang. Sie betrugen im Jahre 2006 zwischen 153 Tagen in Essen und Hamburg, über 160 Tage in Heidelberg und bis zu 249 Tage in anderen Zentren.

Ausführliche und gut verständliche Informationen zum Thema Lebertransplantation und zu Fragen, die sich vor oder nach der Transplantation stellen, sind über die Selbsthilfe Lebertransplantierter Deutschland e. V. erhältlich (Adresse: Selbsthilfe Lebertransplantierter Deutschland e. V., Karlsbader Ring 28, 68782 Brühl, Internet: *http://www.lebertransplantation.de*).

4. Wie sind die Bedingungen für eine Lebendspende?

Schon seit langer Zeit übertrifft die Zahl der für eine Transplantation benötigten Organe die Zahl der gespendeten Organe erheblich. Der Zeitraum zwischen Indikation und Zurverfügungstellung eines Spenderorgans ist häufig ungebührlich groß. Inwieweit dieses Problem der langen Wartezeiten durch die vorübergehende medikamentöse Therapie mit signalhemmenden Medikamenten gelindert werden kann, ist derzeit Gegenstand von Therapiestudien.

Eine andere Möglichkeit der Abhilfe besteht in der Lebendspende von Lebergewebe eines gesunden Erwachsenen.

Hierunter versteht man, dass ein dem Patienten nahestehender Mensch, beispielsweise ein Bruder oder auch Ehepartner, diesem einen Teil seiner eigenen Leber spendet. Spender und Empfänger müssen genetisch nicht verwandt sein. Die wichtigste Voraussetzung ist die Verträglichkeit der Blutgruppen, wobei der Rhesusfaktor keine Rolle spielt. Eine weitere medizinische Voraussetzung für eine Lebendspende ist die völlige Gesundheit des Spenders. Er darf nicht mit Hepatitis B, C oder HIV infiziert sein, muss psychisch stabil und darf nicht älter als 60 Jahre sein. Voraussetzung für eine Lebendspende ist nach dem Transplantationsgesetz eine enge emotionale Bindung zwischen Spender und Empfänger. Die Spende muss freiwillig sein; eine Spende gegen Geld ist strafbar. Die Spender müssen volljährig sein. Auch beim Empfänger gibt es medizinische Voraussetzungen: So muss der Allgemeinzustand eine Transplantation erlauben. Es darf kein fortgeschrittenes Tumorleiden vorliegen.

Auch Patienten, für die eine Leberlebendspende geplant ist, müssen auf die allgemeine Warteliste bei Eurotransplant aufgenommen werden.

Da die Operation (anders als bei einer Nierenlebendspende) auch für den Spender sehr belastend und gefährlich sein kann, wird eine Leberlebendspende nur in seltenen Fällen durchgeführt, nämlich dann, wenn die Erfolgsaussichten für den Patienten gut sind, man jedoch keine Hoffnung hat, rasch genug ein Organ eines toten Spenders zur Verfügung zu haben.

Therapien

5. Wann wird eine Tumoroperation mit Leberteilentfernung vorgenommen?

Die Indikation hierfür hängt von der Größe und der Lage des Tumors, aber auch von der Leberfunktion und dem Allgemeinzustand des Erkrankten ab.

Bei Leberzellkarzinomen ohne gleichzeitige Leberzirrhose führt man häufig eine Leberteilentfernung durch, bei Patienten mit einer Leberzirrhose bevorzugt man hingegen die komplette Leberentfernung mit Transplantation.

Bei der Leberteilentfernung entfernt der Chirurg den Tumor und über dessen Grenzen hinweg auch gesundes Lebergewebe, einschließlich der Lymphknoten. Dadurch soll sichergestellt werden, dass keine Tumorzellen im Organ verbleiben, die zu einer neuen Geschwulst heranwachsen können.

Bei gleichzeitiger Leberzirrhose besteht die Gefahr, dass das verbleibende Lebergewebe nicht mehr für eine ausreichende Organfunktion genügt. Ein Leberversagen droht dann. Schädliche Stoffwechselprodukte könnten nicht mehr entgiftet werden, der Patient würde im Koma versterben.

Vor jeder Leberteilentfernung muss daher die Leberfunktion sehr sorgfältig überprüft werden.

6. Obwohl der Tumor sehr klein ist, kann eine Operation wegen der schlechten Leberfunktion nicht durchgeführt werden. Dies sei jedoch kein Grund zur Resignation, meint der Arzt. Stattdessen sollen Alkoholinjektionen in den Lebertumor vorgenommen werden (perkutane Ethanolinjektion, percutaneous ethanol injection [PEI]).

In letzter Zeit wurden zahlreiche nicht operative lokale Therapieoptionen entwickelt, die die Lebenszeitprognose und die Lebensqualität derjenigen Betroffenen, bei denen keine Operation bzw. Transplantation möglich ist, erheblich verbessern helfen.

Eine der Alternativen zur Operation stellt die Ethanol- oder Essigsäureinjektion dar. Sie ermöglicht es sogar bei kleinen, einzelnen Herden, den Leberkrebs völlig auszurotten. Sie ist somit in ihrer Effektivität bei kleinen Tumoren vergleichbar mit der Tumoroperation und der teilweisen Leberentfernung.

Durch die Bauchdecke hindurch werden von außen Ethanol oder Essigsäure direkt in den Tumor hineingespritzt, der hierdurch verödet. Damit der Arzt den Tumor mit der Injektionsnadel punktgenau erreicht, wird der Eingriff mit Ultraschall auf einem Monitor genau verfolgt. In der Regel sind mehrere Sitzungen notwendig. Mit jeder Behandlung gehen mehr und mehr Krebszellen zugrunde.

Die Behandlung kann ambulant durchgeführt werden. Sie ist weitgehend schmerzfrei, da die Leber keine Schmerznerven enthält. Manchmal kann es jedoch passieren, dass nach Herausziehen der Nadel ein Tröpfchen des Verödungsmittels durch den Stichkanal austritt und das Bauchfell reizt. In diesem Fall können Schmerzen auftreten. Auch kann es zu Beginn des Tumorzerfalls zu Fieber kommen (Tumorlysesyndrom).

Leider ist diese Behandlung nur bei wenigen Patienten möglich. So kann sie nur bei einem Tumordurchmesser von nicht größer als 2 bis 3 cm durchgeführt werden. Bei fortgeschrittenen Tumoren sind andere Behandlungen sinnvoller. Auch bei sehr starkem Aszites und bei schwerer Leberfunktionsstörung mit Blutungsproblemen sind andere lokale Therapien vorzuziehen.

7. Statt einer Operation soll bei mir eine lokale Hitzetherapie des Tumors vorgenommen werden (Kryotherapie, laserinduzierte Thermotherapie, Radiofrequenztherapien, Radiofrequency ablation ([RFTA]).

Diese Therapieverfahren können besonders bei kleineren Tumoren eine wichtige Alternative zur Operation sein, da durch sie das Tumorgewebe völlig verödet werden kann. Die Effektivität dieser Therapie ist somit durchaus mit der einer operativen Tumorentfernung vergleichbar.

Bei der »Radiofrequenz-Thermoablation« (RFTA) führt der Arzt ultraschallgesteuert eine Hochfrequenzsonde durch die Haut direkt in den Tumor ein. Wird Energie abgegeben, heizt sich die Sondenspitze auf, und der Tumor wird »verkocht«. Die lokale Hitzetherapie ist weitgehend schmerzfrei, da die Leber keine schmerzleitenden Nerven enthält. Bei der »laserinduzierten Thermotherapie« (LITT) wird die Wärme im Tumor durch Laserstrahlen erzeugt.

Therapien

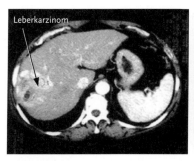 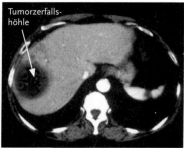

Abbildung 2.1a:
Computertomographische Darstellung eines Leberzellkarzinoms vor einer laserinduzierten Thermotherapie

Abbildung 2.1b:
Computertomographische Darstellung eines Leberzellkarzinoms sieben Tage nach einer laserinduziertenThermotherapie. Dort, wo sich der Tumor befand, ist nun eine Tumorzerfallshöhle erkennbar.

(Ich danke Herrn Priv.-Doz. Dr. Hilgard, Universität Essen, für die Überlassung der Computertomographiebilder.)

Es ist günstig, dass im Gegensatz zu den Alkoholinjektionen seltener Behandlungen notwendig sind, da in einem hohen Prozentsatz aller Fälle schon bei der ersten Sitzung ein kompletter Tumorzerfall erreicht werden kann. Vorteilhaft gegenüber der Operation ist neben den geringen Kosten und dem wesentlich kürzeren Krankenhausaufenthalt, dass es zu keinem Verlust von funktionsfähigem Lebergewebe, also nicht zu einem Leberversagen kommt. Es ist kein stationärer Krankenhausaufenthalt notwendig.

Von Nachteil ist, dass in der Nähe von größeren Gefäßen oder anderen anatomischen Strukturen befindliche Tumoren nicht behandelt werden können. Große Tumoren lassen sich nur sehr schwer komplett mit der Radiofrequenzablation beseitigen. Der Tumordurchmesser sollte kleiner als 3 cm sein.

8. Ein Mitpatient berichtete, dass bei ihm der Leberkrebs gar nicht operativ, sondern endoskopisch (laparoskopisch) entfernt wurde.

In einigen Zentren werden kleinere, auf die Leber begrenzte Tumoren entfernt, ohne die Bauchdecke zu öffnen. Es werden lediglich zwei oder drei bewegliche Schläuche in den Bauch eingeführt, durch die die erforderlichen Instrumente zusammen mit einer Kamera in den Bauchraum geschoben werden.

Der Vorteil ist eine weitgehende körperliche Schonung für den Patienten; nachteilig ist, dass nur wenige Zentren Erfahrungen mit dieser neuen Methode haben, dass nur sehr kleine und oberflächliche Tumore auf diesem Wege entfernt werden können und dass zu dieser Operationsmethode noch nicht genügend Langzeitergebnisse vorliegen.

9. Wann kommt eine Embolisierung in Frage (Transarterielle Chemoembolisation = TACE)?

Ziel dieser Therapie ist vor allem eine Linderung der tumorbedingten Beschwerden. Somit kommen vor allem größere Tumoren für diese Behandlung in Frage, bei denen vorgenannte Behandlungen nicht indiziert sind. Ein anderes Ziel kann die Tumorverkleinerung und somit Operationsfähigkeit, einschließlich einer eventuellen Transplantation, sein.

Das Grundprinzip dieser Behandlung ist, die zum Tumor führenden Blutgefäße zu verschließen und so den Tumor »verhungern« zu lassen. Da die Tumoren vorwiegend von der Arterie versorgt werden, das gesunde Lebergewebe hingegen eher von der Pfortader ernährt wird, wird in der Regel die zuführende Arterie verschlossen. Der Verschluss erfolgt mit einer Fettemulsion und Gelatine-Schwammpartikeln (z. B. Lipiodol® und Gelfoam®). Das Material wird mithilfe eines Gefäßkatheters an Ort und Stelle gebracht.

Bei der »transarteriellen Chemoembolisation« (TACE) wird die Arterie, die den Tumor mit Blut versorgt, verstopft, nachdem zuvor gezielt Chemotherapeutika (Zytostatika oder signalhemmende Medikamente) in diese Arterie verabreicht wurden (Chemoembolisation). Um die erforderlichen Substanzen an die richtige Stelle zu transportieren, benötigt der Arzt Zugang zu einer Schlagader. Meist wird die Leistenschlagader benutzt. Unter örtlicher Betäubung wird ein dünner Katheter in die Ader eingeführt

Therapien 41

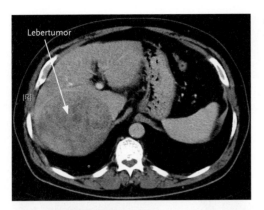

Abbildung 2.2a:
Computertomographische Darstellung eines Lebertumors bei einem 52-jährigen Patienten mit einer B-Hepatitis-assoziierten Leberzirrhose

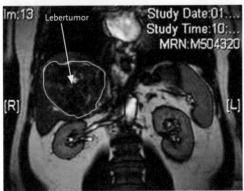

Abbildung 2.2b:
In der Kernspintomographie bestätigt sich der computertomographische Verdacht. Der Tumor erscheint wesentlich größer als in der Computertomographie.

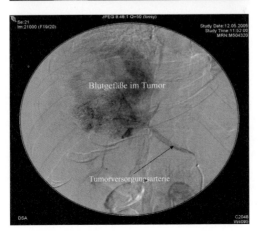

Abbildung 2.2c:
Bei der Angiographie zeigt sich eine selektive angiographische Darstellung der Blutgefäße im Lebertumor und der den Tumor ernährenden Arterie. Es besteht somit eine Indikation für eine Embolisationstherapie.

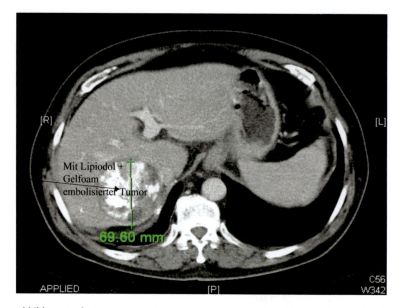

Abbildung 2.2d: Die computertomographische Kontrolle zeigt eine selektive Anreicherung des mit Lipiodol® und Gelfoam® embolisierten Lebertumors, der kleiner geworden ist.
(Ich danke Herrn Priv.-Doz. Dr. Hilgard, Universität Essen, für die Überlassung der computertomographischen Bilder.)

und unter Röntgenkontrolle so weit vorgeschoben, bis er die Äste der Leberschlagader erreicht hat, die den Tumor versorgen (Abbildung 2.2c). Dann spritzt der Arzt ein Gemisch aus verschiedenen Medikamenten an diese Stelle (Abbildung 2.2d). Sie sollen die Gefäße verschließen und die gleichzeitig verabreichten Zytostatika den Tumor abtöten.

Vorteile dieser relativ komplikationsarmen Therapie sind, dass kein Klinikaufenthalt notwendig ist, dass die Belastung für den Patienten minimal ist und es häufig zu einer Verbesserung der Lebensqualität kommt.

Die Embolisation kann mit einer Thermotherapie, einer nachfolgenden Alkoholinjektion oder der Radiofrequenzablation kombiniert werden.

Der Vorteil dieser lokalen Therapie ist die geringere Toxizität und die sich hiernach zumeist sehr bald einstellende Linderung der Beschwerden.

Kurzzeitig kann es bei der Embolisation zu Schmerzen im Oberbauch kommen, manchmal auch zu Fieber und Übelkeit. Leider kann nur in Ausnahmefällen der gesamte Tumor beseitigt werden. Bei sehr fortgeschrittener Lebererkrankung bzw. Leberzirrhose mit z. B. einem ausgeprägten Aszites (z. B. OKUDA-Stadium III) oder bei Pfortaderthrombose führt man diese Embolisierungstherapie wegen möglicher Komplikationen nur selten durch.

10. Welche Bedeutung hat die Strahlentherapie?

Die *Strahlentherapie von außen* (externe Strahlentherapie) wird wegen ihrer geringen Wirksamkeit und ihres hohen Nebenwirkungsrisikos beim Leberkrebs nur selten verwendet. Positive Erfahrungen mit der *internen Strahlentherapie* (selektive interne Radiotherapie = SIRT) werden hingegen aus einigen Forschungszentren gemeldet. Bei ihr werden Thera Spheres® oder SIR-Spheres® – winzige radioaktive Mikrokügelchen – in die Leberarterie eingebracht und gelangen so unmittelbar zum erkrankten Gewebe in der Leber. Die mit einem Betastrahler (Yttrium 90) beladenen Mikrokügelchen verstopfen die den Tumor ernährenden Blutgefäße, der Betastrahler schädigt dann den Tumor oder zerstört ihn sogar gänzlich durch radioaktive Strahlung (Abbildungen 2.3a und 2.3b). Diese sehr effektive und wenig belastende Therapie ist auch bei sehr großen Tumoren, bei multiplen Tumorherden und bei einem Pfortaderverschluss möglich, wenn andere lokale Therapien aus technischen Gründen nicht mehr durchführbar sind. Leider kann sie nur in besonders spezialisierten Zentren durchgeführt werden. Nachteilig bei der Radioembolisation ist ein aus Strahlenschutzgründen notwendiger zwei bis dreitägiger stationärer Aufenthalt, obwohl die mittlere Reichweite des bei der Therapie verwandten Betastrahlers nur 2,5 mm und die mittlere physikalische Halbwertszeit 64,2 Stunden betragen.
Eine relativ nebenwirkungsfreie und hocheffektive Wirkung hat die *äußere Strahlentherapie zur Schmerzbekämpfung* bei ausgedehntem, die Leberkapsel überschreitenden Tumor. Bei schmerzhaften Knochenmetastasen ist die Strahlentherapie auch sehr wirksam. Häufig kommt es schon in den ersten Tagen nach der Strahlentherapie zu einer eindrucksvollen Schmerzlinderung.

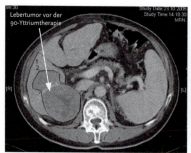
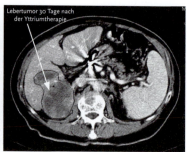

Abbildung 2.3a:
Comutertomographische Darstellung eines Leberzellkarzinoms

Abbildung 2.3b:
Computertomographische Darstellung des gleichen Tumors 30 Tage nach einer 90-Yttrium-Radioembolisation. Das Tumorvolumen ist kleiner geworden, die Gewebestruktur ist aufgelockerter und dunkler, was auf einen Tumorzerfall hinweist.

11. Wann wird eine Chemotherapie eingesetzt?

Die bisherigen Erfahrungen mit mehr als hundert verschiedenen Chemotherapieansätzen zeigen, dass nur wenige Leberzellkarzinome auf eine Chemotherapie (ebenso wie auf eine Strahlentherapie) ansprechen. Die Chemotherapie spielte daher beim Leberkrebs bislang nur eine untergeordnete Rolle.

Dies kann sich möglicherweise in Zukunft ändern, da die Zytostatika wesentlich wirksamer sein könnten, wenn sie mit signalhemmenden Medikamenten kombiniert werden. Diesbezügliche Therapiestudien sind allerdings noch nicht abgeschlossen, weswegen derartige kombinierte Therapien nur in besonderen Therapiezentren durchgeführt werden dürfen.

In seltenen Situationen kann jedoch eine alleinige Chemotherapie zur Linderung beitragen. Hierzu gehören Tumorabsiedlungen in anderen Organen, so im Skelett und in der Lunge. Eine Vielzahl von Zytostatika kommt hierbei in Frage.

Die Nebenwirkungen wie Übelkeit und Erbrechen können heute durch Medikamente (Antiemetika) wesentlich erfolgreicher als früher beseitigt werden. Auch ist die Therapie ambulant möglich.

12. Wann wird eine Hormontherapie verabreicht?

Früher, als es noch keine wirksamen Therapien gegen Leberkrebs gab, wurde gelegentlich eine gegengeschlechtliche Hormontherapie durchgeführt. Leider hat sich diese Behandlung nicht bewährt, weswegen Hormontherapien heute nur noch zur allgemeinen Kräftigung und Appetitanregung, nicht jedoch mit dem Ziel der Tumorverkleinerung angewendet werden.

13. Wann wird eine Gentherapie verabreicht?

Störungen an den Chromosomen und Genen spielen eine zentrale Rolle bei der Entstehung, bei der Erkennung, bei der Verlaufsbeurteilung und der Prognose bösartiger Erkrankungen, so auch des Leberkarzinoms. Molekularbiologisch gesehen kommt es bei vielen Krebserkrankungen zu einer Folge von Genveränderungen, zu einem Verlust von Tumorsuppressorgenen und zu einer Funktionsverstärkung von Onkogenen. Die Folge ist ein Krebswachstum. Mittlerweile sind mehr als 200 Tumorgene bekannt, die eine Rolle bei der Krebsentstehung spielen.
Eine direkte Gentherapie gibt es beim Leberkrebs jedoch noch nicht. Allerdings können heute die von krankhaften Genen ausgehenden Tumorwachstumssignale beeinflusst werden. So kann man bei einigen Krebserkrankungen, so beim Brustkrebs, beim Nierenkrebs und seit kurzem auch beim Leberkrebs, ganz gezielt die Signale zur Gefäß- und Gewebeneubildung (VEGF und PDGF bzw. Raf) unterbrechen bzw. die Rezeptoren für diese Signale blockieren und so das Wachstum von Zellen und Zellverbänden unterbinden. Medikamente, die eine solche Signalgebung unterbrechen und so das Tumorwachstum und die Metastasierung beeinflussen, nennt man zielgerichtete oder signalhemmende Therapien. Sie werden von manchen auch als Target-Therapien bezeichnet, weil sie sehr spezifisch bestimmte Zielstrukturen blockieren. Wieder andere nennen solche Medikamente wegen der Beeinflussung der Genprodukte auch Kinase-Inhibitoren (z. B. Tyrosinkinase-Therapien) oder wegen ihrer geringen Molekülgröße auch small molecules (Tabelle 2.3).

14. Wie ist der derzeitige Stand der Immuntherapie? Wie wirkt die Immuntherapie? Wann wird eine Immuntherapie verabreicht?

Die Immunabwehr ist ein sehr komplexes Geschehen. An ihr sind tausende unterschiedlich wirkender Abwehrzellen beteiligt, die jede für sich mehr oder weniger klar definierte Aufgaben in der Abwehr erfüllen.

Zu den die körpereigene Abwehr anregenden (Immunstimulation) oder verändernden Therapien (Immunmodulation) ist zu sagen, dass die körpereigene Abwehr von vielen Faktoren positiv angeregt und beeinflusst wird, so von physischen, aber auch von psychischen Faktoren.

Es werden von der Industrie zahlreiche Medikamente empfohlen, die die *unspezifische Immunabwehr* verbessern bzw. körpereigene Abwehrkräfte aktivieren sollen (Immunstimulanzien oder Immunmodulatoren). Zu ihnen zählen Mistelextrakte, Enzym- und Thymuspräparate, Schlangengifte, die Sauerstoff-Mehrschritt-Therapie, die Lichttherapie, die Symbioselenkung, mikrobiologische Therapien, Vitamine und viele andere mehr. All diese Therapien beruhen auf weitgehend spekulativen Annahmen, erscheinen aus theoretischer Sicht wenig plausibel und werden von der Schulmedizin nicht anerkannt. Ein therapeutischer Nutzen kann von ihnen nicht mit hinreichender Wahrscheinlichkeit erwartet werden.

Bei den *spezifischen Immuntherapien* werden monoklonale Antikörper und bestimmte Zytokine eingesetzt. Bei den Zytokinen handelt es sich um Botenstoffe, mit denen sich die körpereigenen Abwehrzellen untereinander verständigen. Sie verstärken oder schwächen bestimmte Schritte in der Immunabwehr. Auf diese spezifischen Immuntherapien setzt man große Hoffnungen, jedoch haben die bisherigen Studien noch keine signifikanten Fortschritte gezeigt, die ihren Einsatz in der Leberzellkarzinomtherapie rechtfertigen würden.

Fortschritte erwartet man auch in der *Impftherapie* (Vakzination, Vakzinierung) mit *dendritischen Zellen*. Dendritische Zellen spielen im Immunsystem eine große Rolle, denn sie geben damit dem Abwehrsystem das entscheidende Signal, aktiv zu werden. Therapiestudien mit dendritischen Zellen werden momentan durchgeführt. Ob sie zu den erhofften Erfolgen führen, lässt sich noch nicht beurteilen. Die Therapie mit dendritischen Zellen ist noch eine experimentelle Therapie, deren Kosten von den Krankenkassen zurzeit nicht erstattet werden.

15. Man hört viel von den neuen molekularen Therapien (signalhemmende Therapien, Tyrosinkinasehemmer, zielgerichtete Therapien, Target-Therapien, small molecules). Was ist hierunter zu verstehen, und wie wirken sie?

Um unkontrolliertes Wachstum zu vermeiden, ist die Zellteilung normalerweise streng reguliert: So vermehrt sich die Zelle erst dann, wenn sie aus der Umgebung ein entsprechendes Signal erhält. Die neuen molekularen Therapien unterbinden diese Signale, weswegen man sie auch signalhemmende Therapien nennt.

Anders als bei bisherigen Standardmethoden wie etwa der Chemotherapie oder der Strahlentherapie richten sich die neuen molekularen Wirkstoffe gegen gezielt ausgewählte Angriffspunkte (Targets) des Tumors. Fachleute bezeichnen diese molekularen Krebstherapien daher auch als »Targeted Therapy«, englisch für »gezielte Therapie« (Tabelle 2.3).

Tabelle 2.3: Synonyme für molekulare Therapien, die die Signalübertragung hemmen

- molekulare Therapien (molecular therapies)
- Target-Therapien (targeted therapies)
- Tyrosinkinasehemmer (tyrosinkinase inhibitors)
- Multitarget-Therapien (multitarget inhibitors)
- Therapien mit kleinen Molekülen (small molecules, small drugs)
- Wachstumsfaktor-Hemmer

Zum Zweck der Signalübertragung sitzen auf der Zelloberfläche Eiweißmoleküle, sogenannte Rezeptoren (Empfänger), die auf der Außenseite der Zelle eine Andockstelle für kleine Signalmoleküle besitzen. Die dadurch in den Zellinnenraum wirkenden Signalmoleküle weisen Enzymfunktionen auf. Man nennt sie Kinasen. Die neuen beim Leberkrebs wirkenden Medikamente hemmen die Wirkung dieser »Enzyme«, weswegen man sie auch Kinasehemmer (Kinaseinhibitoren) nennt.

Die Wachstumssignale können sowohl den Rezeptor selbst als auch andere Eiweißmoleküle aktivieren oder stilllegen. Bindet sich ein Signalmolekül an den Rezeptor, so wird dessen Kinase aktiviert und setzt auf diese Weise eine komplexe Signalübertragungskette in Gang. In der Zelle wird das Signal stufenweise über mehrere hintereinander geschaltete Eiweißmoleküle weitergeleitet, die alle wie die Rezeptorkinasen des Rezeptors funktionieren: Sie werden eingeschaltet, sobald sie das Signal erkennen, und wieder ausgeschaltet, wenn sie es an ein nachfolgendes Eiweiß weitergegeben haben. Am Ziel, dem Zellkern, angelangt, führt das Signal zum Anschalten von sogenannten Wachstumsgenen, die zur Teilung der Zelle führen.

Dank neuer, diese Signalbildung und -übertragung hemmende Medikamente (Sorafenib = Nexavar®) wird der Tumor von der Blutversorgung abgeschnitten, das Tumorzellwachstum gehemmt und die Bildung von Metastasen verhindert.

Bereits neu gebildete, unreife Gefäße am Tumor sterben ab, und die Struktur der übrigen Tumorgefäße normalisiert sich. Die erneute Gefäßbildung wird unterdrückt.

Durch diese neue Medikamentenklasse wird nicht nur das Krebswachstum wesentlich stärker gehemmt, sondern auch die Nebenwirkungen sind deutlich geringer als nach allen bislang in der Leberkrebstherapie eingesetzten Medikamenten. Die Lebensqualität von Leberkrebspatienten, selbst mit ausgedehntem Tumor, hat sich dank der signalhemmenden Medikamente erheblich verbessert.

16. Wie wirken Therapien mit monoklonalen Antikörpern?

Krebszellen besitzen auf ihrer Oberfläche Strukturen (Antigene), die nur für sie typisch sind, die ihre Individualität ausmachen und an die sich gleichzeitig Antikörper ankoppeln können. Spezielle Antikörper gegen diese tumorzellspezifischen Strukturen bewirken ein Absterben der Tumorzellen.

Monoklonale Antikörper erkennen diese Strukturen und blockieren sie. Therapien mit monoklonalen Antikörpern zeichnen sich durch einen im Vergleich zur Chemo- und Strahlentherapie völlig unterschiedlichen Wirkungsmechanismus aus. Durch sie werden nämlich vorrangig die Strukturen auf den Krebszellen geschädigt. Im Gegensatz zur Chemotherapie und Strahlentherapie werden auch sich nicht in Teilung befindende, also »schlafende Tumorzellen« angegriffen.

Große Hoffnungen setzt man auf Antikörpertherapien, die ganz gezielt die Signalrezeptoren auf der Oberfläche der Tumorzellmembran blockieren. Erste Erfahrungen lassen auf Erfolge auch beim Leberkrebs hoffen. Mono-

Therapien

klonale Antikörper sind noch nicht für die Behandlung von Patienten mit Leberkrebs zugelassen.

17. Gibt es verschiedene signalhemmende Medikamente? Worin unterscheiden sie sich?

Das wachsende Verständnis der Molekularbiologie zellulärer Signalkaskaden in gesunden und in Tumorzellen hat in den letzten Jahren zur Entwicklung zahlreicher neuer Wirkstoffe geführt. Einige richten sich gezielt gegen einzelne Moleküle in zellulären Signalkaskaden, andere hemmen mehrere Signalwege.

In der Pipeline der wissenschaftlichen Forschung befinden sich momentan viele Medikamente, die auf der molekularen Ebene gezielt die Signalwirkung bestimmter Wachstumsfaktoren (Kinasen) hemmen. Sie wirken teils auf unterschiedlichen Ebenen der Signalübertragung, teils blockieren (inhibieren) sie nur einen Wachstumsfaktor oder mehrere für die Tumorzellvermehrung wichtige Wachstumsfaktoren. Sie wirken unterschiedlich stark bei den verschiedenen Tumoren, und ihre Nebenwirkungen sind auch unterschiedlich ausgeprägt.

Einige von ihnen sind Antikörper, andere wiederum kleine Moleküle. Zu Ersteren zählt Bevacizumab (Avastin®), ein monoklonaler Antikörper, der auf der Rezeptorebene die Signale für die Gefäßneubildung blockiert. Er setzt ganz oben am Rezeptor an und blockiert damit die Signalübertragung, die für die Gefäßbildung am Tumor zuständig ist. Sorafenib (Handelsname Nexavar®) ist ein sogenannter Multikinasehemmer. Er hemmt über die Gefäßbildung hinaus andere für die krankhafte Tumorzellvermehrung verantwortliche Kinasen. Die besondere Wirkung von Sorafenib beim Leberkarzinom führt man auf die zusätzliche Hemmung der Raf-Kinase zurück.

Bevacizumab (Avastin®), ein schon bei anderen Krebserkrankungen erfolgreich eingesetzter und für deren Behandlung im Handel zugelassener Antikörper gegen die Signalübertragung sowie der Tyrosinkinasehemmer Sunitinib (Sutent®) sind noch nicht für die Behandlung von Leberkrebs zugelassen. In Deutschland ist bislang (2007) nur ein signalhemmendes Medikament für das Leberkarzinom auf dem Markt, nämlich Sorafenib (Nexavar®).

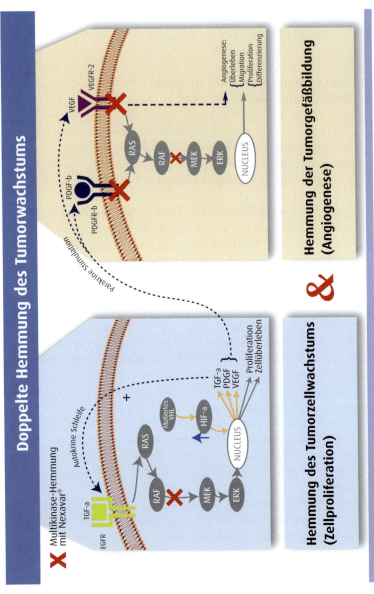

Abbildung 2.4: Der zweifache Wirkmechanismus von Sorafenib auf das Tumorzellwachstum

In einer groß angelegten Therapiestudie bei über 600 Patienten mit einem Leberkarzinom konnte dank der Therapie mit diesem Multikinasehemmer (Sorafenib) zum ersten Mal eine Stabilisierung des Tumorwachstums erreicht und eine eindeutige Lebensverlängerung der mit diesem Medikament behandelten Patienten festgestellt werden. Die Therapieergebnisse waren derart eindeutig, dass die Therapiestudie vorzeitig beendet werden musste. Es wäre unethisch gewesen, den mit einem Placebopräparat in einer Kontrollgruppe behandelten Patienten diesen Tyrosinkinasehemmer weiterhin vorzuenthalten.

18. Was muss ich als Patient bei der Einnahme von signalhemmenden Medikamenten beachten?

Im Gegensatz zu den meisten Chemotherapeutika werden die Tyrosinkinasehemmer in Tablettenform eingenommen.

Wichtig ist, dass Sie die Tabletten stets etwa zur gleichen Tageszeit einnehmen, damit eine konstante Wirkstoffkonzentration in Ihrem Blut besteht. Am besten schlucken Sie im Fall von Sorafenib (Nexavar®) die Tabletten mit einem Glas Wasser, entweder unabhängig von einer Mahlzeit oder mit einer leichten Mahlzeit. Bei einem sehr fettreichen Essen (z. B. Gänsebraten) kann der Wirkstoff eventuell nicht hinreichend aufgenommen werden und der Wirkspiegel im Blut nicht ausreichen.

Zwar sind die neuen molekularen Therapien wesentlich nebenwirkungsärmer und besser verträglich als alle bisherigen Chemotherapien, jedoch können sie auch mit unerwünschten Nebenwirkungen einhergehen. Bei Beachtung bestimmter Vorsichtsmaßnahmen lassen sich diese Nebenwirkungen vermeiden, zumindest jedoch lindern. Bei gleichzeitiger Einnahme anderer Medikamente (z. B. Marcumar®), können gelegentlich unerwünschte Wechselwirkungen auftreten. Nach der Gabe von einigen sonst völlig unbedenklichen Medikamenten kann es zu Unverträglichkeiten oder einer eingeschränkten Wirksamkeit kommen, so z. B. nach der Einnahme von Johanniskraut gegen Depressionen. Sie sollten dem verschreibenden Arzt alle Medikamente nennen, die Sie zusätzlich einnehmen (Ausführlicheres zu den möglichen Nebenwirkungen und Vorsichtsmaßnahmen siehe in Kapitel 3).

19. Unterscheiden sich die von der Industrie angebotenen signalhemmenden Medikamente in ihrer Wirkung?

All diesen Medikamenten ist gemeinsam, dass sie für das Tumorzellwachstum wichtige Signale blockieren und dadurch das Fortschreiten der Krebserkrankung verhindern. Sie unterscheiden sich zum einen darin, dass sie die Signalbildung an unterschiedlichen Stellen blockieren, und zum anderen darin, dass sie ein, zwei oder gar mehrere wichtige Signale hemmen. Außerdem haben sie ein unterschiedliches Nebenwirkungsprofil.

Sorafenib hemmt den für das Tumorwachstum wichtigen MEK-ERK-Signalübertragungsweg durch die Blockade verschiedener Kinasen entlang des Weges (Raf-Kinasen, VEGFR2 und VEGFR3, FLT3, PDGFR, RET, C-KIT) (Abbildung 2.4). Gerade die Hemmung der Raf-Kinase scheint bei der Behandlung des Leberkarzinoms von großer Bedeutung zu sein, da diese beim Leberkrebs besonders ausgeprägt (exprimiert) zu sein scheint. Andere, noch nicht im Handel befindliche, Medikamente greifen an weiteren Stellen der Signalwege an oder blockieren andere Signale.

Man weiß noch nicht, ob die Wirkung bei dem einen Medikament größer ist und länger anhält als bei dem anderen. Auch weiß man noch nicht viel über die nach langfristiger Einnahme möglicherweise auftretenden Nebenwirkungen, da sie erst vor kurzem entwickelt wurden. Hingegen kann man nach den Erfahrungen bei anderen Tumorarten davon ausgehen, dass sich die verschiedenen signalhemmenden Medikamente sehr wahrscheinlich in ihrer Wirkung ergänzen, d. h., wenn das eine Medikament nicht (mehr) wirkt, so kann es nach Gabe des anderen Medikamentes durchaus noch zu einer Tumorbeeinflussung kommen. Es herrscht also keine Kreuzresistenz, was außerordentlich günstig ist.

Nebenwirkungen findet man bei allen signalhemmenden Substanzen; bei dem einen Medikament in stärkerer Form und bei dem anderen seltener und in schwächerer Ausprägung. Einige Nebenwirkungen sind substanzspezifisch. Die Nebenwirkungen werden ausführlich in Kapitel 3 beschrieben.

20. **Nach einer mehrmonatigen Therapie mit Sorafenib ist der Lebertumor so klein geworden, dass er nach Meinung der Ärzte jetzt operiert werden könnte. Sicherheitshalber sollen die Medikamente nun jedoch abgesetzt werden.**

Von einigen signalhemmenden Medikamenten weiss man, dass sie die Wundheilung stören und Blutungen hervorrufen können (z. B. Avastin®). Da der Wirkmechanismus von Sorafenib ähnlich ist, empfiehlt man daher auch, dieses Präparat einige Wochen vor einem operativen Eingriff abzusetzen, denn so lange braucht es im Allgemeinen, bis das Medikament ausgeschieden ist.

21. **Man hört heute so viel von den Erfolgen einer Impftherapie.**

»Impfungen« gegen Leberzellkarzinome befinden sich noch im experimentellen Stadium. Sie sind keineswegs eine Standardtherapie.
Allerdings gibt es heute Impfungen, die vor einer Virushepatitis schützen – leider allerdings bislang nur gegen die Hepatitis B und noch nicht gegen die Hepatitits C. Die Infektion mit dem Hepatatitis-C-Virus gilt als häufigste Ursache eines Leberzellkarzinoms in den westlichen Industrienationen. Breit angelegte Massenimpfungen gegen die Hepatitis-B-Infektionen in Singapur und Taiwan scheinen schon erste erfolgreiche Einflüsse auf die Zahl der Neuerkrankungen in diesen Regionen zu zeigen.

22. **Wie lässt sich überhaupt feststellen, ob eine Therapie wirksam bzw. unwirksam ist?**

Neben dem Rückgang von Beschwerden gibt es zahlreiche andere Beurteilungskriterien. Zu ihnen zählen:

- Der Tumor wird nicht größer.
- Verkleinerung der Tumorherde, vor allem jedoch Veränderungen der Gewebestruktur im Ultraschall, Röntgenbild, in der Computertomographie und bei anderen bildgebenden Verfahren.
- Normalisierung der Blutwerte, Verminderung der Tumormarker, Verringerung des Gallenfarbstoffes im Blut.

- Verbesserung von Beschwerden.
- Verbesserung molekularer Marker, die einen Einfluss auf die Signalübertragung haben.

23. Was ist vom Heilfasten zu halten? Kann der Tumor hierdurch ausgehungert werden?

Tierversuche bestätigen zwar, dass der Stoffwechsel des Tumors nicht absolut autonom ist und sein Wachstum tatsächlich durch eine Verminderung der Energie- und Nahrungszufuhr verlangsamt werden kann. Andererseits werden durch Hungerfasten die gesunden Organe und das Immunsystem geschädigt, sodass zwar ein verlangsamtes Wachstum des Primärtumors, jedoch gleichzeitig eine Förderung der Metastasierung eintreten kann. Die Durchführung von Fasten- und Entschlackungsdiäten (z. B. nach F. X. Mayr und O. Buchinger) hat bei vielen gutgläubigen Tumorpatienten zu katastrophalem Gewichtsverlust und zahlreichen gesundheitlichen Nachteilen geführt. Sie ist für Tumorpatienten nicht geeignet! Heilfasten heilt niemals vom Tumorleiden.

Ganz anders hingegen sind die neuen Medikamente zu beurteilen, die ganz gezielt die Ernährung des Tumors beeinflussen, so durch Hemmung der Gefäßneubildung. Damit wird die Sauerstoff- und Nährstoffzufuhr unterbunden.

24. Obwohl sich bei der Ultraschalluntersuchung herausgestellt hat, dass der Tumorherd unverändert groß ist, soll der Tumor gut auf die signalhemmenden Medikamente angesprochen haben. Woher nimmt der Arzt den Optimismus?

Die Wirkung signalhemmender Medikamente beruht vor allem auf einer Hemmung der Nährstoffzufuhr zum Tumor. Die Folge ist ein langsames »Verhungern« des Tumors, der nicht weiterwächst, ja sogar möglicherweise wegen der Flüssigkeitsansammlung im zugrunde gehenden Gewebe (Hungerödem) zu Beginn eine Größenzunahme vortäuschen kann. So ist im Ultraschallbild anfänglich nur eine Strukturveränderung des Tumorgewebes erkennbar, weniger eine Größenveränderung (Abbildung 2.5). Im Inneren des Tumors zeigt sich zunehmend eine dunkle Zone, die einer Tumorzerfallshöhle entspricht.

Therapien

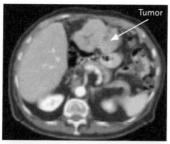

A

Tumorvolumen (cm³): 295
Tumorzerfallshöhle (Nekrose) (%): 2,1

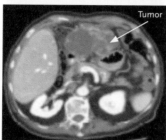

B

Tumorvolumen (cm³): 341
Tumorzerfallshöhle (Nekrose) (%): 53,1

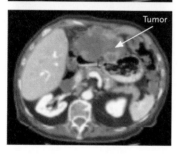

C

Tumorvolumen (cm³): 285
Tumorzerfallshöhle (Nekrose) (%): 51,0

Abbildungen 2.5a, b und c:
Zur Beurteilung eines Therapieerfolges können die Sonographie oder die Computertomographie herangezogen werden. In diesem Fall zeigt sich bei der computertomographischen Kontrolle eines mit einem signalhemmenden Medikament (Sorafenib) behandelten Leberkarzinompatienten zwar keine Größenabnahme des Tumorgewebes (ja, in diesem Fall sogar eine geringgradige Volumenzunahme von 295 cm³ auf 341 cm³), jedoch ist eine eindeutige Strukturveränderung des Leberherdes feststellbar. Die Tumornekrosezone hat bei der Kontrolluntersuchung von 2,1 % auf 53,1 % zugenommen. Bei der erneuten Kontrolle vier Wochen später hat auch das Tumorvolumen (geringfügig) abgenommen.Trotz unveränderter Metastasengröße liegt somit ein Therapieerfolg vor, der zu einer Weiterführung der eingeleiteten Therapie berechtigt.
Abb. aus Abou-Alfa GK et al., *J Clin Oncol (2006) 24, 26: 4293–4300;* Nachdruck mit freundlicher Genehmigung der American Society of Clinical Oncology.

25. Kann der Leberkrebs auch ohne Behandlung zurückgehen?

In Einzelfällen kann es zu einem längerfristigen Stillstand des Tumorwachstums kommen, weswegen manche Mediziner selbst bei ausgedehntem Tumorleiden manchmal auf eine medikamentöse Behandlung verzichten und mit einer Tumortherapie warten, bis der Tumor bedrohlich wächst.
Spontanheilungen gibt es, sie sind allerdings selten. Auf keinen Fall sollte die Hoffnung auf derartige Spontanheilungen einen Verzicht auf die schulmedizinischen Therapiemöglichkeiten begründen. Die Wahrscheinlichkeit, dass eine schulmedizinische Therapie wider Erwarten einen größeren Effekt auf das Tumorwachstum hat, als es der statistischen Wahrscheinlichkeit entspricht, ist größer als die Wahrscheinlichkeit einer Spontanheilung.

26. Was ist von Naturheilverfahren zu halten?

Die Naturheilverfahren gebrauchen als Heilreize genuine »Naturfaktoren«, also Wärme und Kälte, Licht und Luft, Wasser und Erde, Bewegung und Ruhe, Ernährung und Nahrungsenthaltung, Heilpflanzen und heilsame seelische Einflüsse.
Die Naturheilverfahren haben nichts zu tun mit den vielen »alternativen« oder »unkonventionellen« Heilmethoden, deren Wirkungen ärztlich-empirisch und wissenschaftlich nicht ausreichend belegt sind, die dafür aber nicht selten in geradezu marktschreierischer Weise angepriesen werden.
Für die in der Naturheilkunde angewendeten Heilmethoden konnte zwar bislang keine wissenschaftlich eindeutige Wirkung auf das Tumorzellwachstum nachgewiesen werden; sie haben aber dennoch in der Krebsbehandlung einen hohen Stellenwert, da sie mit zur körperlichen und seelischen Stabilisierung beitragen können.
Grundsätzlich sollte der behandelnde Arzt um seine Zustimmung zu diesen Therapien nicht zuletzt auch deshalb gebeten werden, weil im Einzelfall Unverträglichkeiten mit anderen Medikamenten auftreten können. Die Kassen sind bei der Frage der Kostenerstattung von homöopathischen Verfahren, Phytotherapien und anthroposophischen Therapien im Gegensatz zu den alternativen Heilmethoden häufig großzügig.
Ihrem behandelnden Arzt müssen Sie sagen, ob Sie solche Präparate einnehmen, weil es (übrigens gerade bei Johanniskraut) zu Wechselwirkungen

mit anderen Medikamenten oder Therapien, so etwa mit den signalhemmenden Medikamenten, kommen kann.

27. Was ist von den alternativmedizinischen Heilmethoden zu erwarten? Wie kann ich als Laie seriöse von weniger seriösen Therapieempfehlungen unterscheiden?

Die Alternativmedizin wird häufig fälschlich mit der Naturheilkunde gleichgesetzt, obwohl sie mit der Natur meist wenig zu tun hat. Der Begriff wird synonym mit vielen anderen Begriffen gebraucht (beispielsweise komplementäre, biologische, Ganzheits-, Erfahrungsmedizin, unkonventionelle Therapie etc.), die Positives suggerieren sollen.

Ihre theoretischen Erklärungsansätze beruhen meist auf spekulativen Denkmodellen bzw. unbewiesenen physikalischen Theorien. Dies trifft zum Beispiel auf die Elektroakupunktur nach Voll und auf die Bioresonanztherapie, aber auch auf zahlreiche andere alternativmedizinische Verfahren zu.

Da die Wirkungen nicht nachgewiesen sind, da zum Teil auch lebensgefährliche Komplikationen nach ihrer Anwendung auftreten können und da nicht zuletzt auch mit großen Schwierigkeiten bei der Kostenerstattung durch die Kassen gerechnet werden muss, sind alternativmedizinische Behandlungen bei Krebspatienten sehr kritisch zu beurteilen.

Naturheilverfahren und »alternative Therapien« sind keine Alternative zu den etablierten schulmedizinischen Standardverfahren!

Für Sie ist es von Fall zu Fall sehr schwierig, die Seriosität einer therapeutischen Empfehlung zu beurteilen. In diesem Fall sollten Sie sich an einen onkologisch erfahrenen Arzt wenden. Auch steht Ihnen bei Fragen der Krebsinformationsdienst in Heidelberg (KID) telefonisch kostenlos zur Verfügung. Der KID ist neutral und vertritt keinerlei wirtschaftliche Interessen (Adresse siehe Kapitel »Adressen«). Seien Sie äußerst skeptisch, wenn »alternative« Behandlungen viel Geld kosten, wenn im Rahmen der Behandlung auf geheime Quellen hingewiesen wird, wenn Heilung versprochen wird und wenn man Ihnen den Rat gibt, andere Therapien zugunsten der »alternativen« Behandlung abzubrechen. Sie sollten ebenfalls vorsichtig sein, wenn die Vertreter der Schulmedizin mit weltanschaulichen, fanatischen oder sektiererischen Argumenten angegriffen werden: Angriffe und Verleumdungen ersetzen keine Beweise.

- In der Alternativmedizin wird die Krebserkrankung meist – im Gegensatz zur »Schulmedizin« – als eine einzelne Krankheit mit einer einzigen Ursache angesehen, weswegen es bei ihr auch nur eine einzige erfolgversprechende Therapie gibt.
- Die alternativen Therapien beruhen häufig auf von der »Schulmedizin« nicht anerkannten pseudowissenschaftlichen Krebsentstehungstheorien.
- Die Befürworter alternativer Therapien behaupten, dass diese Therapien besser als die Schulmedizin wirken und dass sie im Gegensatz zur Schulmedizin keine Nebenwirkungen haben. Auf Misserfolge wird nicht hingewiesen.
- Die Natur und die Durchführbarkeit der Behandlung sind bei alternativen Therapien oft geheimnisvoll, kompliziert, an ihre Entdecker gebunden und schwer verständlich.

Zunehmend machen Betroffene von der Möglichkeit Gebrauch, eine »second opinion« einzuholen (Sicherheit durch die zweite Meinung eines Spezialisten). Nicht alle Krankenkassen erstatten allerdings die hierbei entstehenden Beratungsgebühren.

28. Wie sieht es mit der Kostenübernahme bei Zusatztherapien und Alternativtherapien aus?

Unter Zusatztherapien versteht man Behandlungsmethoden, die zusätzlich zu den schulmedizinischen Therapien angewendet werden. Häufig sind es sogenannte biologische Krebstherapien.
Ihre Kostenerstattung wird von Kasse zu Kasse unterschiedlich gehandhabt. Auf jeden Fall muss bei der jeweiligen Krankenkasse vor Einleitung der Therapie ein Antrag auf Kostenübernahme gestellt werden. Für die Krankenkassen ist die Kostenübernahme eine Einzelfallentscheidung.
Die gesetzlichen Krankenkassen verlangen in der Regel den statistischen Nachweis, dass die in Frage kommenden unkonventionellen Therapiemethoden in einer signifikanten Zahl von Fällen erfolgreich waren. Manche Privatkassen, und erst recht die Beamtenbeihilfe, sind diesbezüglich allerdings großzügiger.

29. Sind in Zukunft weitere Fortschritte in der Krebstherapie zu erwarten?

Lange gab es neben der Operation so gut wie keine anderen wirksamen Waffen gegen den Leberkrebs. Mit der Entwicklung nicht operativer invasiver Therapieverfahren wie Alkoholinjektionen, Kryotherapien und Embolisationen hat sich dies verändert. Mit der Radioembolisation vermag man heute selbst dann bei großen Tumoren eine Rückbildung zu erreichen, wenn alle anderen lokalen Therapien nicht mehr möglich sind. Sie bedeuten einen wesentlichen Fortschritt. Die Technologie verbessert sich zunehmend und mit ihr auch die Anwendbarkeit und die Ergebnisse dieser interventionellen Therapien, die bislang nur bei kleinen Tumoren eingesetzt werden konnten.

Auf die Therapie mit Hormonen, mit Zytostatika, auf die Strahlentherapie und die Immuntherapeutika setzte man große Hoffnungen, die sich aber nur teilweise erfüllten. Neue aussichtsreiche Perspektiven ergeben sich heute durch die Kombination mit molekular wirksamen Medikamenten. Mit der Einführung dieser molekularen Therapien (Target-Therapien, Signaltherapien, Antiangiogenese-Medikamente oder auch small molecules genannt) ist der Medikamentenforschung ein wesentlicher Fortschritt gelungen. Sie allein gegeben bewirken eine eindeutige Lebensverlängerung. Mit Spannung erwartet man die Ergebnisse der weltweit durchgeführten Therapiestudien, in denen die signalhemmenden Medikamente in Kombination mit Zytostatika und interventionellen Therapien getestet werden. Es wird erwartet, dass diese neuen molekularen Medikamente zur Verbesserung der Operabilität sowie zur Verhinderung eines Rückfalls und von Tumorabsiedlungen in anderen Organen eingesetzt werden können. Vorläufige Ergebnisse dieser Therapiestudien klingen sehr verheißungsvoll.

Große Chancen sieht man in einer zunehmenden Individualisierung der Therapie. Schon jetzt lässt sich vorhersagen, dass sich hinter den »Leberkrebserkrankungen« verschiedene Tumoren mit unterschiedlicher Therapieempfindlichkeit verbergen. Die Fortschritte auf dem Gebiet der Molekularbiologie werden eine bessere Individualisierung ermöglichen. Fieberhaft wird an molekularen Markern gearbeitet, die eine Aussage darüber gestatten, ob eine potenzielle molekulare Therapie für den Betroffenen aussichtsreich ist oder ob andere Therapieverfahren zu bevorzugen sind.

Um mit der Therapie gesunde Zellen möglichst zu schonen, arbeiten Wissenschaftler an Medikamenten, die ihre tödliche Wirkung erst in der

Tumorzelle entfalten. Diese sogenannten Prodrugs, Vorstufen »echter« Arzneimittel, müssen im Körper umgebaut werden, damit sie wirksam sind. Da die Zellgifte nur für Tumorzellen bestimmt sind, sind die Forscher noch auf der Suche nach passenden »Vehikeln«, die das Medikament im Schlepptau an ihr Ziel bringen.

Ebenfalls mehr im Tumor als im gesunden Gewebe sollen neue Medikamente wirken, deren Haltbarkeit durch eine Art »Verpackung« verbessert wurde: Normalerweise baut der Körper die meisten Zellgifte sehr schnell durch Verstoffwechselung ab, sodass sie nicht immer in optimaler Konzentration zu den Tumorzellen gelangen. Die Umhüllung mit einer Art Fettschicht soll nun Chemotherapiesubstanzen transportfähiger machen. In die sogenannten Liposome verpackt, können sie sehr viel leichter zu den und in die Krebszellen gelangen.

30. Mein Arzt hat mir die verschiedenen Therapiemöglichkeiten mit all ihren Vor- und Nachteilen erklärt und überlässt mir jetzt die Entscheidung. Ich finde das unfair, denn wie kann ich als Laie überhaupt solch wichtige Entscheidungen treffen?

In der Tat empfinden viele Betroffene so wie Sie die Aufklärungspflicht und den Einbezug in den Entscheidungsprozess als eine sehr schwere Verantwortung, ja als unangenehme Last. Sie möchten die Entscheidungen nach wie vor dem Fachmann, also dem Arzt, überlassen.

Die Gesetzgebung, die Krankenkassen und die Öffentlichkeit denken da jedoch anders. Auch schätzt der Arzt einen gut informierten und aktiven Patienten, der mitdenkt und sich von den Nebenwirkungen nicht überraschen lässt. Eine wirksame Krebstherapie ohne Nebenwirkungen ist nämlich Illusion. Der moderne Onkologe fordert ein aktives Verhalten des Patienten.

Der Patient ist aufgefordert, sich zu informieren und aufgrund dieser Informationen seine Entscheidungen zu treffen. In der Regel kann der Arzt ihm nämlich nur Therapievorschläge unterbreiten. Die Entscheidung trifft letztendlich dann immer nur der Patient. In Notsituationen bzw. bei Notoperationen ist dies nicht möglich, aber nur selten handelt es sich bei der Therapie bösartiger Lebertumoren um eine Therapie, die sofort durchgeführt werden muss. In der Regel hat der Patient Zeit, sich über die Vor- und Nachteile einer Behandlung zu informieren und sie gegeneinander abzuwägen.

Therapien

Wenn Sie eine Therapieentscheidung treffen müssen, gilt als erste Regel, innezuhalten und nachzudenken. Sie können und sollten gegebenenfalls eine weitere (fachliche) Meinung einholen. Ein guter Arzt ist Ihnen deswegen nicht böse!
Vor der Entscheidung über das einzuschlagende Behandlungsverfahren sollten Sie zunächst Klarheit über die Zielsetzung erlangen. Eine Zielsetzung kann die einer endgültigen Heilung sein, eine andere die einer Überführung der Akutkrankheit in eine chronische Phase oder die einer Symptomlinderung oder die einer Lebensqualitätsverbesserung etc. Sie sollten den Arzt auch danach fragen, welche Konsequenzen die Therapie für Ihren Alltag hat (siehe Tabellen 2.4 und 2.5).

Tabelle 2.4: Fragen zur Erkrankung und zu den Therapien

- Wie lautet der medizinische Fachausdruck für meine Erkrankung?
- Ist diese Erkrankung heilbar?
- Wie kann man meine Erkrankung behandeln?
- Gibt es mehrere Therapiemöglichkeiten (Strahlentherapie, Chemotherapie, Immuntherapie, signalhemmende Medikamente, neue im Versuchsstadium befindliche Substanzen)?
- Wie hoch ist der Prozentsatz derer, die von dieser Therapie profitieren (z. B. 25, 50, 75 %)?
- Wie groß ist die Heilungswahrscheinlichkeit?
- Wenn keine Heilung zu erwarten ist, kann die Therapie mein Leben verlängern (um Monate oder Jahre)?
- Welche Komplikationen können bei der Therapie jetzt und später auftreten?
- Werden die Therapien von der Kasse bezahlt?
- Wie lange muss ich die Behandlung durchführen?
- Was geschieht, wenn ich mich überhaupt nicht behandeln lasse?
- Kann ich mit anderen Patienten sprechen, die die gleiche Erkrankung haben und die gleiche Behandlung erhalten?
- Was kann ich selbst tun, um den Behandlungserfolg zu unterstützen?
- Sind Wechselwirkungen mit anderen Medikamenten zu erwarten?

Tabelle 2.5: Fragen zur Therapie mit signalhemmenden Medikamenten

- Wie hoch ist der Prozentsatz derer, die von dieser Therapie profitieren (z. B. < 10, 25, 50, 75 %)?
- Woran merke ich, dass die Therapie anschlägt?
- Welche Nachsorgeuntersuchungen sind notwendig? In welchen Abständen?
- Welche Komplikationen können bei der Therapie jetzt und später auftreten?
- Kann die Behandlung ambulant durchgeführt werden? Muss ich ins Krankenhaus?
- Was muss ich bei der Einnahme der Medikamente beachten?
- Werden die Therapien von der Kasse bezahlt?
- Wie lange muss ich die Behandlung durchführen?
- Kann ich mit anderen Patienten sprechen, die die gleiche Erkrankung haben und die gleiche Behandlung erhalten?
- Sind Wechselwirkungen mit anderen Medikamenten zu erwarten?

31. Mein Arzt bittet um meine Zustimmung zu einer Therapiestudie? Ich zögere, da ich mich nicht als Versuchskaninchen fühlen möchte.

Ich verstehe Ihre Zurückhaltung, rate Ihnen aber aus mehreren Gründen, diese Vorurteile nicht zur Grundlage Ihrer Entscheidung zu machen: Zwar wurden in den letzten Jahren beträchtliche Fortschritte in der Karzinomtherapie erzielt, aber dennoch bleibt die Leberkrebserkrankung eine schwere Erkrankung, von der nicht alle Patienten geheilt werden können. Neuartige Therapien und Therapiekombinationen müssen entwickelt und ihre Wirkung in Form von Studien überprüft werden. Die Teilnehmer an Therapiestudien sind die ersten, die von neuen Behandlungsmodalitäten profitieren. Gerade in der Therapie des Leberzellkarzinoms wurden in den letzten Jahren neue, sehr wirksame Medikamente entwickelt, die einen wesentlichen Fortschritt und Lebensgewinn für die Betroffenen erwarten lassen. Bevor diese Medikamente bzw. Kombinationstherapien jedoch von den Krankenkassen zugelassen werden, müssen aufwändige Therapiestudien durchgeführt werden. Bis zur Zulassung können nur diejenigen Patienten in den Genuss dieser neuen Medikamente kommen, die an den Therapiestudien teilnehmen.

Eine Therapiestudie darf vom Gesetzgeber her nur dann durchgeführt werden, wenn eine Ethikkommission ihre Zustimmung erteilt hat. Diese Ethikkommissionen folgen in Deutschland extrem strengen Richtlinien und erlauben eine Therapiestudie nur dann, wenn sie tatsächlich eine Verbesserung gegenüber traditionellen Therapien erwarten lässt. Sie sind also kein Versuchskaninchen.

Erfahrungsgemäß ist die Betreuung der Patienten, die an einer Studie teilnehmen, aufmerksamer und intensiver als bei gewöhnlichen Patienten. Ob dies an der schärferen Aufsicht oder an dem Interesse des Arztes oder der Pharmaindustrie liegt, ist unklar. Sicher ist jedoch, dass Sie besser als ein Normalpatient betreut werden. Das Wissen vieler Spezialisten fließt ein, um Therapiestudien zu gestalten, auszuwerten und zu begleiten. Die Therapie, nach der Sie behandelt werden, richtet sich immer nach den neuesten wissenschaftlichen Erkenntnissen.

Nur durch die Bereitschaft zur Teilnahme an Therapiestudien ist ein klinischer Fortschritt möglich, und für Sie bedeutet die Behandlung innerhalb einer Studie eine sehr gute Überwachung Ihrer Therapie sowie eine zusätzliche Heilungschance durch Nutzung neuer Erkenntnisse.

Die Deutsche Krebshilfe hat zur Problematik und Notwendigkeit von Therapiestudien eine Informationsbroschüre erstellt, die Sie bei der Deutschen Krebshilfe kostenlos abrufen können (Adresse siehe Kapitel »Adressen«).

32. Entstehen mir Nachteile, wenn ich meine Teilnahme an einer Studie verweigere? Kann ich meine Teilnahmeerklärung später widerrufen?

Die Teilnahme an Studien ist strikt freiwillig. Wenn Sie Ihre Teilnahme verweigern, haben Sie dennoch einen Anspruch auf die derzeit beste Behandlung. Ohne Ihre schriftlich erklärte Zustimmung und ohne vorherige ausführliche Aufklärung darf keine Studie durchgeführt werden. Sie können jederzeit Ihre Zustimmung rückgängig machen und die Studientherapie abbrechen. Ihnen dürfen hieraus keine Nachteile entstehen, und Sie haben nach wie vor Anspruch auf die bestmögliche Standardtherapie.

33. Ich möchte an einer Therapiestudie teilnehmen. An wen muss ich mich wenden?

Nahezu jede größere onkologische Klinik ist an Studienzentren angeschlossen, oder man weiß dort zumindest, wo welche Therapiestudien durchgeführt werden. Besprechen Sie Ihren Wunsch bzw. Ihr Einverständnis am besten mit Ihrem behandelnden Arzt. Nehmen Sie zu den Gesprächen mit dem Studienarzt eine Person Ihres Vertrauens mit. Vier Ohren hören bekanntlich mehr als zwei. Oft hilft das nachträgliche Gespräch dabei zu ergründen, was Sie selbst wirklich wollen.

Sie sollten mit dem Arzt folgende Fragen erörtern:

- Was ist das Studienziel? Welche Vorteile kann die neue Behandlung für mich haben, und worauf beruhen diese? (Das Studienziel muss nicht unbedingt in einer Verlängerung der Überlebenszeit bestehen, sondern kann auch eine Lebensqualitätsverbesserung zum Beispiel in Form geringerer Nebenwirkungen zum Ziel haben.)
- Welche Behandlungen und diagnostischen Tests beinhaltet die Studie? (Manchmal sind es nur diagnostische Tests, die allerdings auch sehr belastend sein können.)
- Welche Vor- und welche Nachteile hat die Studientherapie im Vergleich zur Standardtherapie? Welche Risiken gehe ich mit dieser neuen Behandlungsform ein?
  Kann ich jederzeit aus der Studie aussteigen, wenn ich das Gefühl habe, das neue Mittel tut mir nicht gut?
- Wie wird die Studie den Tagesablauf beeinflussen? (Bei manchen Studien ist mit einer verlängerten Krankenhausaufenthaltsdauer zu rechnen.)
- Welche Nebenwirkungen können auftreten? (Nicht zu vergessen ist, dass bei Standardtherapien ebenfalls Nebenwirkungen auftreten.)
- Wie lange dauert die Studie?
- Wird die Studie stationär oder ambulant durchgeführt?
- Welche Kosten entstehen für den Betroffenen?
- Besteht eine Haftpflichtversicherung, falls es zu unerwünschten Nebenwirkungen und Komplikationen kommt?
- Ist die Studie mit Langzeitbeobachtungen und Untersuchungen verbunden? Ist eine längere Nachsorge vorgesehen? Gibt es im gegebenen Fall eine Verdienstausfallsentschädigung?

34. Kann man ein Fortschreiten der Leberzirrhose therapeutisch verhindern?

Etwa 90 % aller Leberkarzinompatienten in Europa haben gleichzeitig eine Leberzirrhose. Gar nicht selten sind es die Beschwerden der Leberzirrhose und nicht das Tumorleiden, die die Lebenszeit einschränken und die Lebensqualität negativ beeinflussen.

Die Leberzirrhose ist ein irreparabler Endzustand. Es gibt bislang keine Therapie, die sie rückgängig machen könnte. Es gibt nur Empfehlungen, die ein Fortschreiten der Leberzirrhose verhindern und das Risiko möglicher Folgen (z. B. Aszites, Blutungen, Gehirnleistungsstörungen) einschränken. Hierzu gehört in erster Linie der Verzicht auf leberschädigende Substanzen und Verhaltensweisen. Alkohol ist strikt verboten.

Mit der Empfehlung von Diäten ist man zwar heute wesentlich zurückhaltender als früher. Jedoch gilt es, bei Folgeerkrankungen wie Aszites und Enzephalopathie bestimmte Ernährungsempfehlungen einzuhalten. Da der Allgemein- und der Ernährungszustand häufig reduziert sind, sollte die Ernährung kalorisch ausreichend und ausgewogen sein. Nur bei Patienten mit hepatischer Enzephalopathie muss die Eiweißzufuhr eingeschränkt werden.

Regelmäßige Labor- und Ultraschalluntersuchungen sind notwendig, um die Ausbreitung der Zirrhose (Tabelle 1.9., Seite 29) zu dokumentieren und dementsprechende Vorsichtsmaßnahmen einzuleiten.

Notfalls muss eine Lebertransplantation eingeleitet werden. Der Organmangel und die Wartezeiten reduzieren allerdings die Möglichkeiten dieser bislang einzigen erfolgversprechenden Zirrhosetherapie.

35. Ich werde von allen Seiten mit »guten Ratschlägen« bedrängt. Sie sind sicherlich alle gut gemeint, aber manchmal widersprechen sie sich.

So wie Ihnen geht es leider sehr vielen. Welcher Betroffene hat denn wirklich die Erfahrungen und das notwendige Wissen, um alle medizinischen und nicht medizinischen Probleme zu kennen? Liegt nicht auch bei jedem Betroffenen die Problematik anders?

Für Sie gilt der Grundsatz, eine klare Linie zu verfolgen und den Empfehlungen des Arztes Ihres Vertrauens zu folgen. Lassen Sie sich nicht in die

Auseinandersetzungen um »Schulmedizin – Naturheilverfahren« und damit in Konflikte hineinziehen! Misstrauen Sie grundsätzlich all denjenigen, die Patentrezepte anbieten! Gerade in der Krebsheilkunde gibt es keine Patentrezepte.

Lassen Sie sich nicht von ungeprüften, fragwürdigen Methoden und »Heilern« verführen; dies gilt vor allem, wenn diese als absolut oder allwissend gepriesen werden. Besprechen Sie mit Ihrem Arzt sachlich diese Angebote! Informieren Sie sich eingehend über die schulmedizinischen Therapien! Die »Schulmedizin« eröffnet heute Möglichkeiten, die vor wenigen Jahren noch undenkbar waren.

Über den Krebsinformationsdienst (KID), Im Neuenheimer Feld 280, 69120 Heidelberg, Telefon 08 00/4 20 30 40), über die Deutsche Krebsgesellschaft und ihre Landesverbände (Geschäftsstelle Steinlestraße 6, 60596 Frankfurt a. M.), über die Schweizerische Krebsliga (Effingerstraße 40, Postfach 8219, CH-3001 Bern) oder über die Österreichische Krebshilfe (Wolfengasse 4, A-1010 Wien) können Sie nähere Informationen einholen. Von der Schweizerischen Krebsliga gibt es eine ausführliche Dokumentation der Methoden mit unbewiesener Wirksamkeit in der Onkologie (siehe »Literaturauswahl«).

36. Zu Hause bedrängen mich viele Fragen, die ich dann beim Arztbesuch bzw. bei der Arztvisite vergessen habe. Auch hat der Arzt ja immer nur begrenzt Zeit für mich übrig, weswegen ich ihn mit meinen Fragen nicht aufhalten möchte.

Niemand, erst recht nicht Ihr Arzt, nimmt es Ihnen übel, wenn Sie sich die Sie bedrängenden Fragen auf einem Merkzettel notieren. Dem Arzt sind gezielte Fragen sehr viel lieber, als wenn er diese von sich aus ansprechen müsste. Eine Auswahl häufig gestellter Fragen finden Sie in den Tabellen 2.4 und 2.5 (Seiten 61 bis 62). Suchen Sie sich die Fragen aus, die auf Sie zutreffen und auf die Sie eine Antwort haben möchten!

37. Ich bin mit der Behandlung durch meinen Arzt unzufrieden. Habe ich einen Rechtsanspruch auf Befundkopien, um eine »zweite Meinung« einzuholen?

Sie sollten Ihre Kritik deutlich äußern und unter Umständen auch von Ihrem Recht Gebrauch machen, einen anderen Hausarzt zu suchen. Wenn in einem Quartal ein Arzt in Anspruch genommen wurde, können gesetzlich Krankenversicherte im Gegensatz zu privat Versicherten zwar theoretisch in diesem Quartal nicht mehr zu einem anderen Arzt mit der gleichen Fachrichtung wechseln. Häufig gibt es jedoch keine Probleme mit den Kassen, entschließt man sich trotzdem zu diesem Schritt. Ist ein Arzt allerdings nicht zur kassenärztlichen Versorgung zugelassen, müssen die Behandlungskosten vollständig vom Patienten getragen werden.

Patienten haben grundsätzlich das Recht, die sie betreffenden Behandlungsunterlagen einzusehen und auf eigene Kosten Kopien oder Ausdrucke von den Unterlagen anfertigen zu lassen. Dieses Einsichtsrecht erstreckt sich allerdings nur auf objektive Feststellungen, nicht auf Aufzeichnungen, die subjektive Einschätzungen und Eindrücke des Arztes betreffen.

Ausführlichere Informationen können aus der Broschüre des Bundesministeriums für Gesundheit »Patientenrechte in Deutschland« entnommen werden.

Juristischen Rat können Patienten bei Konflikten mit Ärzten bzw. Krankenkassen einholen (im Internet unter *http://www.medizinrechts-beratungsnetz.de*).

3 Welche Störungen, Beschwerden und Komplikationen können nach der Tumortherapie (Operation, Strahlen-, Chemo-, Immuntherapien und Einnahme signalhemmender Substanzen) auftreten?

Fragen zur Vorbeugung und Behandlung von unerwünschten Therapienebenwirkungen

1. Zu welchen Problemen kann es nach einer vollständigen Leberentfernung mit nachfolgender Transplantation kommen?

Unter der Voraussetzung, dass die Transplantation in erfahrenen Transplantationszentren erfolgt, ist die operationsbedingte Komplikationsrate trotz des großen Operationsaufwands relativ gering. Sie ist bei einem Leberzirrhosepatienten wesentlich niedriger, als wenn dieser mit einer Leberteilresektion behandelt würde.

Bei der Operation kommt es zwangsläufig zur Durchtrennung von Nerven und dadurch zu Missempfindungen. Sie sollten die Narbe mit Ultraschall behandeln lassen. Die Narbenbehandlung mit Ultraschall oder manueller Krankengymnastik sollte allerdings erst einige Wochen nach der Operation vorgenommen werden.

Die lange Bauchnarbe verheilt im Allgemeinen rasch, führt allerdings zu einer gewissen Instabilität der Bauchdecke. Eine gezielte krankengymnastische Therapie ist in den ersten Monaten nach der Transplantation sinnvoll. Heben und Tragen schwerer Lasten sollten auch später vermieden werden, um einen Narbenbruch zu vermeiden.

Um eine Abstoßung der transplantierten Leber zu verhindern, bedarf es einer medikamentösen Immunsuppression. Sie sollte von einem Fachmann überwacht und individuell gesteuert werden, der mit der Nachbetreuung Transplantierter Erfahrungen hat. Nachteil der Medikamente ist, dass sie auch die Abwehrkraft gegenüber Infektionskeimen reduzieren, möglicherweise das Tumorwachstum fördern und mit dem Risiko von Organstörungen wie z. B. Niereninsuffizienz oder Diabetes einhergehen.

Auch wird durch diese Medikamente die Antikörperbildung nach Impfungen beeinträchtigt. Es ist daher ratsam, im Vorfeld einer Transplantation mit dem behandelnden Arzt den Impfausweis genau zu studieren, damit

Komplikationen

notwendige Auffrischimpfungen und eventuell neue Impfungen vorgenommen werden können.
Natürlich kann auch noch nach einer Transplantation geimpft werden, wenn es notwendig ist. Vielfach wird aber von aktiven Impfungen im ersten Jahr nach einer Transplantation abgeraten. Mit »Totimpfstoffen« kann hingegen bedenkenlos geimpft werden. »Lebendimpfstoffe« – dazu gehören Impfstoffe gegen Gelbfieber, Masern, Mumps, Röteln und Varizellen – sollen nicht verwendet werden. Eine Polioimpfung ist immer mit dem als Spritze verabreichten Impfstoff, nie als Schluckimpfung durchzuführen.

Andere als von Ihrem Arzt verschriebene Arzneimittel sollten Sie nur nach Rücksprache mit dem Transplantationszentrum einnehmen, da sie sich zum einen ungünstig auf die Immunsuppression auswirken und zum anderen die neue Leber unnötig belasten können.

Das geschwächte Immunsystem muss im Tagesablauf berücksichtigt werden. Die Ärzte in Ihrem Transplantationszentrum werden Ihnen dazu Leitlinien an die Hand geben. Achten Sie bei Arbeit und Ernährung auf Hygiene, und vermeiden Sie eine Ansteckung bzw. direkten Kontakt mit infizierten Kranken. In der Anfangszeit ist es gut, große Menschenansammlungen zu meiden, aber das soll nicht dazu führen, dass Sie sich auf Dauer zurückziehen und auf ein normales Leben verzichten. Fragen Sie bei Unsicherheit im Transplantationszentrum nach, und lassen Sie sich beraten, etwa zur Ernährung, zum Halten von Haustieren, zu Zimmerpflanzen oder Gartenarbeit. Informieren Sie jeden Arzt oder Zahnarzt, den Sie konsultieren, über die erfolgte Transplantation. Dieses Wissen ist für die Behandlung wichtig.

Eine langfristige Einnahme von Kortison kann zu Osteoporose (Knochenschwund) führen. Dieses Problem ist besonders bei Frauen ausgeprägt. Ernähren Sie sich kalziumreich. Sportliche Betätigung und Gymnastik sind die besten Methoden, einer Osteoporose vorzubeugen.

2. Zu welchen Problemen kann es nach einer teilweisen Leberentfernung (partielle Leberteilresektion) kommen?

Bis zu 85 % des Lebergewebes können entfernt werden, ohne dass es zu wesentlichen Ausfallserscheinungen kommt. Voraussetzung ist allerdings, dass das verbliebene Lebergewebe gesund und voll funktionsfähig ist. Dies ist bei den meisten Karzinompatienten leider nicht der Fall. Meist liegt eine gleichzeitige ausgedehnte Leberzirrhose vor. Nur bei wenigen Patienten kann daher der Krebs mit einer Leberteilresektion entfernt werden. Das Risiko eines Leberversagens ist umso größer, je mehr gesundes Lebergewebe entfernt werden muss. Vor der Operation muss daher sehr exakt bestimmt werden, wie viel gesundes Lebergewebe bei der Operation belassen werden kann und wie die Funktionsfähigkeit der verbleibenden Leber sein wird. Das Leberversagen ist neben dem Risiko einer Wiedererkrankung und Metastasenbildung die häufigste Todesursache nach einer Leberteilresektion.

Tabelle 3.1: Typische Zeichen einer eingeschränkten Leberfunktion (Leberinsuffizienz)

- rasche Ermüdbarkeit
- zunehmende Einschränkungen der körperlichen und geistigen Leistungsfähigkeit
- Störungen der Blutgerinnung
- Anstieg des Gallenfarbstoffs im Blut (Gelbsucht)
- Abfall der Blutplättchen (Thrombopenie)
- Aszites (Bauchwassersucht)
- kognitive Beeinträchtigungen (Enzephalopathie)

Nach der teilweisen Entfernung der Leber kann es zu Nachblutungen kommen, wenn das verbliebene Lebergewebe nicht genügend Gerinnungsfaktoren produziert. Auch kleine Verletzungen bluten dann sehr stark; blaue Flecken (Hämatome) bilden sich schon bei den geringsten Belastungen. Möglicherweise müssen in diesem Fall künstlich Gerinnungsfaktoren zugeführt werden.
Bei einigen Patienten kann es zu Nahtbrüchen an den Verbindungsstellen kommen. Gallengangskomplikationen wie z. B. ein Galleleck können auftreten. Durch eine Drainageanlage lässt sich ein Galleleck jedoch beseitigen.
Im Bauchraum können sich Abszesse bilden. Sie bedürfen einer operativen Intervention.
Bei einer Rückstauung der Gallenflüssigkeit in die Leber gelangt die Gallenflüssigkeit auch ins Blut und lagert sich in der Haut ab. Neben einer Gelbverfärbung kann ein quälender Juckreiz entstehen (Pruritus). Einige Medikamente binden die Gallensäuren und mildern den Juckreiz (Colestyramin®).

Komplikationen

Bei unzureichender Leberfunktion kann es zu einer Insulinresistenz kommen. Das Insulin wirkt dann nicht mehr ausreichend. Deswegen produziert die Bauchspeicheldrüse immer mehr Insulin; irgendwann ist aber ein Punkt erreicht, an dem eine weitere Steigerung nicht mehr möglich ist. Es entwickelt sich dann ein Diabetes mellitus (Zuckerkrankheit).
Chronische Lebererkrankungen können bei Frauen dazu führen, dass die Monatsblutungen unregelmäßig werden oder ganz ausbleiben. Wenn sich die Leberfunktion durch eine entsprechende Behandlung bessert, normalisiert sich meist auch der Monatszyklus wieder. Bei Männern werden Potenz- und Libidoverlust beobachtet. Äußerlich kommt es zu einer Schwellung der Brustdrüse (Gynäkomastie).

3. Mein Arzt hat neben anderen möglichen Problemen die schlimmste Komplikation, nämlich das Leberversagen erwähnt. Ein drohendes Leberversagen würde sich u. a. durch eine Enzephalopathie bemerkbar machen.

Wenn die Leber Nährstoffe und Gifte aus dem Blut nicht mehr rasch genug abbauen kann, gelangen sie ins Gehirn und stören die Funktion der Nervenzellen. Diese Störungen werden als hepatische Enzephalopathie bezeichnet.
Man fühlt sich dann müde, ist vorzeitig erschöpft; die Konzentrationsstörungen, Händezittern oder Schwindel nehmen zu. In schweren Fällen kommt es zu Verwirrtheit, Gedächtnisverlust und sogar zu Bewusstlosigkeit.
Diese Beschwerden können sich fast immer vollständig zurückbilden, wenn die giftigen Substanzen entfernt werden. Vornehmlich geht es bei der Therapie einer Enzephalopathie um die Verringerung erhöhter Blutammoniakkonzentrationen. Milchzuckerpräparate (Laktulose und Lactitol) vermindern die durch Darmbakterien ermöglichte Produktion von Ammoniak.
Wichtig sind eine ausgewogene, ballaststoffreiche Ernährung und vor allem eine strikte Alkoholkarenz. Eine Eiweißreduktionskost ist nach heutiger Erkenntnis nur während einer akuten Enzephalopathie – z. B. im Rahmen einer akuten Magen-Darm-Blutung – von Nutzen. Unter ärztlicher Kontrolle senkt man dann die Eiweißzufuhr von vorher 0,8 bis 1 g/kg Körpergewicht kurzfristig auf insgesamt 20 bis 30 g pro Tag.

4. Bei einer Leberinsuffizienz sollen bestimmte Medikamente schlecht vertragen werden?

Viele Medikamente werden über die Leber abgebaut und ausgeschieden. Ist die Leberfunktion eingeschränkt, wie es bei einer Leberzirrhose, bei Leberentzündungen und häufig nach Operation eines Leberkarzinoms der Fall ist, so ist bei der Einnahme einiger Medikamente besondere Vorsicht geboten. Viele Mittel müssen wegen der Gefahr einer Überdosierung dann niedriger dosiert, ja, auf manche Medikamente muss sogar ganz verzichtet werden. Fragen Sie grundsätzlich vor jeder Medikamenteneinnahme Ihren Arzt, ob sich die Medikamente mit der Lebererkrankung vertragen.

Insbesondere bei Vorliegen eines Aszites sowie bei einem Gallestau ist Vorsicht geboten. Alkohol steigert die Toxizität vieler Medikamente.

Zu den Präparaten mit hohem Nebenwirkungsrisiko gehören solch wichtige Medikamente wie bestimmte Psychopharmaka (z. B. Distraneurin®, Tofranil®), Schmerzmittel (z. B Dolantin®, Fortral®, Fentanyl®), Blutdruck- und Herzmittel (z. B. Dociton®, Nitrolingual®, Isoptin®, Aptin®, Beloc®, Minipress®, Aptin®, Trasicor®). Zu den Medikamenten mit mittlerem Risiko, die je nach Blutgerinnung (Quickwert) mit großer Vorsicht verabreicht werden sollten, gehören bedeutsame Schmerzmittel (z. B. Paracetamol®, Novalgin®), Psychopharmaka (z. B. Valium®, Librium®, Luminal®, Dormicum®), Blutdruck- und Herzmittel (z. B. Lanitop®, Digimerck®, Chinidin®, Procainamid Duriles®) und Antibiotika (z. B. Ciprobay®, Baypen®, Rocephin®, Sobelin®, Rimactan® und Sulfonamide).

5. Schon nach den geringsten Verletzungen kommt es zu einem Bluterguss und Einblutungen in die Haut.

Je ausgedehnter die Leberzirrhose ist, desto häufiger kommt es zu Blutungskomplikationen. Leberzirrhosepatienten haben häufig zu wenige Blutplättchen (Thrombopenie). Blutplättchen sind für die Blutgerinnung wichtig. Manchmal kann eine Thrombopenie auch eine Folge der Chemo- und Strahlentherapie sein. Auch nach einer Therapie mit signalhemmenden Medikamenten kann es zu einer Verminderung der Blutplättchen kommen.

Diese Thrombopenie sowie ein bei einer Leberzirrhose häufiger Mangel an Gerinnungsfaktoren sind für die erhöhte Blutungsneigung verantwortlich.

Besonders gefürchtet sind Blutungen aus der Speiseröhre und dem Magen (Ösophagusvarizenblutung).
Vitamin K ist in der Leber an der Herstellung verschiedener Gerinnungsfaktoren beteiligt (Prothrombin [Faktor II], Faktor VII, IX und X). Bei unzureichendem Galleabfluss besteht häufig ein Vitamin-K-Mangel. Die Zeit bis zu einer Blutstillung verlängert sich dann.
Gegen die Blutungsgefahr gibt es Medikamente. Auch kann man den Vitaminmangel diätetisch beeinflussen. Vitamin K befindet sich reichlich in grünem Blattgemüse, Milch, Joghurt und Fleisch. Ist der Thrombozytenmangel die Ursache, so lassen sich die Blutplättchen transfundieren. Leider haben diese Thrombozyten aber nur eine kurze Überlebensdauer.

6. Wie machen sich Gerinnungsstörungen bemerkbar?

Bei einem Mangel an Blutplättchen (Thrombopenie) sind die Einblutungen eher flohstichartig. Sie treten häufig zuerst in der Schienbeingegend und in den unter Druck stehenden Köperregionen auf. Bei einem Gerinnungsfaktorenmangel sind die Einblutungen in die Haut hingegen eher flächenartig. Es kommt leicht zu blauen Flecken (Hämatome).

Tabelle 3.2: Verhaltensregeln bei Blutungsgefahr

- Keine Tätigkeiten, die mit einer Verletzungsgefahr einhergehen.
- Vorsicht vor Mundschleimhautverletzungen; putzen Sie die Zähne mit einer weichen Zahnbürste.
- Kein hartes Brot essen.
- Informieren Sie ihren Zahnarzt vor irgendwelchen Eingriffen.
- Operative Eingriffe nur, wenn lebensnotwendig und nach vorherigen Thrombozytentransfusionen.
- Pressen Sie ein sauberes Tuch so lange auf die blutende Wunde, bis die Blutung zum Stillstand kommt. Gelingt es Ihnen nicht, die Blutung zu stoppen, so konsultieren Sie einen Arzt.
- Bei Nasenbluten setzen Sie sich senkrecht auf, und lassen Sie das Blut aus der Nase herauslaufen. Auf keinen Fall sollten Sie das Blut herunterschlucken.
- Seien Sie mit der Einnahme von Medikamenten vorsichtig, die die Funktion der Blutplättchen beeinflussen. Hierzu gehören Aspirin® und die meisten Rheumamittel.
- Tragen Sie keine Söckchen, die einengen.
- Eine Vitamin-C- und kalziumreiche Kost ist günstig.

7. Ich leide unter Appetitlosigkeit und Gewichtabnahme. Kann dies auch eine Therapiefolge sein?

Mangelnder Appetit ist symptomatisch für alle Leberkrankheiten. Leberkranke sind meist untergewichtig. Manchmal allerdings täuscht eine Wasseransammlung im Bauch (Aszites) oder in den Beinen (Ödem) ein höheres Körpergewicht vor.

Bei Abfall der weißen Blutzellen kann es zu Entzündungen der Mundschleimhaut kommen, die die Freude am Essen sehr einschränken. Bekannt ist dies nach einer Chemotherapie, wesentlich seltener nach Einnahme von signalhemmenden Medikamenten (Sorafenib [Nexavar®]).

Kohlensäurefreie Getränke, d. h. sogenanntes stilles Wasser oder Tee, sind dann zu bevorzugen. Sehr salzige, stark gewürzte und saure Speisen bereiten Beschwerden. Heiße Speisen werden nicht gut vertragen (siehe auch Ratgeber »Delbrück: Ernährung für Krebserkrankte«, siehe Literaturauswahl).

8. Seit der Therapie hat meine Sexualität erheblich abgenommen.

Wahrscheinlich verwechseln Sie Ursache und Folge. Patienten mit einer Leberfunktionsstörung haben meist eine verminderte Sexualität. Sowohl die Libido als auch die Erektionsfähigkeit nehmen beim Mann häufig schon im Frühstadium der Leberzirrhose ab. Einer der Gründe hierfür sind Hormonstörungen. So kommt es bei männlichen Patienten häufig zu einem Anschwellen der Brustdrüsen, dem Verlust von Bauchhaaren (Bauchglatze) und Erektionsstörungen. Führt die medikamentöse Therapie zu einer Verbesserung der Leberfunktion, so wird auch die Sexualität wieder besser.

9. Mit welchen Nebenwirkungen ist bei einer Chemotherapie zu rechnen?

Leider müssen bei einer Chemotherapie sehr hohe Dosierungen mit dem Risiko verstärkter Nebenwirkungen in Kauf genommen werden, will man einen Effekt auf das Leberkrebswachstum erreichen. Am häufigsten wurde bislang beim Leberkarzinom Doxorubicin (Adriblastin®) eingesetzt, das

Komplikationen

neben Übelkeit und Erbrechen und Störungen der Blutbildung auch Herzfunktionseinschränkungen hervorrufen kann.

Um die Wirkung der Zytostatika schon bei niedriger Dosierung zu verbessern und Nebenwirkungen zu reduzieren, testet man seit kurzem Kombinationen mit signalhemmenden Medikamenten. Nach den bisherigen Erfahrungen kommt es hierdurch zu einer wesentlich größeren Wirkung auf den Tumor. Es gibt jedoch noch keine gesicherten Aussagen zur Toxizität derartiger Kombinationen.

Tabelle 3.3: Häufigste Nebenwirkungen, mit denen bei der Chemotherapie eines Leberkarzinoms gerechnet werden muss

- Übelkeit, Erbrechen
- Schädigung des blutbildenden Knochenmarks
- Verminderung der roten Blutzellen (Anämie)
- Verminderung der weißen Blutzellen (Infektanfälligkeit)
- Verminderung der Blutplättchen (Blutungsgefahr)
- Entzündungen der Mundschleimhaut
- Organschädigungen (z. B. Herzschädigung)

10. Mit welchen Symptomen geht ein Mangel an roten Blutkörperchen (Anämie) einher, und was kann ich dagegen tun?

Bei einer zu geringen Erythrozytenzahl und einem dadurch verminderten Hämoglobingehalt des Blutes wird der Körper nicht ausreichend mit Sauerstoff versorgt. Diesen Zustand nennt man Anämie.

Der Blutmangel führt zu einer Verminderung der körperlichen und geistigen Leistungsfähigkeit; man fühlt sich ständig abgeschlagen und müde. Körperliche Anstrengungen wie Treppensteigen oder längeres Gehen und die Verrichtung alltäglicher Dinge fallen schwer. Weitere Anzeichen einer Anämie können ein stetes Kältegefühl sein, Kurzatmigkeit bis hin zur Atemnot, Schwäche und Schmerzen in der Brust, Herzschmerzen und Herzjagen, Konzentrationsschwächen und eine allgemeine depressive Stimmungslage. Für den Arzt ist die Anämie leicht am Blutbild feststellbar.
Anämien können mit der Tumorerkrankung zusammenhängen, aber auch eine Folge der Chemo-, Strahlen- oder Immuntherapie sein. Anämien treten häufig nach einer Chemotherapie und wesentlich seltener nach einer signalhemmenden Therapie auf. Je nach Ursache ist die Gabe von Fremdblut, von Erythropoetin, Eisen oder Vitaminen notwendig.

11. Mit welchen Symptomen geht ein Mangel an weißen Blutkörperchen (Leukopenie) einher, und was kann ich hiergegen tun?

Viele Ursachen können für die Leukopenie verantwortlich sein. Eine Leukopenie tritt häufig nach einer Chemotherapie auf, wesentlich seltener dagegen nach einer signalhemmenden Therapie.

Sie selber bemerken die Verminderung der weißen Blutzellen – wenn überhaupt – häufig erst, wenn es zu Beschwerden und Komplikationen, meist einer Infektion an den Harnwegen oder den Luftwegen, oder gar Entzündungen der Mundschleimhaut gekommen ist.

Therapeutisch müssen bei Auftreten von Infektionen unverzüglich Antibiotika eingesetzt werden. Man ist heute davon abgekommen, Antibiotika prophylaktisch zu geben. Hingegen können bei spezieller Infektionsgefährdung vorbeugend Wachstumsfaktoren verabreicht werden, die zu einer schnelleren und verstärkten Bildung von weißen Blutkörperchen im Knochenmark führen.

12. Mit welchen Nebenwirkungen ist nach der Gabe von signalhemmenden Medikamenten zu rechnen?

Zurzeit ist lediglich das signalhemmende Medikament Sorafenib (Nexavar®) zur medikamentösen Behandlung des Leberkarzinoms zugelassen. Dieses Medikament hat weltweit eine vorzeitige Zulassung für die Therapie von Leberkrebs erhalten. Der Grund hierfür war die überraschend hohe Wirksamkeit, aber auch die sehr viel bessere Verträglichkeit als die aller anderen bislang beim Leberkrebs eingesetzten Medikamente.

So erfreulich dieser frühzeitige Nutzen des therapeutischen Fortschritts für die kranken Patienten ist, so hat die vorzeitige Zulassung doch den Nachteil, dass man nur eine limitierte Kenntnis über mögliche Langzeitnebenwirkungen hat. Zwar gibt es inzwischen viele Patienten, die Sorafenib wegen einer Nierenkrebserkrankung jahrelang ohne größere Beschwerden einnehmen, aber die Ungewissheit ist einer der Gründe dafür, dass die Pharmaindustrie sich vor möglichen Regressforderungen dadurch zu schützen versucht, indem sie in den Gebrauchsanweisungen auch all diejenigen Nebenwirkungen aufzählt, die in den seltensten Fällen auftreten bzw. auftreten könnten.

Komplikationen

Tatsächlich kommen manche der in den Arzneipackungen aufgezählten möglichen Nebenwirkungen nur bei wenigen Patienten vor. Selten führte bislang eine »Unverträglichkeit« zum Abbruch der Therapie.

Bevor Sie sich durch die in den Packungsbeilagen aufgezählten Nebenwirkungen von der Tabletteneinnahme abschrecken lassen, sollten Sie Rücksprache mit Ihrem Arzt nehmen.

Aber auch für die signalhemmenden Medikamente gilt folgendes Prinzip in der Tumortherapie: Es gibt keine Tumortherapie, die nur zu positiven Veränderungen im menschlichen Organismus führt. Auch nach Einnahme von signalhemmenden Medikamenten kann es zu Komplikationen und unangenehmen Beschwerden kommen (Tabelle 3.4).

Die Pharmaindustrie fordert, dass die Medikamente nur von onkologisch erfahrenen Ärzten verschrieben und überwacht werden. Onkologen verfügen nicht nur über die meisten Therapieerfahrungen bei Krebspatienten, sondern sind erfahrungsgemäß auch auf dem neuesten Informationsstand in Bezug auf eventuelle Wirkungen und Nebenwirkungen von Krebstherapien. Sie werden ständig von der Pharmaindustrie informiert, wenn bislang unbekannte Nebenwirkungen bekannt werden.

Anders als bei der Chemo- und Strahlentherapie sind bei der Sorafenibtherapie bislang keine tödlichen Komplikationen nach einer Therapie mit signalhemmenden Medikamenten bekannt geworden. Im Gegensatz zu den Chemotherapien wird das blutbildende Knochenmark kaum geschädigt. Gelegentlich muss bei starken Beschwerden allerdings die Dosis reduziert oder die Medikamenteneinnahme für eine bestimmte Zeit ausgesetzt werden.

Der bisherige Kenntnisstand ist, dass das zurzeit (2007) einzige im Handel befindliche signalhemmende Medikament (Nexavar®) mit wesentlich weniger Nebenwirkungen einhergeht als alle bislang in der Leberkrebstherapie eingesetzten Medikamente. Für die Lebensqualität der Patienten ist sehr bedeutsam, dass die signalhemmenden Medikamente im Gegensatz zu den meisten Chemotherapeutika ambulant gegeben werden können.

Dass die signalhemmenden Therapien mit wesentlich weniger subjektiven und objektiven Störungen einhergehen, liegt an ihrer relativen Spezifität und Zielgenauigkeit, mit der sie in die Vermehrung von Tumorzellen eingreifen. Deswegen werden sie auch »Target-Therapien« (target = englisch: Ziel) genannt.

Tabelle 3.4: Häufigste Nebenwirkungen und Beschwerden bei/nach einer Therapie mit signalhemmenden Therapien

- Hand-Fuß-Hautreaktionen
- Hautausschlag
- Durchfälle, Übelkeit
- Fatigue (Kraftlosigkeit oder Müdigkeitsgefühl)
- Blutdruckschwankungen

Die Nebenwirkungen werden heute entsprechend ihrem Schweregrad eingeteilt (Tabelle 3.5). Die bei Sorafenib auftretenden Nebenwirkungen sind ganz selten vom Schweregrad III oder IV. Bei den meisten Beschwerden handelt es sich um Beschwerden des leichteren Schweregrades I bis II.

Tabelle 3.5: Einteilung der Schweregrade von Hautreaktionen nach Gabe signalhemmender Medikamente

Grad I: Fleckenartige Rötungen, Hautausschläge, schmerzlose Schwellungen und Verhärtungen der Haut, die mit Missempfindungen einhergehen. Die Beschwerden führen jedoch nicht zu Einschränkungen bei den täglichen Verrichtungen.

Grad II: Die Hautreaktionen sind sowohl schmerzhaft als auch teilweise gefühllos. Sie schränken die Verrichtungen der täglichen Aktivitäten ein.

Grad III: Es kommt zusätzlich zu den Veränderungen wie bei Grad 1 und Grad 2 zu Hautblasen, Abschilferungen und Geschwüren. Die Haut hebt ab und ist äußerst schmerzhaft. Die Beschwerden erlauben keine Hausarbeiten. Tägliche Verrichtungen sind nur mit fremder Hilfe möglich.

13. Wie äußert sich eine Hand-Fuß-Hautreaktion?

Die Hand-Fuß-Reaktion äußert sich in Form von Hautbeschwerden, vorzugsweise an der Handinnenfläche und den Fußsohlen. Sie ist eine häufige Komplikation von signalhemmenden Therapien und unterscheidet sich von den sogenannten Hand-Fuß-Syndromen, die nach einigen Chemotherapien (Capecitabin, Caelyx®, pegyliertes liposomales Doxorubicin, Docetaxel) in unterschiedlicher Intensität auftreten.
Bei vielen der mit signalhemmenden Medikamenten behandelten Patienten kommt es zu solchen Hautveränderungen unterschiedlichen Schweregrades im Sinne einer Hand-Fuß-Hautreaktion. Die genauen Ursachen

Komplikationen

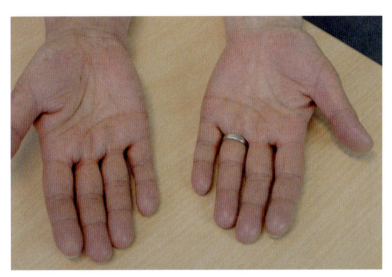

Abbildung 3.1: Schon nach zwei bis drei Wochen kommt es bei sehr vielen der mit signalhemmenden Medikamenten behandelten Patienten zu Hautveränderungen in Form von fleckenartigen Rötungen an der Haut, seltener auch in Gestalt von multiplen Flecken am ganzen Körper (Grad I). Hautveränderungen können sich im weiteren Verlauf der Therapie wieder abschwächen oder tauchen z. T. nach kurzem Aussetzen der Therapie nur noch in abgeschwächter Form auf.

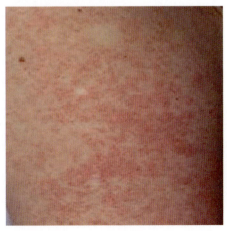

Abbildung 3.2: Hand-Fuß-Syndrom (Grad I)

hierfür sind noch nicht eindeutig geklärt. Man nimmt an, dass kleine und kleinste Störungen der Blutgefäße zu den Schädigungen führen.
In der Regel treten die Hautreaktionen in den ersten sechs Wochen, meist sogar schon zwei bis drei Wochen nach Tabletteneinnahme auf, danach seltener. Fleckenartige Rötungen und Hautausschläge an den Handflächen und auf den Fußsohlen sind typisch, seltener sind multiple rote Flecken und/oder Pusteln am ganzen Körper. Manchmal sind die Achselhöhle, die Leiste und andere Körperstellen betroffen. Gefährdet sind die Körperregionen, die Druckbelastungen ausgesetzt sind oder an denen die Kleidung eng sitzt und den Blutfluss hemmt. Manchmal jucken und kribbeln sie. Gelegentlich gehen die Gefühlsstörungen den Hautveränderungen voraus. Die Haut an den Handflächen und an den Fußsohlen wird zunehmend derb (Schweregrad I).
Bei einigen Patienten bleibt es bei den fleckenartigen Rötungen, Hautausschlägen und den Verhärtungen der Haut (Schweregrad I), bei anderen kommt es zu schmerzhaften Schwellungen (Ödemen), besonders der Hornhaut, die sich schließlich ablöst (Abbildungen 3.4 und 3.5). Sie verursachen

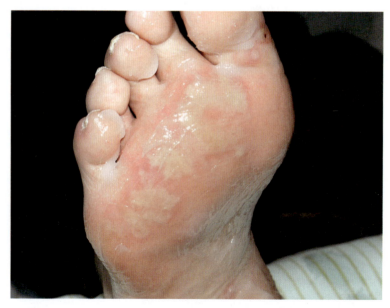

Abbildung 3.3: Hautveränderungen mit Schweregrad II. Die Haut wird zunehmend derb, und es kommt zu Schwellungen.

Komplikationen

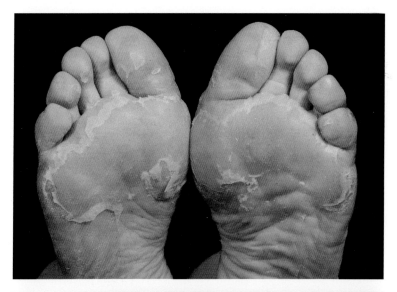

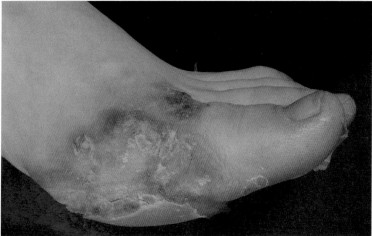

Abbildung 3.4 und **Abbildung 3.5:**
Hand-Fuß-Hautreaktion an der Fußsohle nach achtwöchiger Einnahme eines signalhemmenden Medikamentes. Die Hornhaut löst sich ab; es kommt zu sehr schmerzhaften Druckstellen, die das Laufen erschweren. Die Schwielen sollten abgetragen und die Hornhaut sollte abgeschabt werden. Die Fußsohle muss mit einer Harnstoffsalbe eingecremt werden (Schweregrad II–III).

brennende Schmerzen und gehen mit einer Druckschmerzhaftigkeit einher. Laufen, das Verrichten von Hausarbeit und handwerkliche Arbeiten fallen den Patienten zunehmend schwerer (Schweregrad III). Bei sehr wenigen Patienten sind die Aktivitäten des täglichen Lebens so erheblich eingeschränkt, dass Fremdhilfe notwendig ist (Schweregrad IV).
Bei Unterbrechung, Dosisreduktion bzw. Abbruch der Therapie kommt es zu einer vollständigen Rückbildung der Nebenwirkungen.

In der Regel kann bei Nebenwirkungen vom Grad I die medikamentöse Therapie fortgesetzt und bei Grad II eventuell die Dosis zeitweilig um die Hälfte reduziert werden. Falls die Symptome nicht zurückgehen, kann man die Behandlung etwa eine Woche unterbrechen, um danach zuerst mit halber und schließlich mit voller Dosis fortzufahren. Bei Nebenwirkungen vom Grad III empfiehlt sich eine Unterbrechung der Therapie für mindestens sieben Tage bis zum Rückgang der Symptome und danach eine schrittweise Wiederaufnahme der Therapie.

14. Was sollte man bei einem Hautausschlag tun?

Manchmal ist der Hautausschlag lokalisiert, z. B. an der Kopfhaut, gelegentlich tritt er am ganzen Körper auf (Abbildung 3.6). Manchmal ähnelt er den Symptomen einer Arzneimittelallergie, häufig denen einer Akne. Zuweilen geht er mit blutunterlaufenen Pusteln einher, die jucken oder brennende Schmerzen verursachen.

Nur sehr selten ist der Hautausschlag so schlimm, dass deswegen die Medikamentendosis reduziert oder gar ganz abgesetzt werden müsste. Normalerweise ist keine systemische Therapie der Exantheme notwendig. Feuchtigkeitscreme lindert den Juckreiz. Lose Kleidung ist empfehlenswert. Um die UV-Strahlenexposition zu reduzieren, sollte man Sonnenschutzmittel auftragen; auf Sonnenbaden ist auf jeden Fall zu verzichten. Bei manchen Patienten verstärken sich die Beschwerden nach heißem Duschen.

Besteht heftiger Juckreiz, so hilft ein kurzfristiger Einsatz von Kortison. Substanzen wie Atosil oder Atarax helfen häufig, machen jedoch müde.

Komplikationen 83

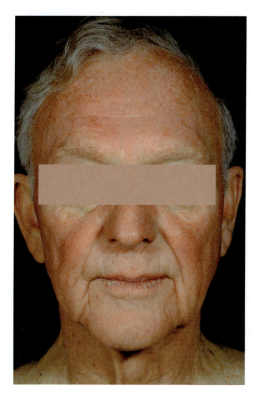

Abbildung 3.6:
Während der Behandlung mit signalhemmenden Medikamenten kann es zu Hautveränderungen kommen: typisches Gesichtserythem unter der Therapie mit Nexavar®.

15. Lassen sich die Hautreaktionen (Hand-Fuß-Syndrom) vermeiden? Was lässt sich therapeutisch dagegen tun?

Bei Einhalten bestimmter Vorsichtsmaßnahmen können die Schmerzen und die Funktionseinschränkungen erheblich gelindert werden (Tabelle 3.6).
Bereits vor oder bei Beginn einer Therapie mit signalhemmenden Medikamenten sollten eventuelle Hornhautdruckstellen und Rhagaden mit harnstoffhaltigen Externa (z. B. Basodexan® Creme, Eucerin® 10 % Urea Salbe) behandelt werden. Gegen eine Pilzinfektion helfen verschiedenen Cremes.
Beschwerden des Schweregrades I sind ein Warnsignal. Die Handflächen und Fußsohlen sollten in diesem Stadium mit einer Fettcreme und einer

2%igen Harnstoffsalbe eingecremt werden (z. B. Basodexan® Creme, Eucerin® 5 % Ureahandcreme bzw. Eucerin® 10 % Fußcreme, Neutrogena® Handcreme oder Fußcreme). Es muss verhindert werden, dass die Haut austrocknet und derb wird.

Kommt es zu schmerzhaften Schwellungen (Schweregrad II), sollte ein Arzt die Haut abtragen, also die Hornhaut an den Fußsohlen abhobeln bzw. abschaben. Eine Maniküre/Pediküre kann hierbei beim ersten Mal behilflich sein, danach kann der Patient das selbst tun. Belastungen der betroffenen Hautstellen sind zu vermeiden.

Der Arzt wird möglicherweise in diesem Stadium, spätestens jedoch im Stadium III, die Dosis für einige Zeit reduzieren und die Therapieintervalle verlängern. Bei Schweregrad IV wird der Arzt die Medikamentengabe bis zur Besserung ganz abbrechen.

Die Beschwerden im Sinne des Hand-Fuß-Syndroms sind zwar nicht lebensgefährdend, können jedoch sehr unangenehm sein. Ein gewisser Trost für die Betroffenen mag die (noch nicht endgültig bewiesene) Erfahrung sein, dass der Tumor bei diesen Patienten mit Hand-Fuß-Syndrom häufig besser auf die Therapie anspricht.

Tabelle 3.6: Verhaltensmaßnahmen zur Verhinderung und Linderung eines »Hand-Fuß-Syndroms«

- Das Auftreten der Hautreaktionen wird durch Schwitzen und Druck oder Reibung gefördert.
- Keine eng anliegende oder einschnürende Kleidung. Lose Kleidung aus Naturmaterialien tragen.
- Bequeme Schuhe mit weicher Sohle tragen, die nicht drücken. Kein einengendes Schuhwerk, Slipper und Sandalen sind besser als Schnürschuhe. Kein Tragen von engen Handschuhen.
- Keine übermäßigen sportlichen Aktivitäten (lange Wanderungen, Joggen, Handballspiel).
- Kurz und nicht zu warm duschen. Die Haut nach dem Duschen nicht trockenreiben, sondern vorsichtig abklopfen oder trockenfächeln.
- Pflaster und Klebebänder sollte man nicht auf die Haut auftragen.
- Befallene Handflächen und Fußsohlen mit einer Fettcreme und einer 2%igen Harnstoffsalbe eincremen.
- Die verhärtete Haut an den befallenen Hand- und Fußflächen ablösen. Danach die Unterhaut mit Fettcreme eincremen, um eine Verhärtung zu vermeiden.

16. Ich fühle mich kraftlos, antriebslos und bin trotz ausreichendem Schlaf und fehlenden Belastungen manchmal bis zur Erschöpfung müde (Fatigue).

Als »Fatigue« werden in der Fachsprache die häufig im Krankheitsverlauf und später auftretende Müdigkeit und Erschöpfung bezeichnet.

»Fatigue« kann viele Ursachen haben. Einerseits kann es sich um direkte Begleiterscheinungen der Krebserkrankung oder der Therapie handeln, andererseits können diese Beschwerden auch völlig unabhängig von dem Schweregrad der Erkrankung und der Therapie auftreten. Wann, wie lange und wie schlimm eine »Fatigue« auftritt, ist abhängig vom einzelnen Menschen und den auslösenden Ursachen.

Ist ein Blutverlust die Ursache, so können Bluttransfusionen oder die Gabe von Erythropoetin zu einer Besserung führen. Hiernach bessert sich die Durchblutung des Gehirns; die Leistungsfähigkeit steigert sich. Schwäche, Schwindelgefühl und Kopfschmerzen verschwinden.

Manchmal liegt es an der Ernährung. Empfohlen werden viele kleine Mahlzeiten. Eine ausreichende Vitaminversorgung ist notwendig, wobei besonders Vitamin C und Vitamin B wichtig sind. Essen Sie nichts Schweres, nichts, was leicht füllt oder bläht!

Tabelle 3.7: Verhaltensweisen bei Fatiguesymptomatik

- Manchmal ist zu beobachten, dass das Tumorwachstum die offensichtliche Ursache der Beschwerdesymptomatik ist und es nach einer medikamentösen Tumorverkleinerung zu einer Verminderung der Beschwerden kommt.
- Gelegentlich beobachten wir, dass eine übertriebene Schonung die Fatigue eher fördert und körperliche sowie geistige Belastungen die »Lebensgeister« wieder wecken.
- Achten Sie auf genügend und erholsamen Schlaf, aber halten Sie den normalen Schlafrhythmus ein.
- Lassen Sie sich in der Einübung von Entspannungsübungen, z. B. autogenem Training, beraten und trainieren.
- Achten Sie auf eine gesunde und ausgewogene Ernährung mit eisenhaltigen und vitaminreichen Speisen. Fragen Sie den Ernährungsberater in der Klinik oder in der Praxis, zu welcher Ernährung er Ihnen rät.
- Planen Sie Ihren Tagesablauf, und teilen Sie ihre Kräfte ein. Verrichten Sie schwierige Aufgaben nur dann, wenn Sie sich stark genug fühlen.

Manchmal lassen sich die Beschwerden auf eine mangelnde Entgiftung von Abfallstoffen in der Leber oder den Nieren zurückführen. Eine Ernährungsumstellung kann eine Besserung herbeiführen.

Manche signalhemmenden Medikamente (z. B. Sunitinib) beeinflussen die Schilddrüsenfunktion. Ist eine Schilddrüsenunterfunktion die Ursache, beseitigen Schilddrüsenhormone prompt die Beschwerden. Unabhängig von der Schildrüsenfunktionsbeeinträchtigung scheinen signalhemmende Medikamente häufig zu einer Fatiguesymptomatik zu führen. Bevor Sie jedoch Medikamente als Auslöser einer Fatiguesymptomatik betrachten, ja sogar möglicherweise ein wichtiges Tumormedikament absetzen, sollten Sie abwarten und einige Ratschläge gegen die Erschöpfung und Müdigkeit beherzigen. Manchmal ist die Fatiguesymptomatik auch nur kurzzeitig und geht von allein zurück.

Tabelle 3.8: Mögliche Einflüsse auf Fatiguebeschwerden

- Blutarmut
- Eisenmangel
- Vitamin-, Mineralstoff- und/oder Nährstoffmangel
- Nebenwirkungen der Krebstherapie (z. B. Sorafenib)
- Nebenwirkungen von Schmerzmitteln oder von Psychopharmaka
- eingeschränkte Leber- und/oder Nierenfunktion
- Sauerstoffmangel
- Isolation, Einsamkeit, Depressionen

17. Ich nehme seit Jahren Mittel gegen Bluthochdruck ein. Muss ich deswegen auf die Einnahme von signalhemmenden Medikamenten verzichten?

Nein, mit großer Wahrscheinlichkeit nicht. Zumindest nicht bei Einnahme von Sorafenib-Tabletten (Nexavar®). Es ist allerdings eine größere Wachsamkeit geboten; gegebenenfalls muss die Medikamentendosis geändert und angepasst werden.

Wenn überhaupt, so kommt es nur in den ersten Wochen der Einnahme von Sorafenib zu Auswirkungen auf den Blutdruck, weswegen in den ersten 14 Tagen der Blutdruck mehrfach kontrolliert wird. Später reichen einmal wöchentliche Kontrollen. Kommt es zu erhöhtem Blutdruck, so wird der Arzt Ihnen möglicherweise ein Mittel hiergegen verschreiben.

18. Im Beipackzettel von Nexavar® stehen besondere Warnhinweise bei Herzschwäche.

Im Beipackzettel stehen noch viele andere Warnhinweise und empfohlene Vorsichtsmaßnahmen. Die Industrie ist verpflichtet, auch die unwahrscheinlichsten Nebenwirkungen aufzuzählen. Ihr Arzt wird entscheiden, ob die Medikation mit signalhemmenden Mitteln sinnvoll für Sie ist oder das Risiko von Nebenwirkungen größer als die Vorteile ist.

Die bisherigen Erfahrungen bestätigen – wenn überhaupt – nur sehr selten Auswirkungen auf die Herzfunktion bei einer Therapie mit Sorafenib.

Ob es bei Patienten mit einer Herzschwäche tatsächlich gehäuft zu Komplikationen kommt, werden die zukünftigen Erfahrungen bestätigen. Grundsätzlich gilt die Aufforderung zu erhöhter Wachsamkeit bei Patienten mit Herzschwäche. Hierzu gehören u. a. auch EKG-Kontrollen.

Besondere Vorsicht ist bei denjenigen Patienten geboten, die Mittel zur Vermeidung von Blutgerinnseln einnehmen. Bei ihnen besteht ein erhöhtes Blutungsrisiko.

19. Im Beipackzettel steht, dass es zu Durchfall kommen kann.

Als Durchfall bezeichnet man einen dünnflüssigen, nicht geformten Stuhl, zu dem es mehrmals täglich kommt. Durchfallbeschwerden nach Einnahme von signalhemmenden Medikamenten werden von den Patienten häufig angegeben. Die Durchfälle können ein bis zwei Tage dauern, aber häufig auch wochenlang anhalten, ja die ganze Behandlungsdauer über auftreten. Nach Absetzen der Medikamente hören sie abrupt auf.

Die bei der Therapie mit signalhemmenden Medikamenten auftretenden Durchfälle sind Folge einer überschießenden Flüssigkeitsbildung und nicht von Schleimhautschädigungen im Darm.

Durchfall, der nach einer Strahlen- oder Chemotherapie vorkommt, ist in der Regel Folge einer Schleimhautschädigung und einer überschießenden Flüssigkeitsbildung bei verminderter Flüssigkeitsabgabe aus dem Darm heraus in die Lymph- und Blutbahn.

Tabelle 3.9: Mögliche Ursachen für Durchfall bei Krebspatienten

- Folgen nach Operationen im Magen-Darm-Trakt
- Magen-Darm-Infektionen
- Chemo- und Strahlentherapie
- signalhemmende Medikamente
- Stoffwechselerkrankungen
- mangelnde Entgiftung des Blutes infolge Nierenfunktionsstörung
- falsche Ernährung
- gestörte Nahrungsverwertung (Malabsorption)
- Laktoseunverträglichkeit
- Stress und psychische Konfliktsituationen
- Medikamente (z. B. Schmerzmittel der Stufe I, Abführmittel, Säureblocker, Antibiotika, Zytostatika)
- individuelle Veranlagung

20. Was lässt sich gegen Durchfall tun?

Zuerst sollte man versuchen, die Ursache festzustellen und zu beseitigen. Gelingt dies nicht, so sollte man zunächst an eine Änderung der Ernährungsweise denken. Bei Erfolglosigkeit dieser Maßnahme kommt eine medikamentöse Behandlung in Frage.

Sollten Sie den Arzt wegen Durchfall konsultieren, so bereiten Sie sich auf folgende Fragen von ihm vor:

- Wie häufig ist die Stuhlfrequenz?
- Wie ist die Farbe des Stuhls?
- Wie ist die Konsistenz des Stuhls?
- Besteht ein auffälliger Geruch?
- Befinden sich Blut, Schleimbeimengungen oder Auflagerungen auf dem Stuhl?
- Haben Sie gleichzeitig Bauchschmerzen und wenn ja, wo sind diese lokalisiert?
- Besteht eine Beziehung zur Nahrungsaufnahme?
- Welche Medikamente nehmen Sie derzeitig ein?

Sind die signalhemmenden Medikamente die Ursache für die Durchfälle und lassen sich diese durch die Ernährung nicht beeinflussen, so sollte man zuerst Loperamidtabletten einnehmen. Loperamid (z. B. Imodium®) ist

Komplikationen

ohne Rezept erhältlich. Hilft Imodium® nicht, so sollte man Colestyramin-Granulat oder -Pulver oder -Kautabletten einnehmen. Colestyramin (Lipocol-Merz® oder ColestHexal® oder Colestyramin-ratiopharm®) hilft in der Regel, kann aber den Appetit beeinflussen und gelegentlich auch Bauchschmerzen verursachen. Colestyramin hilft auch häufig gegen die lästigen Blähungen.

Tabelle 3.10: Nahrungsmittel, die abführend oder stopfend wirken können

abführende Wirkung	stopfende Wirkung
• Kaffee	• Käse
• Zucker	• gekochte Milch
• stark gesüßte Speisen	• Schokolade
• Bohnen, Spinat	• Rotwein
• Alkohol, besonders Bier	• Weißbrot (alt)
• Dörrpflaumen	• Kartoffeln
und anderes Trockenobst	• trockener Käse
• Sauerkraut, Sauerkrautsaft	• Kokosflocken
• Joghurt	• Mais
• rohes Obst	• geschälter Reis
• Kohl	• Sellerie
• Erbsen	• Rosinen
• Zwiebeln	• Haferflocken
• rohes Gemüse	• Teigwaren
• Buttermilch, rohe Milch	• Trockengebäck
• Mineralwasser	• gekochte Möhren
• Süßmost	• Bananen
• Vollkornbrot	• Kakao
• Weizenschrot, Weizenkleie	• schwarzer Tee
• Leinsamenbrot,	(lange gezogen)
Vollkornbrot	• Nüsse
• frisches Brot	• Heidelbeeren/
• Frischobst, Trauben	Heidelbeersaft,
• Feigen	besonders getrocknete
• ungeschälter Reis	Heidelbeeren
• grüner Salat	• geriebener Apfel
• pikante Speisen	

Bei infektiös bedingtem Durchfall ist Loperamid nicht geeignet, da die ursächlich für den Durchfall verantwortlichen Keime eliminiert werden müssen. Bei durch Antibiotika verursachtem Durchfall ist manchmal die Gabe von Metronidazol oder Vancomycin angezeigt.

Bei Durchfall besteht die Gefahr eines Elektrolytmangels. Eventuell muss zusätzlich Kalium, manchmal auch Kochsalz gegeben werden. Besonders kaliumreich sind: Bananen, Aprikosen, Orangen, Nüsse, Kleieflocken, Fruchtsäfte, Gemüse. Kalium kann als Tablette oder in flüssiger Form (Brausetablette) eingenommen werden.

Gegen den Kochsalzverlust sind Bouillons sehr wirksam. In kommerziell erhältlichen Glukose-Elektrolyt-Lösungen (z. B. Elotrans®) sind die wichtigsten Elektrolyte enthalten.

Wichtig bei Durchfall ist eine ausreichende Flüssigkeitsaufnahme. Trinken Sie mindestens 2 bis 3 Liter Flüssigkeit pro Tag.

Tabelle 3.11: Ursachen für eine Verstopfung

- Bewegungsmangel
- ballaststoffarme Nahrung
- zu geringe Flüssigkeitsaufnahme
- falsche Essgewohnheiten
- psychische Einflüsse
- unregelmäßiges Essen mit hochkalorischen, voluminösen Mahlzeiten am Abend
- Auslassen des Frühstücks
- jahrelanger Laxanzienabusus
- Therapie mit morphinhaltigen Schmerzmitteln
- Therapie mit eisenhaltigen Präparaten
- Einnahme von Antidepressiva
- Schilddrüsenunterfunktion
- Diabetes

Durch die Einnahme von ein bis zwei Esslöffeln Weizenkleie oder Leinsamen zu den Hauptmahlzeiten und reichlich Flüssigkeit wird der Stuhlgang im Allgemeinen geschmeidiger. Bei Verstopfung hilft häufig Kräutertee oder die Einnahme von Milchzucker. Eine ausreichende Flüssigkeitsaufnahme (ca. 2 Liter täglich) hat generell eine positive Auswirkung auf den Stuhlgang.

Komplikationen

Bei Durchfall oder bei Verstopfung sollten Sie, bevor Sie zu Medikamenten greifen, durch diätetische Maßnahmen versuchen, den Stuhlgang zu normalisieren (siehe auch Ratgeber »Delbrück: Ernährung für Krebserkrankte« [siehe Literaturauswahl]).

21. Viele Patienten, die eine Chemotherapie bekommen, klagen über Übelkeit und Erbrechen.

Übelkeit und Erbrechen gehören zu den unangenehmsten Beschwerden bei einer Chemotherapie.
Auch bei einer Therapie mit signalhemmenden Medikamenten klagen einige Patienten über eine unterschwellige Übelkeit. Sie ist allerdings wesentlich geringer als nach einer Chemotherapie und bedarf meist keiner Therapie. Bei stärkerer Belastung lässt sie sich am besten mit Metoclopramid (Paspertin®-Tropfen) bekämpfen.

22. Viele Patienten, die ich im Wartezimmer treffe, haben keine Haare mehr bzw. tragen eine Perücke.

Bei Einnahme von Sorafenib können die Haare in den ersten drei Monaten dünner werden. Nicht nur die Kopfhaare, sondern auch die Wimpern, die Barthaare und die sonstige Körperbehaarung sind davon betroffen. Ein starker Haarausfall wie bei der Chemotherapie ist nicht zu erwarten und eher die Ausnahme. Spätestens nach vier Monaten werden die Haare in der Regel wieder dichter, häufig übrigens zu Beginn lockig.

23. Seit der Therapie mit Sorafenib ist meine Stimme rau geworden.

Das ist eine typische, glücklicherweise jedoch harmlose Begleiterscheinung, die bei Patienten auftreten kann, die Sorafenib (Nexavar®) einnehmen. Manche Patienten klagen über ein Kratzen im Hals. Man nimmt an, dass das nervlich bedingt ist. Manche dieser Patienten klagen auch gleichzeitig über eine Änderung des Geschmacksempfindens.

4 Wie kann ich das Risiko einer Wiedererkrankung verringern?
Fragen zur Diätetik und Prophylaxe

1. **Gibt es eine Krebsdiät?**

Eine »Krebsdiät«, mit der das Krebswachstum gehemmt werden kann oder sogar Tumoren geheilt werden können, gibt es nicht. Wer solches behauptet, weckt bei den Patienten und Angehörigen falsche Hoffnungen und macht sich des Betruges schuldig.

Die meisten Autoren von Büchern über »Krebsdiäten« betonen allerdings, dass ihre Kost als Zusatz zu einer üblichen Krebsbehandlung gedacht sei und eher präventiv wirke. Hierzu muss kritisch angemerkt werden, dass auch hierfür Beweise bislang fehlen.

Leider tragen die öffentlichen Medien, aber auch kommerziell interessierte Personen und Institutionen dazu bei, diese Hoffnungen noch zu verstärken. Krebskranke sind besonders empfänglich für viele dieser teilweise kuriosen, zum Teil profitorientierten und in einigen Fällen auch schädlichen Ratschläge. Mit allem Nachdruck muss vor »Diäten« gewarnt werden, die für sich in Anspruch nehmen, Krebs verhindern oder gar heilen zu können. Dies bedeutet jedoch nicht, dass Leberkrebserkrankte alles essen sollten, worauf sie Lust haben. Die häufig eingeschränkte Leberfunktion und die Therapieauswirkungen sollten bei der Ernährung berücksichtigt werden.

Tabelle 4.1: Allgemeine Ernährungsempfehlungen zur Verhinderung von Leberkrebs

- Strikter Verzicht auf Alkohol.
- Vorsicht vor Lebensmitteln, die von Schimmelpilzen befallen sind. Da sich der Pilz meist auch für das Auge unsichtbar in Nahrungsmitteln ausgebreitet hat, reicht es nicht aus, nur den oberflächlich von Schimmelpilz befallenen Anteil zu entfernen.
- Es gibt viele Hinweise darauf, dass regelmäßige Bewegung und eine gesunde Ernährung mit viel Obst, Gemüse und Vollkornprodukten das Risiko reduzieren kann, an Krebs zu erkranken.

2. Was halten Sie von der Leberschonkost?

Eine spezielle Diät für Leberkranke gibt es nicht. Dies steht im Gegensatz zu früheren Auffassungen, als Kurorte, Diätapostel und die Pharmaindustrie mit »Leberdiäten« ein Vermögen verdienten und die schon schlechte Lebensqualität der Erkrankten durch die angepriesenen, zumeist geschmacklosen Leberschonkostformen noch mehr verschlechterten.

Heute geht man allgemein davon aus, dass es keine Diät gibt, die einen nachweisbaren therapeutischen Effekt auf den Verlauf einer Lebererkrankung nimmt. Die bindegewebige Durchsetzung der Leber (Zirrhose) ist durch nichts mehr rückgängig zu machen, auch nicht durch eine Diät.

Allerdings lässt sich ein Fortschreiten der Zirrhose schon durch die Ernährung beeinflussen, sowohl in negativer als auch in positiver Hinsicht.

Unbestritten ist, dass sich durch eine falsche Ernährung die Leberfunktion noch verschlechtern kann. Je nach Ausmaß der Leberfunktionsstörung sind Einschränkungen notwendig. Alkohol ist strikt verboten! Die Kost sollte vitaminreich und abwechslungsreich sein. Große und vor allem fettreiche Portionen sind zu vermeiden, um der Leber nicht zu viel Arbeit zuzumuten, man sollte lieber öfter und kleinere Portionen essen. Bei Aszites sollte die Ernährung salzarm sein, bei einer hepatischen Enzephalopathie kann die schädliche Ammoniakbildung durch die Ernährung reduziert werden.

3. Bei mir wurde eine Lebertransplantation vorgenommen. Muss ich deswegen spezielle Ernährungsrichtlinien befolgen?

Nach einer Lebertransplantation ist es in der Regel nicht notwendig, dauerhaft eine spezielle Diät einzuhalten. Diätanweisungen, die möglicherweise vor der Operation wegen einer Leberinsuffizienz gültig waren, sind jetzt nicht mehr erforderlich.

Wegen der vermehrten Infektanfälligkeit nach Einnahme immunsuppressiver Medikamente sind allerdings besondere Anforderungen an die Hygiene der Nahrungsmittel zu beachten.

Da lebertransplantierte Patienten mit einer langen »Über«lebenszeit rechnen dürfen, müssen sie das Risiko von Spätkomplikationen nach immunsuppressiver Therapie besonders beachten. Hierzu gehört z. B. das erhöhte Risiko einer Osteoporose.

Neben den immunsuppressiven Medikamenten sind für das erhöhte Osteoporoserisiko auch die späten Auswirkungen der Störungen im Vitamin-D- und Kalziumstoffwechsel bei einer Leberinsuffizienz sowie die Folgen eines möglicherweise ehemals verstärkten Alkoholkonsums verantwortlich. Dazu kommen bei einem Teil der Patienten Bewegungsmangel und hormonale Störungen (ein niedriger Geschlechtshormonspiegel). Neben körperlicher Betätigung und u. U. leichter sportlicher Aktivität ist eine vorbeugende Ernährung empfehlenswert. Sie sollte reich an Milch und Milchprodukten sein. Käse enthält besonders viel Kalzium und Vitamin D.

Manche Lebertransplantierte, die vor der Transplantation unter einer Mangelernährung litten, entwickeln später Übergewicht. Übergewicht kann ebenso schädlich wie Untergewicht sein. Hiervor sollte man sich hüten.

4. Haben Leberkrebspatienten einen erhöhten Vitaminbedarf?

Frühere Vorstellungen, dass eine zusätzliche Vitaminzufuhr sich positiv auf eine Krebserkrankung auswirken könnte, haben sich als falsch erwiesen. Normalerweise besteht bei Krebspatienten kein spezieller zusätzlicher Vitaminbedarf. Gegen die zusätzliche Einnahme von Vitaminen ist jedoch gerade bei Patienten mit Leberkrebs nichts einzuwenden, erst recht nicht bei zusätzlicher Leberzirrhose. Bei Lebererkrankungen liegt häufig ein Mangel an Magnesium, Zink und bestimmten Vitaminen vor.

Bei Gelbsucht bzw. bei chronischem Gallestau werden die fettlöslichen Vitamine (Vitamin A, D, E, K) schlechter aufgenommen. Bei Vitamin K-Mangel kann es zu lebensgefährlichen Blutungen kommen. Diese Vitamine müssen daher u. U. in regelmäßigen Abständen gespritzt werden. Bei Alkoholkranken kann besonders die Gabe von Vitamin B1 und B6 notwendig werden.

Nebenwirkungen treten bei den empfohlenen Dosierungen in der Regel nicht auf: Dennoch sollten Sie Vitamin- und Spurenelementgemische nicht unkontrolliert und vor allem nicht überdosiert einnehmen, denn dadurch kann u. a. die Wirksamkeit einer Krebstherapie beeinträchtigt werden.

5. Wie sollte die Ernährung bei fortgeschrittener Leberzirrhose sein?

Früher verordnete man Patienten mit einer Leberzirrhose generell eine eiweißarme Diät. Diese Empfehlung resultierte aus der Befürchtung, durch eine Ernährung mit normalem Eiweißgehalt eine Erhöhung des Ammoniakspiegels im Blut mit nachfolgender Enzephalopathie (Gehirnleistungsstörungen) auszulösen. Man meinte, mit einer eiweißarmen Diät dem Auftreten einer Enzephalopathie vorbeugen zu können. Die Erfahrung zeigte jedoch, dass eine solche langfristig durchgeführte eiweißarme Diät die Mangelernährung und den Muskelschwund verstärkt und sich negativ auswirkt.

Tabelle 4.2: Grundsätze der Ernährung bei Leberzirrhose

- Kein Alkohol.
- Von einer generellen präventiven eiweißarmen Kost ist man heute abgekommen. Bei fortgeschrittener Leberzirrhose ist allerdings eine mäßig eiweißarme Kost (40–60 g Eiweiß/Tag) empfehlenswert bzw. bei dekompensierter Leberzirrhose eine streng eiweißarme Kost (25–30 g Eiweiß/Tag), vorwiegend bestehend aus Milchprodukten, Ei und wenig Fleisch sowie Wurstwaren. Günstig wirkt sich möglicherweise die Behandlung mit Eiweißbausteinen, den sogenannten verzweigtkettigen Aminosäuren (z. B. Falkamin® Pellets), aus.
- Energiereiche Ernährung (auf der Basis von Kohlenhydraten). Eine ausgewogene Nahrung enthält 300 g Kohlenhydrate (55 %), 70 g Fett (30 %) und 80 g Eiweiß (15 %).
- Vitaminreiche Ernährung, reich an Spurenelementen, wie z. B Zink.
- Vermeidung fettreicher Speisen.
- Mehrere, kleinere Mahlzeiten.
- Beschränkung der Trinkmenge nur auf ärztliche Anordnung (zum Beispiel bei Ödemen/Aszites).
- Natriumreduzierung nur auf ärztliche Anordnung.
- Kaliumreiche Kost (viel Obst und Gemüse, insbesondere bei Ödemen und Aszites).
- Vermeidung blähender Speisen und Bevorzugung ballaststoffarmer Nahrungsmittel.
- Die Ernährung bei Leberzirrhose sollte genügend Kalorien (bei einem Körpergewicht von 70 kg über 2 100 kcal pro Tag) enthalten und ausgewogen sein.

Heute ist man der Auffassung, dass Patienten mit einer Leberzirrhose eine Ernährung mit mindestens normalem, wenn nicht gar leicht erhöhtem Eiweißgehalt zu sich nehmen sollen. Bei nur sehr wenigen Patienten mit Leberzirrhose kommt es schon bei normaler Eiweißzufuhr zu Hirnleistungsstörungen (Enzephalopathie). Heute kann bei diesen Patienten durch eine Kombination von eiweißreduzierter Diät und der Einnahme spezieller Eiweißbausteine (verzweigtkettige Aminosäuren) eine ausgeglichene Eiweißbilanz erreicht und ein weiterer Muskelabbau verhindert werden.

Heute empfiehlt man Patienten mit Leberzirrhose eine tägliche Kalorienzufuhr von 30–35 kcal/kg Körpergewicht, wobei der Eiweißanteil 1,0–1,2 g/kcal täglich betragen soll (bei einem 75 kg schweren Menschen entspräche dies 75–90 g Eiweiß bzw. 300–360 kcal).

6. Welche Einschränkungen müssen Patienten bei der Ernährung beachten, wenn sich eine Hirnleistungsstörung eingestellt hat (hepatische Enzephalopathie)?

Unter einer hepatischen Enzephalopathie versteht man die Gesamtheit neurologischer und psychiatrischer Symptome, die im Verlauf einer chronischen Lebererkrankung auftreten. Ursache ist die Ansammlung von Giftstoffen im zentralen Nervensystem. Ammoniak und andere toxische Eiweißprodukte haben einen ausgeprägten schädigenden Effekt auf die Gehirnleistung.

Eine Einschränkung der Eiweißzufuhr kann bei dekompensierter Leberzirrhose und Enzephalopathie vorübergehend notwendig werden. Von einer generellen präventiven eiweißarmen Kost ist man heute allerdings abgekommen. Günstig wirkt sich die Behandlung mit Eiweißbausteinen, den sogenannten verzweigtkettigen Aminosäuren (z. B. Falkamin® Pellets), aus. Sie verbessern die Ernährungslage sowie die Stickstoffbilanz und tragen zu einer Rückbildung der neurologischen Symptomatik bei. Auch die Einnahme von Zink (Zinkamin-Falk®) kann eine günstige Wirkung haben. Parallel dazu sollte versucht werden, die Ammoniakspiegel im Darm zu reduzieren. Standardmäßig erfolgt deshalb eine Behandlung mit Laktulose, welche eine milde Darmreinigung bewirkt.

7. Was muss ich bei Bauchwassersucht (Aszites) in diätetischer Hinsicht beachten?

Eine Neigung zu Wassereinlagerungen in Beine und Bauchraum (Aszites) bei Leberzirrhose kann es erforderlich machen, die Kochsalzzufuhr einzuschränken (ca. 3–5 g/d). Es muss eine negative Kochsalz- und Wasserbilanz erreicht werden, d. h., der Patient muss mehr Kochsalz und Wasser ausscheiden, als er zuführt.

Sofern die Kochsalzbilanz negativ gehalten wird, geschieht die Wasserausscheidung »von selbst«. Das mit der Niere ausgeschiedene Kochsalz nimmt dann das Wasser mit. Eine Einschränkung der Flüssigkeitszufuhr ist in diesem Fall nicht erforderlich.

Die Salzzufuhr muss reduziert werden. Früher musste komplett ungesalzen gekocht werden, es durfte auch nicht nachgesalzen werden. Seit der Einführung von Diuretika ist man nicht mehr ganz so radikal. Nach wie vor gilt jedoch das Prinzip einer möglichst salzarmen Kost bei Aszites. Von einer prophylaktischen salzarmen Kost zur Verhinderung eines Aszites ist man heute abgekommen.

Kochsalzhaltige Lebensmittel (z. B. bestimmte Käse- und Wurstsorten, Fertiggerichte, bestimmte Mineralwässer) sollten jedoch gemieden werden. Problem dieser Diät ist der fade Geschmack, der häufig schlecht ertragen wird. Falls dadurch die Nahrungszufuhr zu stark eingeschränkt wird, muss die Diät allerdings gelockert werden.

8. Alkoholkonsum soll das Krebs- und Wiedererkrankungsrisiko erhöhen. Heißt das, dass ich überhaupt keinen Alkohol mehr trinken darf?

Ja. Alkohol ist nicht nur krebsfördernd, sondern er belastet und schädigt auch die Leber. Von Alkoholkonsum ist daher dringend abzuraten.

9. **In einer Selbsthilfegruppe wurde mir Selen zur Krebsprophylaxe empfohlen. Ein Selenmangel sei für die heute häufigere Karzinomentstehung verantwortlich.**

Die Bedeutung von Selen in der Humanmedizin ist nach wie vor ungeklärt. Viele Wissenschaftler betonen, dass – außer in extremen Fällen – keine eindeutigen selenabhängigen Mangelerscheinungen bei Menschen bekannt sind. Andere behaupten, dass sich hinter einem labilen Allgemeinzustand und geschwächten Abwehrkräften häufig ein Selenmangel verberge, weswegen eine generelle Selengabe – zumindest bei Patienten mit schweren Herz- und Lebererkrankungen, bei Alkoholikern sowie bei dialysepflichtigen Nierenkranken und auch bei Krebspatienten – anzuraten sei. Alle Wissenschaftler sind sich allerdings dahingehend einig, dass die Verabreichung von Selen – wenn überhaupt – nur immer eine ergänzende Krebstherapie sein kann.

Selen findet sich vermehrt in einigen Lebensmitteln (z. B. Sesam, Fisch, Fleisch, Leber, Eiern, Getreide, Hülsenfrüchten und Nüssen). Sollte Selen ergänzend in Tablettenform zugeführt werden, so darf die Tagesdosis von 200–300 Mikrogramm nicht überschritten werden. Die Selentabletten sollten nicht gleichzeitig mit Vitamin C eingenommen werden.

10. **Um den Stoffwechsel zu verbessern, wurde mir die zusätzliche Einnahme von Zink empfohlen.**

Zink ist ein wichtiger Bestandteil vieler komplexer Verbindungen unseres Körpers (z. B. Eiweiße, Enzyme, Hormone, Gene), die nur in Anwesenheit dieses Spurenelements ihre Funktion erfüllen können. Zink muss täglich mit der Nahrung zugeführt werden, da es vom Körper kaum gespeichert werden kann. Zink befindet sich besonders in: Austern, Krabben, Getreide, Kalbsleber, Hülsenfrüchte, Nüssen und Hartkäse). Wenn der Tagesbedarf (7–10 mg) nicht auf natürlichem Weg gedeckt werden kann, sollte Zink wegen der vielen Wechselwirkungen mit anderen Nahrungsbestandteilen getrennt von den Mahlzeiten mit reichlich Flüssigkeit eingenommen werden.

11. **Ich las kürzlich in einer Illustrierten von einem neuen Wundermittel gegen Krebs. Das Medikament soll vor einem erneuten Ausbrechen der Krebserkrankung schützen und völlig unschädlich sein. Was halten Sie davon?**

Besonders bei Krebserkrankungen floriert ein Markt mit einem riesigen Angebot angeblicher Wundermittel. Diese helfen mit Sicherheit der verkaufenden Industrie, die teilweise riesige Gewinne einstreicht. Ihre Wirkung auf die Krankheit ist jedoch zumeist sehr umstritten.

Ein sicheres Kennzeichen unseriöser Angebote ist die Behauptung,»das Mittel zu haben, das allein den Krebs besiegen soll«. Ein solches Mittel gibt es nicht und wird es wahrscheinlich auch in absehbarer Zeit nicht geben.

Häufig heißt es, dass diese Mittel keinerlei schädliche Nebenwirkungen haben. Tatsächlich sind wirksame Krebsmedikamente ohne jegliche Nebenwirkungen bislang jedoch nur ein Traum. Bei propagierten Heilmethoden, die »zumindest nicht schaden können«, sollten Sie auf Ihren Geldbeutel achten. Geschäftemacher gehen davon aus, dass Ihnen für Ihre Gesundheit nichts zu teuer ist.

Fragen Sie sich bei sensationell aufgemachten Illustriertenberichten grundsätzlich, ob finanzielle Interessen dahinter stehen könnten. Achten Sie darauf, ob in der gleichen Zeitung ein »Bericht« und eine Verkaufsanzeige für das gleiche Mittel oder auch andere Produkte des Verkäufers zu finden sind. In diesem Fall ist besondere Vorsicht geboten.

12. **Welche Medikamente empfehlen Sie mir, um das Risiko einer Wiedererkrankung zu vermindern? Lässt sich durch Medikamente das Risiko einer Wiedererkrankung völlig verhindern?**

Diese Frage lässt sich nicht global beantworten. Hierfür bedarf es vielmehr detaillierter Kenntnisse Ihrer Krankheitsgeschichte, Ihres Alters, der Krankheitsausdehnung, der Operationsmethode und Ihrer körperlichen und seelischen Verfassung. Ohne diese Kenntnisse ist es nicht möglich zu sagen, ob und welche prophylaktischen Medikamente oder Verhaltensweisen für Sie gut sind. Es gibt medikamentöse prophylaktische Therapien, die bei einigen bestimmten Tumorformen hocheffektiv, bei anderen Formen hingegen überflüssig, ja schädlich sein können. Diese prophylaktischen Therapien nennt man adjuvante Therapien.

Man unterscheidet eine Prophylaxe mit zellhemmenden Substanzen (adjuvante Chemotherapie), eine Prophylaxe mit Strahlentherapie (adjuvante Strahlentherapie) und eine Prophylaxe mit immunmodulatorischen Substanzen (adjuvante Immuntherapie). Bislang hat sich bei der Behandlung eines Leberkarzinoms keine dieser adjuvanten Therapien durchsetzen können. Die meisten adjuvanten Therapiestudien beim Leberkrebs haben mehr Nachteile als Vorteile erkennen lassen, weswegen man bei diesen Tumoren zurzeit keine adjuvante Therapie befürwortet. Möglicherweise mag sich dies jedoch mit der Einführung neuer Substanzen ändern. Die adjuvante Therapie mit signalhemmenden Medikamenten befindet sich noch im Versuchsstadium. Es wird noch viele Jahre dauern, bis die derzeitigen adjuvanten Therapiestudien mit diesen Medikamenten eine Aussage zu deren Wirkung erlauben.

Solange es keine eindeutigen Studien gibt, die einen Vorteil adjuvanter Therapien zur Prophylaxe erkennen lassen, gibt es immer wieder Widerstände bei den Kassen, wenn diese die Kosten hierfür erstatten sollen.

Die Möglichkeiten und Probleme adjuvanter Therapien sind so komplex, dass nur besonders erfahrene Ärzte sich hiermit auskennen. Sie sollten sich von diesen onkologisch erfahrenen Ärzten beraten lassen.

13. Von einem Betroffenen hörte ich vom Prinzip des »positiven Denkens«. Meinen Sie auch, dass das Wiedererkrankungsrisiko sich dadurch beeinflussen lassen könnte?

Diese Vorstellungen besagen, dass positives Denken positive Reaktionen und negatives Denken (z. B. Angst, Furcht, Pessimismus) negative Reaktionen bewirkt und hierdurch Immunfunktionen beeinflusst werden könnten.

Ob hierdurch tatsächlich ein Einfluss auf das Krebswachstum, ja sogar auf das Wiedererkrankungsrisiko erwartet werden kann, ist zu bezweifeln. Trotzdem bin ich ein Verfechter dieses Prinzips.

»Positives Denken« hebt das Selbstvertrauen und führt zu Ausgeglichenheit. Schwierigkeiten lassen sich eher beherrschen.

»Positives Denken« beeinflusst auch die Schmerzempfindung. Die Schmerzschwelle wird höher, der Arzneimittelbedarf geringer (siehe Ratgeber »Delbrück: Krebsschmerz« [siehe Literaturauswahl]). Dies ist erwiesen.

Wenn es stimmt, dass Stress und Unzufriedenheit negative Auswirkungen auf den Krankheitsverlauf haben, müsste dann nicht auch Gegenteiliges zutreffen?

14. Können Sie mir Beispiele für »positives Denken« geben?

Viele Sachverhalte lassen sich negativ, aber auch positiv darstellen. Wählen Sie die positive Darstellung!
Wenn Sie es z. B. als furchtbar empfinden, mindestens einmal alle zwei Monate eine Nachsorgeuntersuchung über sich ergehen lassen zu müssen, so ist dies eine negative Einstellung. Wenn Sie allerdings denken, dass die heutigen Untersuchungsmethoden und Nachsorgetherapien wesentlich mehr Sicherheit bieten als früher und Sie sich deswegen nach einer Nachuntersuchung beruhigter fühlen können, so ist dies eine positive Einstellung.

15. Gibt es Selbstheilungskräfte?

Nicht nur die psychische Situation, sondern auch die Krankheit soll durch die Selbstheilungskräfte beeinflusst werden können. Zwar entziehen sich derartige Einflüsse der Psyche auf den Körper unserer naturwissenschaftlich geprägten schulmedizinischen Vorstellung; einzelne Kasuistiken und vor allem fernöstliche Lehren bestätigen jedoch die Möglichkeit einer Selbstheilung.
Eindeutige wissenschaftliche Studien, die den Kriterien einer wissenschaftlichen Untersuchung standhalten, gibt es hierzu nicht. Mit Sicherheit kann man allerdings davon ausgehen, dass sich Ihr persönliches Wohlergehen und Ihre Lebensqualität durch eine aktive Einstellung zu Ihrer Erkrankung beeinflussen lassen.
Klassische Selbstheilungsmethoden, wie z. B. das autogene Training, die Simonton-Methode oder auch die Meditation, können Sie in vielen Tumornachsorgekliniken, ja sogar in manchen Volkshochschulen, erlernen.
Die Aktivierung von »Selbstheilungskräften« verlangt allerdings mehr. Sie setzt zumindest eine Akzeptanz der Erkrankung und der Konsequenzen voraus. »Selbstheilungskräfte« kann nur derjenige entwickeln, der seine Krankheit nicht bekämpft, sondern sie annimmt (nicht etwa hinnimmt).

Schon allein die Vorstellung, trotz der Krankheit, trotz der Behinderung gesund sein zu können, kann positive Auswirkungen haben.
Um Selbstheilungskräfte zu aktivieren, darf man kein Passivverhalten zeigen. Nur wer aktiv daran arbeitet, gesund zu werden, zu bleiben und zu leben, kann Selbstheilungskräfte entwickeln.
Ein wichtiger Bestandteil der Selbstheilung ist das »Positivdenken«.

16. Gibt es Spontanheilungen?

Unter Spontanheilung versteht man, dass ein Krebspatient ohne jegliche Therapie geheilt wurde und bei ihm – unter Anwendung aller in der Schulmedizin üblichen diagnostischen Möglichkeiten – keinerlei Tumoraktivität mehr feststellbar ist.
Eine endgültige »Spontanheilung« ist bei Leberkrebs bislang in keiner wissenschaftlichen Literatur beschrieben worden.
Grundsätzlich ist die Wahrscheinlichkeit wesentlich größer, dass der Leberkrebs auf eine moderne schulmedizinische Therapie anspricht, als dass er ohne Therapie kleiner wird oder sogar völlig verschwindet.

17. Ich bin starker Raucher. Wirkt sich dies ungünstig auf meine Erkrankung aus?

Das häufigere Vorkommen von Leberkrebs bei Rauchern spricht für Zusammenhänge von Erkrankungsrisiko und Rauchen. Sicher ist, dass durch Zigarettenrauchen die Immunabwehr erheblich beeinträchtigt und die Infektionsgefährdung größer wird. Herz-Kreislauf-Erkrankungen können entstehen, bzw. eine bestehende Herzschwäche kann sich verschlimmern. Auch die Lungenfunktion kann sich verschlechtern.
Im Zigarettenrauch sind zahlreiche krebserregende Substanzen enthalten. Diese Schadstoffe gehen beim Rauchen ins Blut über und werden von der Niere und der Leber aus dem Blut herausgefiltert. Die Leber wird bei Rauchern ungebührlich stark beansprucht.
Wenn Sie den Schritt zum Nichtraucher machen möchten und dafür noch Hilfe benötigen, empfehle ich die Broschüre der Deutschen Krebshilfe »Aufatmen – Erfolgreich zum Nichtraucher«. Sie erhalten die Broschüre kostenlos von der Deutschen Krebshilfe (Adresse siehe Kapitel

»Adressen«). Über die »Raucher-Hotline« können Sie bei der Deutschen Krebshilfe auch ein intensives Beratungsgespräch mit Empfehlung individueller Bewältigungsstrategien erhalten (Telefon 0 62 21/42 42 24 und *http://www.tabakkontrolle.de*, montags bis freitags von 15.00–19.00 Uhr).

18. Wie kommt es, dass manche Patienten schon nach kurzer Zeit einen Rückfall erleiden bzw. Metastasen bekommen, andere hingegen viele Jahrzehnte unbeschwert leben? Hängt das mit der Therapie zusammen oder mit der Sorgfalt der Nachsorgeuntersuchungen? Oder ist das alles Zufall?

Einer der möglichen Gründe hierfür kann tatsächlich darin bestehen, dass bei der Operation nicht alles Tumorgewebe restlos entfernt werden konnte bzw. eine bestimmte Therapie nicht oder nicht ausreichend durchgeführt wurde. Ein anderer Grund kann allerdings auch in der Tatsache liegen, dass Leberkarzinome sich aufgrund therapieunabhängiger Einflussfaktoren in ihrem Verlauf sehr unterschiedlich verhalten können.

Ob eine Wiedererkrankung (Rezidiv oder Metastasierung) auftritt oder nicht und ob es zu einem Rückfall schon sehr bald oder erst nach vielen Jahren kommt, hängt von vielen Faktoren ab. Diese Faktoren nennt man Prognosefaktoren. Die Vorhersage, wie der weitere Krankheitsverlauf sein kann, wird beim Leberkrebs im Übrigen häufig weniger vom Krebsleiden als von der Leberfunktion beeinflusst. Sie ist wegen der chronischen Viruserkrankung und/oder Zirrhose sehr oft eingeschränkt.

Je schlechter die Prognose, desto notwendiger und sorgfältiger müssen die Nachsorgeuntersuchungen sein.

Zu den Prognosefaktoren zählen unter anderem: die Tumorgröße, die Tumorausdehnung (TNM-Stadieneinteilung), der Funktionszustand der Leber (OKUDA-Stadium), das Ausmaß der Leberzirrhose (Child Pugh Stadium), die Ausreifung des Tumorgewebes, die Art und Radikalität der durchgeführten Behandlung, ob gute oder schlechte Körperabwehrkräfte vorliegen und das Lebensalter (Ausführlicheres hierzu siehe in Kapitel 1).

Eine gute Prognose haben Patienten, bei denen der Tumor frühzeitig genug erkannt wurde, sehr klein und auf die Leber begrenzt ist, sehr differenziert ist und operativ behandelt werden konnte. Die durchschnittlichen 5- bis 10-Jahresüberlebensraten von Patienten mit kleinen Leberkarzinomen und einer gleichzeitigen Leberzirrhose liegen bei über 70 %, wenn eine Trans-

plantation erfolgte; nach einer Leberteilentfernung sind die Chancen geringer. Patienten mit bis zu drei Tumorknoten mit einem maximalen Durchmesser von 5 cm ohne gleichzeitige Leberzirrhose haben bei einer Leberteilresektion eine 5-Jahresüberlebenschance von ca. 60 % (Stand 2007).
Wichtig sind auch das Vertrauen und der Wille des Patienten zur aktiven Auseinandersetzung mit seiner Erkrankung. Beides kann auch positiv zum Krankheitsverlauf beitragen.
Es ist ein Missverständnis zu glauben, dass durch sorgfältige Nachsorgeuntersuchungen eine Wiedererkrankung hinausgeschoben werden kann. Die Nachsorgeuntersuchungen haben lediglich zum Ziel, eine eventuelle Wiedererkrankung zum frühestmöglichen Zeitpunkt zu erkennen, um sie leichter und erfolgreicher behandeln zu können. Bei den Nachsorgeuntersuchungen handelt es sich um diagnostische und nicht um therapeutische Maßnahmen.

Tabelle 4.3: Kriterien, die unabhängig von der Therapie die Heilungschancen bei Patienten mit Leberkrebs beeinflussen

- Leberkarzinome haben eine bessere Prognose als Cholangiokarzinome.
- Behandelte Leberkarzinome haben eine bessere Prognose als unbehandelte Leberkarzinome.
- Grundsätzlich gilt: Je früher der Krebs erkannt wird, desto besser sind die Heilungschancen.
- Einzelne Tumoren in der Leber haben eine bessere Prognose als viele Tumorherde in der Leber.
- Die Heilungsrate hängt nicht nur von der vollständigen Entfernung des Tumors ab, sondern auch vom Funktionszustand des gesunden Lebergewebes sowie vom Ausbreitungsstadium der Leberzirrhose. Je geringer die Leberzirrhose, desto besser ist die Prognose.
- Patienten mit Leberzirrhose haben bessere Heilungschancen nach einer Transplantation als nach allen anderen Therapien.
- Patienten mit einer fibrolamellären Gewebeform haben eine bessere Prognose als Patienten mit einer hepatozellulären oder cholangiozellulären Gewebeform.
- Nach einer Leberkrebsoperation oder Lebertransplantation, bei der der Tumor vollständig entfernt werden konnte, sind die Heilungschancen abhängig vom Ausbreitungsstadium (z. B. TNM-Stadium oder Okuda-Stadium).
- Je niedriger der AFP-Spiegel, desto günstiger die Prognose (die Zäsuren liegen zwischen 400 und 2 000 mg/ml).
- Je niedriger das Alter (< 70 Jahre), desto besser die Prognose.

19. Wirkt sich Stress negativ auf das Wiedererkrankungsrisiko aus?

Umfangreiche Studien und Hypothesen, die allerdings häufig umstritten sind, liegen zum Thema »Psychischer Stress als Krebsauslöser« vor. Man unterscheidet Eustress und Disstress.
Unter Eustress versteht man hohe körperliche und geistige Anforderungen, die jedoch eher zum Wohlbefinden beitragen. Eustress macht Spaß und wirkt sich persönlich stabilisierend aus. Ich glaube kaum, dass Eustress sich negativ auf das Krankheits- bzw. Wiedererkrankungsrisiko auswirken könnte.
Anders verhält es sich möglicherweise bei Disstress. Hierunter versteht man zu hohe körperliche und geistige Anforderungen, die mit Unbehagen, mit Aggressionen, ständiger Anspannung und Unterdrückung sowie Angst einhergehen. Disstress verursacht Strapazen und bewirkt psychische Labilität.
Wenn überhaupt, dann ist es eine ungenügende Stressverarbeitung, die sich ungünstig auswirken könnte. Versuchen Sie, hier an sich zu arbeiten! Psychologen, beispielsweise in Nachsorgekliniken, können Ihnen dabei behilflich sein und nützliche Tipps geben.

20. Was halten Sie von einer Prophylaxe mit Mistelpräparaten?

Die Misteltherapie (z. B. Helixor®, Plenosol®) gehört zu den populärsten Alternativmethoden in der Krebstherapie. Sie nimmt in der alternativen Tumortherapie insofern eine gewisse Sonderstellung ein, als ihre Wirksamkeit weltanschaulich, d. h. anthroposophisch begründet wird.
Die sogenannte Schulmedizin steht der Misteltherapie nach wie vor skeptisch, wenn nicht gar ablehnend gegenüber. Die bislang vorgelegten Therapiestudien über eine Wirksamkeit der Mistelpräparate halten nämlich den strengen Anforderungen der Arzneimittelprüfungen nicht stand.
Die Befürworter einer Misteltherapie gehen hingegen davon aus, dass die Misteltherapie in jedem Stadium der Krebserkrankung hilfreich ist. Sie weisen vor allem auf eine Besserung des Allgemeinzustandes und der Lebensqualität hin. Inzwischen liegen Erfahrungen bei Zigtausenden von Krebspatienten vor. Trotz dieser Erfahrungen gibt es allerdings bis heute noch keine eindeutige Erfolgsstudie, die zu einer wissenschaftlichen Anerkennung von Mistelpräparaten geführt hätte. Dennoch erstatten die Kassen

häufig die Kosten für eine Misteltherapie, zumal diese – verglichen mit den anderen alternativen Therapien – relativ preisgünstig und nebenwirkungsarm ist.

5 Welche diagnostischen Maßnahmen sind in der Nachsorge notwendig?

Fragen zu Vor- und Nachsorgeuntersuchungen zur Feststellung eines Krankheitsrückfalls

1. Wie häufig sollten Nachsorgeuntersuchungen vorgenommen werden? Welche Untersuchungen sind notwendig?

Diesbezüglich lassen sich keine pauschalen Empfehlungen abgeben. Je nach Bösartigkeit des Tumorgewebes, je nach Leberfunktion und tumorunabhängigen Beschwerden, aber auch je nach Therapie und möglichen Folgestörungen sind nämlich unterschiedliche Untersuchungen in unterschiedlichen Zeitintervallen notwendig. Um Ihnen einen individuellen, auf Ihre Bedürfnisse zugeschnittenen Nachsorgeplan zu empfehlen, muss der nachsorgende Arzt Genaueres über die Art, die Lokalisation, die feingeweblichen Eigenheiten, die Ausdehnung des Tumors, die durchgeführte Therapie und den Zustand des verbliebenen Lebergewebes wissen.

Unterliegen Sie nicht der falschen Vorstellung, dass durch die Nachsorgeuntersuchungen Rezidive (Wiedererkrankungen) verhindert werden können. Die Rezidive lassen sich lediglich im Optimalfall zu einem so frühzeitigen Zeitpunkt erkennen, dass eine Behandlung noch möglich ist. Eine absolute Sicherheit der frühestmöglichen Erkennung und Heilung gibt es nicht. Zwar sind die heutigen diagnostischen Möglichkeiten um ein Vielfaches besser als noch vor Jahren, aber Rezidive und Metastasen lassen sich nach wie vor erst ab einer bestimmten Größe und Ausdehnung feststellen.

2. Was versteht man unter dem Basis-Untersuchungsprogramm in der Nachsorge?

Das Basisprogramm beinhaltet ein ausführliches »Frageprogramm des Arztes«, die körperliche Untersuchung, Blutuntersuchungen (Blutbild, Blutsenkung, Leberwerte, Bilirubin, CHE, Prothrombin, Eiweißelektrophorese mit Bestimmung des Albumins, Blutgerinnungswerte, Elektrolyte, AFP) und vor allem Ultraschalluntersuchungen des Bauchraums.

Viele Ärzte bestimmen die Tumormarker AFP (Alpha-Fetoprotein) und CEA (karzinoembryonales Antigen), obwohl den Tumormarkern bei den Verlaufsuntersuchungen einer Leberkarzinomerkrankung nur eine sehr eingeschränkte Bedeutung zukommt.

In bestimmten Abständen wird eine Computertomographie, zumindest aber eine Röntgendarstellung der Lunge gefordert, da die Lunge ein besonders gefährdetes Organ für Tumorabsiedlungen ist. Je nach Risikokonstellation, Art und Ausmaß der Therapien und Begleiterkrankungen kann und muss dieses Basisprogramm erweitert werden.

Tabelle 5.1: Frageprogramm des Arztes bei der Nachsorgeuntersuchung, um ein eventuelles Fortschreiten der Erkrankung festzustellen

- Haben Sie Besonderheiten im Stuhl festgestellt (z. B. schwarzer Stuhl)?
- Haben Sie Schmerzen? Wenn ja, wo?
- Hat sich Ihr Gewicht verändert?
- Haben Sie (gelegentlich) Fieber?
- Haben Sie gelegentlich Schweißausbrüche?

3. Warum empfehlen Sie mir überhaupt Nachsorgeuntersuchungen? Der Chirurg hat mir doch versichert, dass der gesamte Tumor und die gefährdeten Lymphknoten entfernt wurden. Im Übrigen würde ich sowieso keiner neuen Operation zustimmen, falls etwas festgestellt werden sollte.

Das Risiko eines Krankheitsrückfalls bei Patienten, bei denen der Chirurg den Tumor vollständig entfernt zu haben glaubt, ist nicht unbeträchtlich. Manche Patienten sind der irrtümlichen Ansicht, dass mit Abschluss der erfolgreichen Operation die Behandlung abgeschlossen und alles »erledigt« sei. Diese Patienten vergessen, dass sich bei der Operation eventuell kleine Tumorzellnester dem Auge des Operateurs entzogen haben können oder dass einzelne Tumorzellen in die Blutbahn ausgeschwemmt worden sind. Sie können zu neuen Krebsgeschwülsten bzw. Metastasen heranwachsen, aber bei rechtzeitiger Erkennung erfolgreich behandelt werden.

Häufig wird auch verkannt, dass die Krebsnachbetreuung nicht nur darauf abzielt, Rezidive oder Metastasen möglichst frühzeitig zu erkennen, sondern dass viele andere Gründe zusätzlich für die Notwendigkeit von Nachsorgeuntersuchungen sprechen:

- Erkennung und Behandlung von Operationsfolgestörungen oder Auswirkungen der Medikamente auf z. B. Herz und Kreislauf oder Blut.
- Erkennung und Behandlung von Leberfunktionsstörungen.
- Früherkennung eventueller Zweiterkrankungen, Tumorprophylaxe und Beratung für richtige Verhaltensweisen, allgemeine Vorsorgemaßnahmen.
- Sozialrechtliche Beratung und Einleitung von Hilfen, Beratung bei eventuellen beruflichen Problemen. Es gibt mehr Hilfen, als viele annehmen.
- Beratung bei eventuellen psychischen oder familiären Problemen, Beratung und Information von Angehörigen.

4. Mein Arzt meint, dass sich die Leberfunktion seit der Therapie erheblich verbessert habe. Wie lässt sich der Funktionszustand der Leber feststellen?

Symptome, die auf eine schlechte Leberfunktion hinweisen, sind eine rasche Ermüdbarkeit, Konzentrationsschwierigkeiten und kognitive Einschränkungen, eine Gelbsucht, ständiger Juckreiz, verstärkte Blutungsneigung oder Diabetes. All diese Beschwerden können jedoch auch eine andere Ursache haben. Wesentlich genauer sind laborchemische Blutbefunde, die in ihrer Gesamtheit ein relativ gutes Bild des Funktionszustandes der Leber wiedergeben. Hierzu gehören die Bestimmung der Cholinesterase, der Prothrombinzeit (Quickwert und/oder INR) und des Eiweißes (Albumin).

Tabelle 5.2: Fragen, die der Arzt zur Feststellung des Funktionszustandes der Leber stellt

- Juckreiz?
- Müdigkeit?
- Konzentrationsstörungen?
- Subjektive Einschätzung der Leistungsfähigkeit
- Verlängerte Blutungszeit bei kleinen Wunden?
- Verstärkte Blähungen, häufigerer Windabgang?
- Libido/Potenz?
- Monatsblutungen?

5. Wie häufig und wie lange sind die Nachsorgeuntersuchungen notwendig? In welchen Zeitabständen müssen sie erfolgen?

Hierauf lässt sich keine pauschale Antwort geben; die Zeitintervalle müssen individuell je nach Wiedererkrankungsrisiko, je nach Beschwerden und je nach Rehabilitationsbedürftigkeit gewählt werden.

Die größte Gefährdung im Hinblick auf ein Tumorrezidiv besteht in den ersten beiden Jahren nach der Operation. In dieser Zeit empfehlen die meisten Ärzte Kontrolluntersuchungen in zwei- bis dreimonatigen Abständen.

Die Gefahr einer Wiedererkrankung ist auch nach dem dritten, vierten und fünften Jahr, ja sogar noch nach vielen Jahren nicht gebannt, weswegen die Kontrolluntersuchungen ein Leben lang durchgeführt werden müssen. Das Risiko nimmt aber mit den Jahren ab, weshalb die zeitlichen Abstände zwischen den Nachsorgeuntersuchungen immer größer werden.

Während einer Tumortherapie sind häufiger Nachsorgeuntersuchungen notwendig, um möglichst frühzeitig eine Medikamentenresistenz bzw. ein weiteres Fortschreiten der Krankheit festzustellen. Gegebenfalls muss dann das therapeutische Konzept neu überdacht werden.

6. Sollte ich die Nachsorgeuntersuchungen im Krankenhaus, bei meinem Hausarzt oder bei einem »Fachmann« (z. B. Gastroenterologen oder Onkologen) vornehmen lassen?

Derjenige Arzt sollte die Nachsorge durchführen, der Sie, Ihre Krankengeschichte und Ihre Krankheit am besten kennt und der auch die entsprechenden Nachsorgeuntersuchungen (Laboruntersuchungen, Ultraschall, Röntgen) durchzuführen vermag sowie von der Kassenärztlichen Vereinigung die Erlaubnis zur Verschreibung von Tumortherapien besitzt.

Leider gibt es gar nicht so viele Ärzte, die sich in der Problematik von Leberkrebspatienten auskennen. Inzwischen gibt es jedoch auch in Deutschland zahlreiche niedergelassene Ärzte, die sich auf die Behandlung von Krebspatienten spezialisiert haben. Diese »Fachärzte für Hämatologie und internistische Onkologie« führen selbst keine Krebsoperationen und Bestrahlungen durch, sind jedoch auf die Diagnostik und medikamentöse Tumortherapie spezialisiert, arbeiten eng mit den verschiedenen Fachdisziplinen zusammen und sind für die Entwicklung

Diagnostik in der Nachsorge

des gesamten Behandlungskonzeptes sowie die langfristige Begleitung von Tumorpatienten ausgebildet. Eine ausführliche Adressenliste solcher Spezialisten für Krebserkrankungen finden Sie im Internet unter *http://www.forum-krebstherapie.de*. Auch bei der »Kassenärztlichen Vereinigung« können Sie telefonisch nach der Adresse eines solchen Facharztes in Ihrer Region fragen.

Wichtig ist, dass Sie Vertrauen zu Ihrem nachsorgenden Arzt haben. Grundsätzlich können Sie natürlich jeden Arzt, auch Facharzt Ihres Vertrauens aufsuchen! Dies gilt allerdings häufig nicht für die Behandlung bei Klinikärzten, da diese ja in erster Linie für die Krankenhausbehandlung zuständig sind und von den gesetzlichen Krankenkassen nicht für die ambulante Versorgung zugelassen sind. Privatpatienten haben allerdings auch die Möglichkeit, diese Krankenhausärzte aufzusuchen.

7. Ich erhielt von meinem Arzt einen Tumornachsorgepass ausgehändigt. Was ist das, und was soll ich damit tun?

In diesem Pass sind wesentliche Daten Ihrer Erkrankung festgehalten. Sie finden dort den für Ihre Erkrankung in der Nachsorge notwendigen Untersuchungsplan und die Ergebnisse der durchgeführten Nachsorgeuntersuchungen. Diesen Tumornachsorgepass sollten Sie immer den betreuenden Ärzten zeigen, damit diese über die Voruntersuchungen informiert sind und keine Doppeluntersuchungen vornehmen. Auch Ihre eigenen Beobachtungen sollten Sie in den Pass eintragen.

Für Sie ist der Tumornachsorgepass eine Art Fahrplan, der Sie an die Einhaltung der Nachsorgeuntersuchungstermine erinnern soll. Sie sollten die Termine sehr genau einhalten, um nicht Wesentliches zu versäumen!

Im Allgemeinen stellt der Krankenhausarzt den Pass aus. Falls dies nicht geschehen ist, so bitten Sie Ihren Hausarzt darum. Er kann ihn gegebenenfalls bei seiner kassenärztlichen Vereinigung anfordern. Unter Umständen kann auch die Nachsorgeklinik einen derartigen Pass ausstellen.

8. Die Nachsorgeuntersuchungen sind immer sehr lästig und nehmen viel Zeit in Anspruch. Meist sehe ich den Arzt auch nur sehr kurze Zeit und vergesse dann in der Hektik, die mich zu Hause immer bedrängenden Fragen zu stellen bzw. auf Fragen des Arztes erschöpfend zu antworten.

Vielleicht helfen hier folgende Verhaltensvorschläge:

- Sie sollten sich für alle Fälle die Telefonnummer des behandelnden Arztes aufschreiben.
- Sie sollten sich grundsätzlich vor dem Arztbesuch erkundigen, wann der Arzt Sprechstunde hat und ob er seine Patienten zu einem bestimmten Termin bestellt. Für die Tumornachsorgeuntersuchung sollten Sie sich auf jeden Fall einen festen Termin geben lassen.
- Merken Sie sich Ihren nächsten Arzttermin. Halten Sie in Ihrem eigenen Interesse alle Nachsorgetermine gewissenhaft ein.
- Machen Sie sich ruhig vor dem Arztbesuch Notizen, damit Sie nichts vergessen. Oft fällt einem das Wichtigste ja erst dann ein, wenn man wieder zu Hause ist. Je präziser Sie dem Arzt Auskunft geben bzw. Ihre Beschwerden schildern können, desto mehr Zeit hat er für andere wesentliche Untersuchungen und Gespräche mit Ihnen.
- Sagen Sie dem Arzt, ob Beschwerden aufgetreten sind. Wenn Sie Schmerzen haben, so beschreiben Sie ihm die Lokalisation und die Art der Schmerzen (dumpf, scharf, kolikartig, ausstrahlend usw.). Treten die Schmerzen nur bei Belastung auf oder auch in Ruhe, z. B. nachts?
- Welche Medikamente, Vitamintabletten oder Ähnliches – auch Naturheilmittel und alternative (paramedizinische) Therapien – nehmen Sie ein?
- Haben sich unter der Therapie irgendwelche Beschwerden ergeben? Ist es zu Auffälligkeiten an der Haut, zu Veränderungen des Stuhlgangs, zu Muskel- oder Gelenkschmerzen oder Einblutungen in die Haut gekommen?
- Wie ist Ihr Allgemeinbefinden? Hat sich dies seit dem letzten Arztbesuch geändert? Fühlen Sie sich müder, sind Sie antriebsloser als früher? Haben Sie eine stärkere Vergesslichkeit oder häufigere Konzentrationsstörungen festgestellt?
- Antworten Sie dem Arzt möglichst genau und ehrlich. Lügen und das Weglassen von Informationen können unter Umständen gefährlich sein!

Diagnostik in der Nachsorge

- Verwendet der Arzt medizinische Fachausdrücke, die Sie nicht verstehen, so fragen Sie ruhig nach deren Bedeutung. Auch dem Arzt ist sehr an Ihrem Verständnis und Ihrer Mitarbeit gelegen.
- Verlangen Sie vom Arzt nicht eine bestimmte Behandlungsmethode oder bestimmte Medikamente, aber sagen Sie ihm offen, wenn Sie schlechte Erfahrungen mit bestimmten Arzneimitteln oder Behandlungsmethoden gemacht haben.
- Achten Sie mit darauf, dass Medikamente und Hilfsmittel nicht auf ein und dasselbe Rezept geschrieben werden.
- Wenn alle Untersuchungen abgeschlossen sind, lassen Sie sich das Wichtigste erklären. Dies betrifft auch die Verordnung.
- Halten Sie die Verordnungen des Arztes bezüglich der Medikamente und empfohlenen Verhaltensweisen strikt ein. Sonst kann er sich bei den folgenden Nachuntersuchungen kein Bild vom Erfolg der Behandlung machen.
- Bleiben Sie nicht mitten in der Behandlung einfach weg, und versäumen Sie nicht die Nachsorgeuntersuchungen. Sie verzögern und gefährden ansonsten den Gesundungsprozess und erhöhen das Wiedererkrankungsrisiko.

9. Was versteht man unter Tumormarkern, und welche Tumormarker sollte ich in der Nachsorge kontrollieren lassen?

Unter Tumormarkern versteht man Substanzen, die von Krebszellen in die Blutbahn abgegeben und dort laborchemisch nachgewiesen werden können. Es gibt hunderte verschiedener Tumormarker, die in der Krebsnachsorge empfohlen werden. In der Leberkrebsnachsorge haben die Tumormarker Alpha-Fetoprotein (AFP), das karzinoembryonale Antigen (CEA) und das Cancer-Antigen CA 19-9 eine – allerdings sehr begrenzte – Bedeutung. Sind sie im Blut stark erhöht, so können sie Hinweise auf das Vorliegen eines Tumors geben; leider sind sie beim Leberkarzinom nicht sehr zuverlässig, da sie zum einen auch bei gutartigen Veränderungen des Lebergewebes vermehrt im Blut auftreten können und zum anderen gelegentlich auch trotz Ausbreitung des Tumors nicht im Blut nachgewiesen werden können. Bei Leberzirrhose, chronischer Hepatitis oder bei einer Schwangerschaft werden im Blut häufig fälschlich erhöhte Konzentrationen nachgewiesen. Trotz dieser Einschränkungen werden sie in der Nachbetreuung zur Kontrolle des Krankheitsverlaufs jedoch oft noch bestimmt. AFP-Konzentrationen von > 20 ng/ml gelten als erhöht und kontrollbedürftig. Bei einigen Leberzellkarzinomen, besonders jedoch beim cholangiozellulären Karzinom, ist AFP nicht auffällig. Die Tumormarker CEA und CA 19-9 sind bei diesem Tumortyp zuverlässigere Indikatoren.

Wichtiger als die oben genannten Tumormarker sind bei der Verlaufskontrolle von Target-Therapien molekulare Biomarker. Sie sagen etwas darüber aus, ob die Signalwege bzw. die Signalrezeptoren durch die Therapie gehemmt werden. Leider stehen diese Biomarker jedoch zurzeit (2007) noch nicht routinemäßig zur Verfügung. Die Industrie arbeitet intensiv an der Entwicklung derartiger molekularer Biomarker, die je nach potenziell signalhemmendem Medikament unterschiedlich sein können.

10. Bei mir sollen häufig Ultraschalluntersuchungen (Sonographien) durchgeführt werden. Wie ist die Aussagekraft?

Es handelt sich um eine schmerzlose und komplikationslose Untersuchungsmethode, die außerordentlich aussagekräftig ist, bei der keine Strahlenbelastung besteht und die beliebig oft wiederholt werden kann. Die Wertigkeit bei der Feststellung einer Zirrhose sowie bei der Karzinomsuche ist hoch; sie wird jedoch vor allem durch die Erfahrung des Untersuchers und die Qualität des Ultraschallgeräts beeinflusst.

Bei der Sonographie wird mithilfe energiereicher Schallwellen die unterschiedliche Schallreflexion von Organgeweben für die Diagnosestellung ausgenutzt. Jedes Organ hat nämlich ein anderes Schallreflexmuster. Die sonographische Diagnose einer Leberzirrhose erfolgt darüber hinaus über indirekte Parameter, das heißt durch den Nachweis eines Überdrucks in der Pfortader (portale Hypertension) und eine Milzvergrößerung.

Bei der Ultraschalluntersuchung durch die Bauchdecke hindurch – auch abdominale Sonographie genannt – werden die inneren Organe wie Leber, Niere, Harnleiter und Lymphknoten beurteilt. In vielen Fällen können bereits Lebertumoren von wenigen Millimetern Größe identifiziert werden. Bei an Zirrhose Erkrankten kann manchmal nur aus dem Ultraschallbefund und dem Verhalten des Tumors nach Kontrastmittelgabe die Diagnose eines Leberkarzinoms gestellt werden.

Die Sonographie hat eine große Aussagekraft bei der Suche nach Tumorabsiedlungen im Bauchraum, bei Lymphknoten- und eventuellen Leberme-

Diagnostik in der Nachsorge

tastasen. Bei der Suche nach bzw. beim Ausschluss von Tumorabsiedlungen im Brustkorb bzw. dem Skelett ist sie der Computertomographie und dem NMR allerdings unterlegen.

Spezielle Formen der Ultraschalluntersuchung (zum Beispiel die farbkodierte Duplexsonographie, besonders jedoch die kontrastmittelverstärkte Sonographie) können in Einzelfällen zusätzliche Informationen liefern. Seit einigen Jahren werden bei Ultraschalluntersuchungen besondere Kontrastmittel eingesetzt, die die Unterscheidung zwischen gut- und bösartigem Gewebe deutlich erleichtern. Sie reichern sich im Tumorgewebe besonders an, verändern die Schalldichte des Gewebes und erleichtern somit die Diagnose eines gefäßreichen Tumors (Abbildungen 5.1a und 5.1b).

Im Gegensatz zu jodhaltigen Röntgenkontrastmitteln handelt es sich bei den im Ultraschall verwendeten Mitteln um winzige Gas- oder Luftbällchen,

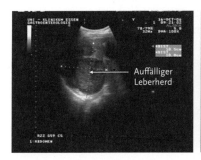
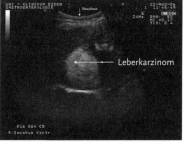

Abbildung 5.1a:
Die konventionelle Sonographie (ohne Kontrastmittel) zeigt einen großen und einen kleinen Rundherd in der Leber.
(Ich danke Herrn Priv.-Doz. Dr. Hilgard, Universität Essen, für die Überlassung der Sonographiebilder.)

Abbildung 5.1b:
Bei der Kontrastmittelsonographie reichert sich das Kontrastmittel besonders stark in diesen beiden Herden an. Der fragliche Rundherd wird schalldichter (echogener), also heller in der Bildgebung, womit sich der Verdacht auf einen bösartigen und gefäßreichen Tumor erhärtet. Die endgültige Bestätigung der Bösartigkeit dieser Tumorherde kann jedoch nur durch die feingewebliche Untersuchung des bei der Leberbiopsie gewonnen Lebergewebes erbracht werden. In diesem Fall bestätigte sich der Verdacht eines Leberzellkarzinoms bei der histologischen Untersuchung (Abbildungen 1.5 und 1.6).

die sich nach wenigen Minuten vollständig auflösen. Sie sind gut verträglich und führen nicht zu allergischen Reaktionen.

Ultraschalluntersuchungen werden gerne zur Therapieerfolgskontrolle beim Leberkrebs eingesetzt. Während bei einer Chemotherapie eine Tumorverkleinerung als Therapieerfolg gewertet wird, gestatten Veränderungen der Tumorgröße allerdings bei einer Behandlung mit signalhemmenden Therapien (z. B. Sorafenib) nur eine sehr begrenzte Aussage. Trotz erfolgreicher Therapie mit diesen Substanzen ändert sich nämlich anfangs kaum etwas an der Größe der Tumoren. Wichtiger als die Tumorgröße sind auch in der Sonographie erkennbare Strukturveränderungen.

Eine der Hauptwirkungen von Sorafenib (Nexavar®) beruht auf der geringeren Blutzufuhr und Ernährung des Tumors. Kommt es zu einer schlechteren Gefäßversorgung, also einem Verhungern des Tumors, so zeigt sich dies daran, dass das Tumorvolumen nicht weiter zunimmt und dass es zu einer veränderten Schalldichte des Tumorgewebes kommt, und erst sehr viel später an einer Tumorverkleinerung und/oder einer Tumorzerfallshöhle (Abbildung 2.5a, b und c).

11. Welche Untersuchung ist aussagekräftiger zum Ausschluss einer Wiedererkrankung an der Leber: die Ultraschalluntersuchung, die Computertomographie (CT), die Kernspintomographie (NMR), die Angiographie oder gar die Positronenemissionstomographie (PET)?

Es handelt sich bei all diesen Maßnahmen um sehr aussagekräftige Untersuchungen, die sich in ihrer Aussagefähigkeit gegenseitig ergänzen und nicht etwa einander ersetzen können.

Die Computertomographie ist ein spezielles Röntgenverfahren, mit dem der Körper Schicht für Schicht durchleuchtet werden kann. Anders als das normale Röntgenbild zeigt es den Körper im Querschnitt. Auch die Kernspintomographie ermöglicht es, den Körper schichtweise darzustellen. Dies ist sowohl horizontal als auch vertikal möglich (Abbildung 1.2, Seite 12). Letzteres Verfahren arbeitet mit Magnetfeldern; auf Röntgenstrahlen kann dabei verzichtet werden. Sie ermöglichen eine hohe Treffsicherheit bei der Unterscheidung zwischen gutartigen und bösartigen Veränderungen des Lebergewebes. Beide Untersuchungen sind völlig schmerzlos.

Die Darstellung der Blutgefäße in der Leber (Angiographie, Abbildung 2.2c, Seite 41) ist gerade beim Leberkrebs eine wichtige Untersuchung. Sie zeigt an, wie gut der Tumor durchblutet ist und ob solche lokalen Therapien wie eine Embolisierung sinnvoll sein können. Die Positronenemissionstomographie (PET) ist eine relativ teure Untersuchung, deren Kostenübernahme grundsätzlich bei der Kasse vorher beantragt werden muss. Sie kann allerdings gerade in der Therapieüberwachung und Nachsorge des Leberkarzinoms wertvolle Aufschlüsse darüber geben, ob in der Sonographie oder Computertomographie fraglich auffälliges Gewebe bösartig oder gutartig ist und ob der Tumor auf die Therapie angesprochen hat oder nicht.

Vorteile der Kernspintomographie (NMR) sind, dass sie zur Abklärung unklarer Narbenbezirke sowie auffälliger Veränderungen in der Wirbelsäule Wesentliches beitragen kann, dass sie auch bei Kontrastmittelunverträglichkeit durchgeführt werden kann und dass der Patient bei dieser Untersuchungsmethode keiner Strahlenbelastung ausgesetzt wird. Allerdings leiden manche Patienten unter Beklemmungen, wenn die NMR-Untersuchung vorgenommen wird.

12. Wozu dient die Szintigraphie?

Die Szintigraphie gibt die räumliche Verteilung einer radioaktiven Substanz an, die von den Zellen aufgenommen und gespeichert wird. Die Art und die Intensität der Verteilung der Radioisotope geben Aufschluss über eventuelle krankhafte Veränderungen.

In der Tumornachsorge hatte die Leberszintigraphie früher eine große Bedeutung, sie wird jedoch heute wegen ihrer Ungenauigkeit seltener durchgeführt. Auffallende szintigraphische Befunde in der Leber sind kein Beweis für Krebs. Es kann durch sie lediglich ein Verdacht geäußert werden, da sehr ähnliche Befunde auch bei gutartigen Veränderungen festzustellen sind.

Die Skelettszintigraphie hat hingegen nach wie vor eine große Bedeutung. Sie ist wesentlich empfindlicher als das Röntgen, kann das Röntgen jedoch nicht ersetzen. Allerdings speichern manche Knochenabsiedlungen die Radionuklide nicht, d. h., die Szintigraphie ist trotz Knochenbefall unauffällig. Die Absiedlungen lassen sich dann nur im Röntgenbild feststellen. Ein Grund für szintigraphische Untersuchungen in der Nachsorge kann sein, hierdurch die Effektivität einer durchgeführten Therapie zu überwachen. Sprechen die Tumorzellen auf eine durchgeführte Therapie an, so ändert sich ihr Speichermuster in der Szintigraphie.

13. Bei mir soll eine Laparoskopie erfolgen, da der Arzt sich bei der Sonographie nicht ganz sicher ist.

Bei der laparoskopischen Untersuchung, d. h. der endokopischen Untersuchung der Bauchhöhle und besonders der Leberoberfläche, lassen sich verdächtige Herde genauer beurteilen, und es lässt sich aus ihnen Gewebe zur feingeweblichen Untersuchung gewinnen. Im Labor kann der Pathologe dann feststellen, ob das entnommene Gewebe gutartig oder bösartig ist. Diese Untersuchung ist auch wichtig bei der Frage der einzuschlagenden Behandlung. Würde man mehrere Tumorherde über die ganze Leber verstreut feststellen, so käme statt einer Operation sicherlich eher eine systemische Therapie in Frage.

14. Bei mir soll eine Leberbiopsie (Gewebeentnahme) vorgenommen werden.

Eine eindeutige Diagnosesicherung ist oft nur durch die feingewebliche (histologische) Untersuchung von Tumorgewebe unter dem Mikroskop möglich. Dies ist bei der Mehrzahl der Patienten ohne große Belastung durch eine Punktion möglich. Dabei wird Gewebe aus der verdächtigen Region entnommen und anschließend untersucht. Die Punktion kann von außen unter Ultraschall- oder CT-Kontrolle mit einer langen, feinen Nadel (1–2 mm dick) durch die Bauchdecke unter örtlicher Betäubung erfolgen, aber auch bei einer Laparoskopie. Die Gewebeuntersuchung aus verdächtigen Leberregionen ist bei der Laparoskopie wesentlich genauer als bei der Punktion durch die Bauchdecke hindurch.
Mithilfe der Biopsie lassen sich einerseits gutartige von bösartigen Veränderungen und andererseits Leberzellkarzinome von Lebermetastasen anderer Tumoren unterscheiden.

Diagnostik in der Nachsorge 119

15. Es soll eine endoskopisch retrograde Cholangiographie (ERCP) zur Feststellung von Veränderungen in den Gallengängen vorgenommen werden.

Bei diesem Untersuchungsverfahren wird ein Endoskop bis zum Zwölffingerdarm vorgeschoben, und die Gallenwege werden wie mit einer Lupe systematisch nach verdächtigen Stellen abgesucht. Mit einer winzigen Kamera lassen sich die Gallenwege spiegeln (Cholangioskopie).

Mit einer kleinen Zange, die über einen Kanal im Inneren des Schlauches vorgeschoben wird, kann der Arzt gleichzeitig Gewebeproben (Biopsie) aus verdächtigen Regionen des Gallengangs entnehmen, um sie vom Pathologen untersuchen zu lassen. Bei Bedarf kann über das Endoskop auch eine Gallengangsdrainage gelegt werden, die den normalen Galleabfluss in den Zwölffingerdarm wiederherstellt.

16. Welche Vorsorgeuntersuchungen empfehlen Sie?

Es ist sehr wichtig, dass Sie auch in der »Nachsorge« an die Notwendigkeit der Vorsorgeuntersuchungen denken. Wenn man einmal von einem Krebsleiden geheilt wurde, so bedeutet dies ja in keiner Weise, dass man deswegen gegen Krebsleiden an anderer Stelle gefeit ist.

Zur Vorsorge empfehle ich Männern ab 45 Jahren jährlich eine Untersuchung der Prostata und der Haut, ab 50 Jahren einmal im Jahr eine Darmuntersuchung mittels Papierstreifen (Haemoccult®-Test) und ab 55 Jahren alle zehn Jahre eine Darmspiegelung.

Ich empfehle Frauen ab 30 Jahren jährlich eine Tastuntersuchung der Brüste und der Achselhöhlen sowie eine Untersuchung der Unterleibsorgane und eine Hautuntersuchung. Ab 45 Jahren sollte jährlich eine Mammographie, ab 50 Jahren eine Darmuntersuchung mit dem Papierstreifentest (Haemoccult®-Test) und ab 55 Jahren alle zehn Jahre eine Darmspiegelung durchgeführt werden.

Diese Untersuchungen können gleichzeitig mit anderen Nachsorgeuntersuchungen vorgenommen werden.

6 Wie macht sich eine Wiedererkrankung bemerkbar?
Fragen zu Symptomen eines Krankheitsrückfalls

1. Welche Beschwerden lassen auf eine Wiedererkrankung schließen?

Diese Frage lässt sich nicht in Kürze beantworten, zumal die meisten Beschwerden unspezifisch sind. Unspezifisch deswegen, weil sie auch völlig unabhängig vom Tumorleiden oder der Therapie auftreten können. Es gibt keine Beschwerden, die typisch für einen Rückfall sind.

Anhaltende Oberbauchbeschwerden weisen häufig auf eine Vergrößerung der Leber hin, was jedoch nicht zwangsläufig auf ein erneutes Fortschreiten des Tumors hinweisen muss. Allgemeine Leistungsminderung, Appetitmangel, Gewichtsverlust und körperlicher Verfall können die verschiedensten Ursachen haben. Diese Beschwerden können im Zusammenhang mit einer ungenügenden Leberfunktion stehen, aber auch auf eine Wiedererkrankung hinweisen.

Gewichtsveränderungen sind gerade bei Patienten mit Leberkrebs schlechte Indikatoren. Patienten mit einem Leberleiden sind meist untergewichtig. Bei Fieber mit Nachtschweiß muss man auch an die Möglichkeit einer Tuberkulose denken, die bei älteren und abwehrgeschwächten Menschen gerne wieder aufflackert. Tumorwachstum kann allerdings auch eine Ursache dafür sein.

Tabelle 6.1: Warnzeichen, die zu einem Arztbesuch führen sollten

- Gewichtsverlust trotz wachsendem Bauchumfang
- Schmerzen im rechten Oberbauch, Rückenschmerzen
- Juckreiz
- Gelbfärbung der Haut und der Bindehäute
- entfärbter Stuhl
- schwarzer, klebriger Stuhl, der wie Teer aussieht
- Fieber mit Nachtschweiß
- verlängerte Blutungszeit

Blutungsneigung, schlecht heilende Wunden oder schwarzer, klebriger Stuhl, der wie Teer aussieht, sind Warnzeichen, die eher auf eine unzureichende Leberfunktion und weniger auf ein erneutes Tumorwachstum schließen lassen.

2. Wo siedeln sich die Tochtergeschwülste (Metastasen) bevorzugt an?

Der Leberkrebs kann sich lokal (also in der Leber selber), auf dem Lymphwege (lymphogen) und auch über das Blut (hämatogen) ausdehnen.
Besonders häufig kommt es in der Leber selber zu einer Wiedererkrankung. Hierbei wird das gesunde Lebergewebe verdrängt. Die Folge kann eine schmerzhafte Vergrößerung der Leber, aber auch ein Leberversagen sein.
Ist der Tumor kleiner als 2 cm und sind die Blutgefäße noch nicht befallen, so ist eine Ausbreitung außerhalb der Leberkapsel sehr selten. Überschreitet der Tumor die Leberkapsel, so können das Zwerchfell, aber auch die großen Blutgefäße sowie die untere Hohlvene befallen werden.
Bei der lymphogenen Ausbreitung sind die Lymphknoten im Bauchraum besonders gefährdet.
Die hämatogene Metastasierung betrifft hauptsächlich die Lunge und das Skelett.

3. Ich habe ständig Schmerzen am Rücken. Können diese auf eine Wiedererkrankung in der Wirbelsäule hinweisen?

Diese Frage zwingt sofort zu Gegenfragen.
Schmerzen sind nämlich sehr uncharakteristische Beschwerden; sie können, aber müssen in keiner Weise ein Hinweis auf eine mögliche Wiedererkrankung sein. Dies trifft insbesondere auf Schmerzen am Rücken zu. Damit Ihr Arzt die Ursachen für die Schmerzen besser eingrenzen kann, wird er Ihnen möglicherweise einige der in Tabelle 6.2 aufgezählten Fragen stellen. Danach wird er wahrscheinlich eine Röntgenaufnahme oder eine Skelettszintigraphie veranlassen.

Tabelle 6.2: Fragen, die der Arzt meist bei dem Symptom »Schmerzen« stellt

- Seit wann bestehen die Schmerzen? Hatten Sie früher auch schon ähnliche Schmerzen? Wo sind sie lokalisiert? Sind sie in der Tiefe oder oberflächlich?
- Wie sind die Schmerzen (dumpf, bohrend, tief, brennend, krampfartig, ständig, lokalisiert oder diffus)?
- Strahlen die Schmerzen aus, gehen sie mit Gefühlsstörungen in den Armen oder in den Oberschenkeln einher?
- Besteht eine Abhängigkeit von der Atmung? Treten die Schmerzen nur bei Arm-/Beinbewegungen auf?
- Treten die Schmerzen nur bei Belastung oder auch (nur) in Ruhe auf? Handelt es sich um Druckschmerzen?
- Sprechen die Schmerzen auf Medikamente an? Wenn ja, auf welche Medikamente?

4. Das Essen schmeckt mir sehr gut, weswegen ich auch an Gewicht zugenommen habe. Dies kann ja nur ein gutes Zeichen sein, oder?

Gewichtsveränderungen sind sehr unspezifische Symptome. Leberkranke sind meist untergewichtig und leiden unter Appetitmangel. Bei Einlagerung von Wasser im Bauchraum (Aszites) kann es zu einer fälschlichen Gewichtszunahme kommen, die Gesundheit vortäuscht. Eine Gewichtszunahme ist also in keiner Weise eine Garantie für Krebsfreiheit.

Zu Gewichtsverlust infolge einer Tumorwiedererkrankung kommt es häufig erst, wenn der Tumor sich schon ausgebreitet hat und nachdem schon andere Tumorsymptome aufgetreten sind.

Appetitlosigkeit und Gewichtsabnahme müssen nicht unbedingt Verdachtshinweise auf ein Krankheitsfortschreiten zu sein. Andere körperliche und seelische Ursachen sowie Nebenwirkungen der Medikamente können hierfür auch in Betracht kommen.

5. Ab wann merke ich, ob die Lunge befallen ist?

Häufig bemerken Sie dies selber überhaupt nicht oder erst dann, wenn die Krankheit schon sehr weit fortgeschritten ist. Gelegentlich kommt es zu trockenem Husten. Durch die Röntgenuntersuchungen und die Computertomographie wird das Rezidiv in der Lunge im Allgemeinen relativ rasch erkannt.

6. Mit welchen Beschwerden gehen Krebsabsiedlungen im Skelett einher?

Knochenmetastasen gehen im Anfangsstadium häufig mit unspezifischen Schmerzen einher; auch im Spätstadium kann die Schmerzintensität sehr unterschiedlich sein. Überwiegend rühren »Knochen- und Gelenkschmerzen« zwar von Abnutzungserscheinungen der Wirbelsäule und der Gelenke her und haben nichts mit Tumorabsiedlungen zu tun, dennoch sollten Sie diese Schmerzen auf jeden Fall dem Nachsorgearzt mitteilen. Besonders bei einer Interferontherapie können unspezifische Knochenschmerzen auftreten.
Der Arzt verfügt über relativ genaue Untersuchungsmethoden (z. B. Skelettszintigraphie, Tumormarker, Röntgen, Computertomographie), die über die Ursache dieser Beschwerden Auskunft geben. Mit der Skelettszintigraphie gelingt es, Krebsabsiedlungen in den Knochen schon zu einem Zeitpunkt festzustellen, zu dem diese schmerzlos und noch nicht einmal im Röntgenbild feststellbar sind. Bei szintigraphischem Verdacht schließt sich eine Röntgenuntersuchung an.

7 Welche Behandlungsmöglichkeiten bestehen bei Fortschreiten bzw. bei Wiederauftreten der Erkrankung? Was tun bei Schmerzen?

Fragen zu den verschiedenen Behandlungsmöglichkeiten, zur Schmerztherapie und zu anderen unterstützenden Maßnahmen

1. Welche Behandlungsmöglichkeiten bestehen, wenn bei einer Nachsorgeuntersuchung Bösartiges festgestellt wird?

Diese Frage lässt sich pauschal nicht in Kürze beantworten, da die Behandlung je nach Lokalisation, Ausdehnung des Rezidivs, Gewebemerkmalen des Tumors sowie Beschwerden und Allgemeinzustand des Patienten und natürlich Vorbehandlung völlig unterschiedlich sein kann.

Bis in die Neunzigerjahre verblieb als einzige Option die operative Entfernung. Sie ist allerdings nur bei einer kleinen Anzahl der Betroffenen noch möglich. Die vor etwa 10 bis 15 Jahren entwickelten nicht operativen lokalen (interventionellen) Therapien bedeuteten einen beträchtlichen Fortschritt für diejenigen Patienten, die nicht operiert werden konnten. Leider kamen diese Therapieverfahren jedoch auch nur für wenige Patienten in Frage. Insbesondere bei Patienten mit ausgedehntem Tumorbefall können sie nicht angewendet werden. In diesen Fällen setzte man Zytostatika mit mehr oder minder großem Erfolg ein, häufig unter Inkaufnahme von unerwünschten Nebenwirkungen.

Heute setzt man große Hoffnungen auf eine kombinierte Chemo- und molekulare Therapie. Derzeit wird geprüft, ob sich die verschiedenen Therapieformen kombinieren lassen, ob die Kombinationen verträglich sind und ob die Patienten davon einen Vorteil haben. Manchmal kann man auf eine Behandlung ganz verzichten. Dies wird man dann tun, wenn der Tumor sehr langsam wächst, er keine Beschwerden bereitet und die Nachteile der Behandlung die möglichen Vorteile überwiegen.

2. **Mein Onkel ist an Krebs verstorben. Schon bald nach der Operation bekam er einen Rückfall (Rezidiv) und hatte danach monatelang furchtbare Schmerzen. Er musste sich bis zu seinem Tode sehr quälen. Gibt es heute bessere Therapien gegen das Rezidiv? Werde ich später auch solche Schmerzen haben?**

Gerade in der Therapie des fortgeschrittenen Leberkarzinoms sind in den letzten Jahren große Fortschritte erzielt worden. Dies betrifft auch die Schmerzbehandlung. Es gibt heute so gute und so nebenwirkungsarme Schmerztherapien und Schmerzmittel, dass quälende Beschwerden in der letzten Lebensphase wirklich die Ausnahme darstellen. Ausführlicheres zu den verschiedenen Schmerzbehandlungsmöglichkeiten und ihren Nebenwirkungen finden Sie in dem Ratgeber »Delbrück: Krebsschmerz« (siehe Literaturauswahl).

3. **Ich habe zwar Schmerzen, möchte jedoch ungern zu Schmerzmitteln greifen. Wer weiß, ob ich nicht später stärkere Schmerzen habe und Schmerzmittel brauche, die dann jedoch wegen der lang dauernden Anwendung nicht mehr wirken könnten.**

Ihre Vorstellungen und Ängste vor einer eventuellen Gewöhnung waren noch vor einigen Jahren richtig; sie gelten heute jedoch als überholt. Wir verfügen über eine Reihe völlig unterschiedlich wirkender schmerzstillender Medikamente, die wesentlich nebenwirkungsärmer als früher sind. Auch wird die Gefahr einer Schmerzmittelgewöhnung bei Krebspatienten heute wesentlich geringer als vor einiger Zeit eingeschätzt.
Heute weiß man, je früher mit der Behandlung von Tumorschmerzen begonnen wird, desto niedrigere Schmerzmitteldosierungen sind notwendig. Seien Sie also kein »Held«! Tumorschmerzen machen Sie nicht härter, sondern zermürben Sie auf die Dauer. Es macht nicht nur keinen Sinn, die Schmerzen aushalten zu wollen, sondern es erhöht auch das Risiko, dass Sie schließlich stärkere Schmerzmittel brauchen werden.
Die Entscheidung, welches Schmerzmittel das für Sie beste ist, sollten Sie nur dem erfahrenen Arzt überlassen. Ansonsten kann es passieren, dass Sie mit »Kanonen auf Spatzen schießen« oder dass Sie noch weiterhin

Schmerzen haben. Gerade die beim Leberkrebs auftretenden Schmerzen sprechen auf einige Substanzen und Kombinationen besser und auf andere schlechter an.

4. Es dauert immer einige Zeit, bis die Schmerzmedikamente wirken. Was kann ich bis dahin zur Linderung der Schmerzen tun?

Es kann unterschiedlich lange dauern, bis die Wirkung der verschiedenen Schmerzmedikamente eintritt. Es gibt einige Schmerzmittel, die schon kurz nach Einnahme wirken, andere hingegen sind erst nach einer halben Stunde wirksam.

Häufig helfen Ablenkungsstrategien, so z. B. Musik hören, fernsehen, Bilder betrachten und beschreiben, ein Buch lesen, ein Puzzlespiel machen, mit einer anderen Person sprechen. Manchen Patienten verschafft eine Hautmassage Erleichterung.

Versuchen Sie es mit einer Entspannungstechnik, z. B. mit der Muskelrelaxation, dem autogenen Training, dem bewussten Atmen oder einer der Visualisierungstechniken. Tipps hierfür, ebenso wie speziellere Empfehlungen für die Schmerzbehandlung bei Krebspatienten, finden Sie in dem Ratgeber »Delbrück: Krebsschmerz« (siehe Literaturauswahl).

Sollten derartige Schmerzepisoden häufiger auftreten, muss möglicherweise die Medikation geändert werden und »präventiv« entweder eine andere Dosierung oder gar ein anderes Medikament gewählt werden.

5. Kann ich nach Schmerzmitteln süchtig werden?

Theoretisch ja, insbesondere nach morphinhaltigen Medikamenten. Das Risiko ist abhängig von der Art des Medikaments, der Dosis und der Dauer der Einnahme.

Wegen der Suchtgefahr fallen einige zentral wirkende Schmerzmittel unter das Betäubungsmittelgesetz. In der Praxis kommt es bei Tumorpatienten jedoch selbst nach Einnahme dieser »Betäubungsmittel« so gut wie nie zu Suchtproblemen, wenn folgende Bedingungen eingehalten werden:

Therapie bei Wiedererkrankung

- Die Medikamente werden nur wegen ihrer schmerzstillenden Wirkung eingenommen.
- Die Medikamente werden in regelmäßigen Zeitabständen verabreicht.
- Die Medikamente werden nur in Form von Tabletten, Schmerzpflastern, Lösungen oder Zäpfchen und nicht in Form von Spritzen verabreicht.
- Die notwendige Schmerzmitteldosierung wird individuell bestimmt, die Dosisanpassung erfolgt kontrolliert und in kleinen Schritten.

Die zumeist unberechtigte Angst vor einer Sucht ist mit einer der Gründe dafür, dass viele Patienten keine ausreichende Schmerzmedikation erhalten und so in ihrer Lebensqualität eingeschränkt werden.

6. Ich soll möglichst regelmäßig morphinhaltige Schmerzmittel einnehmen. Innerlich wehre ich mich sehr gegen diese »Suchtmittel«, die man doch eigentlich erst ganz zum Schluss einsetzen sollte, wenn die Schmerzen unerträglich werden.

Sie haben unrecht. Es gibt Morphintabletten mit einer Langzeitwirkung, die wegen ihrer guten Wirkung bei geringen Nebenwirkungen schon sehr frühzeitig eingesetzt werden sollten. Obwohl grundsätzlich eine Sucht möglich ist – morphinhaltige Schmerzmittel fallen daher auch unter das Betäubungsmittelgesetz –, ist mir bislang bei keinem Krebspatienten eine Suchtentwicklung bekannt geworden. Voraussetzung ist, dass die morphinhaltigen Medikamente in regelmäßigen Abständen eingenommen werden. Die Einnahme »nach Bedarf« ist mit höheren Dosen und einer größeren Suchtgefahr verbunden.

7. Welche Nebenwirkungen haben morphinhaltige Schmerzmedikamente?

Die wesentlichste Nebenwirkung ist die Verstopfung, weswegen Sie gleichzeitig mit den Morphintabletten stuhlgangsfördernde Mittel einnehmen sollten (z. B. Milchzucker bzw. Laktulose). Gelegentlich kommt es – insbesondere in den ersten Tagen – zu Abgeschlagenheit und Müdigkeit. Diese legt sich häufig. Einige Patienten können die Morphintabletten wegen Gallenbeschwerden nicht vertragen.

Ausführlicheres finden Sie im Ratgeber »Delbrück: Krebsschmerz« (siehe Literaturauswahl).

8. Ist eine Heilung noch möglich, wenn bei der Kontrolluntersuchung ein bösartiger Befund festgestellt wird?

Häufig hat sich der Tumor schon über die Leber hinaus ausgebreitet. In diesem Fall wird man Therapien bevorzugen, die in erster Linie das Wachstum des Tumors für eine mehr oder minder lange Zeit zumindest verlangsamen und die Krankheit in einen chronischen Zustand überführen. Bei ausgedehntem Rezidiv bzw. multiplen Metastasen verzichtet man häufig auf eine völlige Beseitigung des Rezidivs, weil dies manchmal nur auf Kosten beträchtlicher Nebenwirkungen möglich ist. Eventuell begnügt man sich mit einer unvollständigen Entfernung oder behandelt nur mit Medikamenten.

Dank der heutigen medikamentösen Therapiemöglichkeiten lässt sich das Wachstum selbst eines ausgedehnten Leberkarzinoms häufig noch für viele Monate aufhalten.

9. Welche Behandlung wird durchgeführt, wenn sich neue Geschwulstabsiedlungen in der Leber gebildet haben?

In erster Linie wird man an eine erneute Operation denken, die jedoch häufig nicht mehr möglich ist. Dies sollte allerdings kein Grund zur Resignation sein, denn in den letzten Jahren wurden eine Anzahl völlig unterschiedlicher, aber sehr wirksamer Behandlungsverfahren entwickelt, die zu einer Tumorverkleinerung, Lebensverlängerung und Linderung der Beschwerden führen.

Sind der Tumor bzw. die Beschwerden auf die Leber beschränkt, kommen lokale »interventionelle« Maßnahmen in Frage, die das Tumorwachstum unter Kontrolle halten. Bei großen oder mehreren Tumorherden in der Leber oder einem Befall anderer Organe wird man hingegen eher eine systemische Therapie in Betracht ziehen.

Zu den lokalen »interventionellen« Therapien zählen die Verödung des Leberkrebses mit einer hochprozentigen Alkoholinjektion, die zur Verkochung des Lebertumors führende Kryotherapie, die Verstopfung der den Tumor mit Blut versorgenden Blutgefäße (Embolisierung) mit oder ohne Chemoembolisation (TACE) und die interne oder externe Bestrahlung (siehe Kapitel 2). All diese lokalen Behandlungsmethoden lassen sich mit Zytostatika kombinieren (z. B. Chemoembolisation); große Hoffnung setzt man auf die Kombination mit signalhemmenden Medikamenten, die momentan in vielen Therapiestudien getestet werden.

Tabelle 7.1: Behandlungsmöglichkeiten bei nicht operablen Lebertumoren

- Embolisation
- Chemoembolisation (TACE)
- Radioembolisation
- Kryotherapie
- regionale arterielle Chemotherapie
- systemische Chemotherapie
- signalhemmende medikamentöse Therapien
- Radiochemotherapie
- intratumorale Alkoholinjektion
- externe Radiotherapie
- laserinduzierte Hyperthermie
- perkutane Mikrowellenkoagulationstherapie

10. Wann ist eine Chemotherapie indiziert?

Zytostatika wirken sehr gut gegen rasch wachsende Zellen, eine Eigenschaft, die in besonderem Maße auf Krebszellen zutrifft. Wenn der Tumor sehr schnell wächst und sich möglicherweise schon auf andere Organe ausgedehnt hat, wird man eine Chemotherapie in Betracht ziehen. Leider spricht das Leberzellkarzinom jedoch nur schlecht auf Zytostatika an, weswegen diese Medikamente in sehr hoher Dosierung unter Inkaufnahme von erheblichen Nebenwirkungen gegeben werden müssen.

11. Welche Behandlung wird durchgeführt, wenn sich Geschwulstabsiedlungen im Skelett gebildet haben?

Im metastasierten Stadium ist das Skelett häufig betroffen. Die Wirbelsäule, das Becken und die Rippen gelten als besonders gefährdet.

Wenn eine Frakturgefährdung oder Schmerzen bestehen, so lassen sich durch eine auf die Knochenherde begrenzte Bestrahlung zumeist sehr schnell Schmerzfreiheit und eine bessere Stabilität erzielen. Eventuell wird man die Strahlentherapie mit medikamentösen Therapien kombinieren. Zur Verkleinerung von Knochenmetastasen ist jedoch eine relativ hohe Strahlendosis notwendig.

Seit einigen Jahren setzt man gerne zusätzlich Substanzen ein, die die Aktivität der knochenauflösenden Zellen bremsen und das Gleichgewicht von Knochenauflösung und Knochenneubildung wieder herstellen. Die durch die Knochengeschwülste verursachten Skelettkomplikationen (z. B. Knochenbrüche) können dank der Gabe von Bisphosphonaten verringert werden.

Eine Operation (Osteosynthese) kommt dann in Betracht, wenn die Stabilität – z. B. der Wirbelsäule – gefährdet ist. Drohende oder eingetretene Wirbelsäulenfrakturen werden durch orthopädische Korsetts oder Liegeschalen ruhiggestellt und stabilisiert.

12. Bei mir ist es zu einer Tumorabsiedlung im Gehirn mit Krampfanfällen gekommen. Bekannte haben mir von der positiven Wirkung von Rote-Bete-Saft berichtet. Was halten Sie davon?

Absiedlungen des Leberkarzinoms sind in nahezu allen Organen möglich, so auch im Gehirn. Sie können operativ oder strahlentherapeutisch sehr gut angegangen werden. Ich kenne viele Patienten, bei denen es hiernach zu einer lang währenden Beschwerdefreiheit kam.

Bei isolierten Hirnmetastasen bevorzugt man im Allgemeinen eine Operation oder eine stereotaktische Einzeitbestrahlung. Bei multiplen Hirnmetastasen ist eine Ganzhirnbestrahlung und bei Befall der Hirnhäute eine Chemotherapie indiziert.

Von Rote-Bete-Saft halte ich sehr wenig. Eine tumorhemmende Wirkung ist mir nicht bekannt.

13. **Bei mir ist es zu einer Tumorabsiedlung im Skelett gekommen. Ich habe sehr starke Schmerzen. Die Strahlentherapie und die Tumormedikamente wirken nicht mehr. Die morphinhaltigen Schmerzmedikamente sind nicht sehr effektiv und haben Nebenwirkungen.**

Schmerzen im Skelett sprechen manchmal auf die einfachen Schmerzmittel der Stufe 1 (periphere Schmerzmittel) besser an als auf Schmerzmittel der Stufe 3 (morphinhaltige Schmerzmittel).
Wenn die klassischen Schmerztherapien sowie die Gabe von Bisphosphonaten nicht mehr in Frage kommen, so kann man eine innere Bestrahlung mit Radioisotopen durchführen. Bei dieser »inneren Bestrahlung« injiziert man z. B. Strontium 89 in die Vene. Das Radionuklid reichert sich in den schmerzhaften Skelettabsiedlungen an und entfaltet dort eine hochkonzentrierte, jedoch örtlich begrenzte Wirkung. Diese Behandlung bewirkt manchmal eine prompte Schmerzlinderung, die viele Wochen und Monate anhält. Sie ist häufig auch dann noch möglich, wenn eine klassische Strahlenbehandlung aufgrund der Nebenwirkungen nicht mehr durchgeführt werden kann.
Die Schmerzbehandlung des Leberkarzinoms verlangt besondere onkologische und gleichzeitig schmerztherapeutische Erfahrungen. Sie sollten sich daher von einem schmerztherapeutisch bzw. onkologisch erfahrenen Arzt betreuen lassen.

14. **Mir wurden vom Heilpraktiker eine Frischzellenbehandlung und pflanzliche Präparate gegen die Lebermetastasen empfohlen.**

Es ist bislang nach einer derartigen Therapie weder eine Wirkung gegen Krebs noch eine prophylaktische Wirkung zur Verhinderung einer Wiedererkrankung wissenschaftlich belegt worden. Nach Injektionen von Frischzellen sind tödliche Zwischenfälle beschrieben worden.
Bevor Sie zu solchen alternativen Heilmethoden greifen, sollten Sie die klassischen Möglichkeiten der medikamentösen Metastasentherapie nutzen.

15. Muss ich bei einer Tumortherapie wieder ins Krankenhaus?

Bei einer Operation ist das notwendig. Viele interventionelle, lokale Therapien können hingegen ambulant durchgeführt werden. Die meisten der beim Leberkarzinom eingesetzten Chemotherapien können ebenfalls ambulant verabreicht werden; die molekularen Therapien (signalhemmende Medikamente, Target-Therapien) werden in Form von Tabletten, andere als Kapseln oder auch z. T. als Infusionen verabreicht.

16. Ich kenne mehrere Patienten, die kurz vor dem Tode eine Chemotherapie erhielten. Sie hat damals die Qual der Patienten verstärkt. Warum wurde sie dennoch eingesetzt?

Es gehört zu den bedauerlichen Tatsachen, dass eine Chemotherapie häufig allzu unkritisch von unerfahrenen Ärzten in hoffnungslosen Situationen eingesetzt wird. Auch sind die Erwartungen an eine Chemotherapie nicht nur von den Patienten, sondern auch von manchen unerfahrenen Medizinern übersteigert. Aus Unwissenheit werden häufig falsche Ziele propagiert.

Die Deutsche Krebsgesellschaft hat bislang vergeblich gefordert, dass nur onkologisch qualifizierte und erfahrene Ärzte eine Chemotherapie durchführen dürfen.

17. Ein Bekannter von mir erhielt eine Strahlentherapie. Zuvor hatte er jahrelang sehr gut und schmerzfrei gelebt. Seit der Strahlentherapie ging es ihm zunehmend schlechter; es traten sehr starke Schmerzen auf.

Hier werden Ursache und Folge verwechselt! Die Strahlentherapie wird häufig erst sehr spät eingesetzt, nämlich dann, wenn die Krankheit wieder ausgebrochen ist und Beschwerden auftreten. Trotz der Therapie kommt es dann noch zu einer Verschlimmerung. Dem »Ruf« der Strahlentherapie hat diese Einstellung sehr geschadet. Vieles, was der Strahlentherapie angelastet wird, ist in Wirklichkeit dem fortschreitenden Krankheitszustand zuzuschreiben.

18. Der Arzt meint, dass meine Beschwerden nicht mit dem Tumorleiden zusammenhängen, sondern eine Folge der gestörten Leberfunktion sind.

Ein sehr häufiger Grund für die gestörte Leberfunktion ist eine zunehmende bindegewebige und zirrhotische Durchdringung der Leber (Leberzirrhose). Das gesunde Lebergewebe reicht dann nicht mehr aus, um lebenswichtige Aufgaben zu erfüllen.

Es kommt dann zu einem fortschreitenden Eiweiß-, besonders Albuminmangel mit nachfolgender Unterernährung und Infektanfälligkeit. Die Leberzirrhose führt zu einem Blutstau vor der Leber (portale Hypertension) und im schlimmsten Fall zu einem Platzen der gestauten Blutgefäße (z. B. in der Speiseröhre = Varizenblutung). Bestimmte Hormone werden nicht mehr abgebaut. Die Folge sind hormonelle Beschwerden (Potenzverlust, Sistieren der Monatsblutung).

Schafft die Leber die Entgiftung anfallender Stoffwechselprodukte nicht mehr, so macht sich dies zuerst durch Konzentrationsstörungen und Vergesslichkeit, rasche Ermüdbarkeit und schließlich sogar Verwirrtheitszustände bemerkbar.

Lebenswichtige Vitamine werden nicht mehr aufgenommen, und in der Folge kommt es zu Vitaminmangelerscheinungen, so z. B. wegen der gestörten Blutgerinnung zu Blutungen.

19. Die Gelbsucht (Ikterus) nimmt bei mir zu.

Die typische Gelbfärbung der Haut, der Schleimhäute und vor allem die Gelbfärbung der Augen entstehen durch eine Vermehrung des gelben Gallenstoffes (Bilirubin) im Blut und im Gewebe. Die Gelbsucht weist auf eine gestörte Leberfunktion hin, muss also nichts mit dem Tumorleiden zu tun haben. Vorrangig bei der Behandlung ist die Ursachenbeseitigung.

Die Gelbsucht ist am häufigsten die Folge eines Gallestaus. Der Gallestau kann seine Ursache in der Leber oder in den Gallengängen außerhalb der Leber haben. Bei einem mechanischen Verschluss des Gallengangs außerhalb der Leber kann endoskopisch (ERCP) oder chirurgisch durch Einlage einer Prothese (Stent) ein Galleabfluss wiederhergestellt und dadurch ein Abschwellen des Ikterus ermöglicht werden.

Gelegentlich kann es sein, dass eine Ableitung mit der ERCP vom Darm her nicht möglich ist. In diesem Fall ist es hilfreich, eine Drainage von außen (durch die Haut/Leber) unter Röntgenkontrolle durchzuführen. Die Galle wird dann nach außen abgeleitet. Auch diese Maßnahme kann ambulant durchgeführt werden.

Alle Formen der Drainage können verstopfen. Es muss dann schnell Abhilfe geschaffen werden, denn solche Verschlüsse können zu sehr unangenehmen Gallengangsentzündungen führen. Erste Anzeichen dafür sind eine dunkle Verfärbung des Urins, Gelbsucht und/oder Fieber; dies sollte sofort dem Arzt gemeldet werden.

Auch führen manche Medikamente zu einer Gelbsucht. Bei medikamentös verursachtem Gallestau ist eine Normalisierung der Leberfunktion nach Absetzen der Medikamente zu erwarten.

20. Ich habe quälenden Juckreiz (Pruritus).

Bei einem Aufstau der Galle kommt es zu Gelbsucht und einer Ablagerung in der Haut mit starkem Juckreiz. Die beste Therapie besteht in einer Wiederherstellung des Gallenflusses, z. B. durch die Einlage eines Kunststoffröhrchens (Stent).

Medikamente zur Bindung von Gallensäuren können den Juckreiz mildern (Colestyramin, Colestipol, H-Antagonisten, Ursodesoycholsäure). Gelegentlich helfen auch Antihistaminika. Außerdem können eine UV-Bestrahlung, Rifampicin sowie die Opioidantagonaisten Naloxon oder Naltrexon einen Rückgang des Pruritus erreichen.

21. Wie entsteht Aszites? Welche Faktoren sind dafür verantwortlich?

Eine sehr belastende Komplikation ist die Ansammlung von Flüssigkeit in der freien Bauchhöhle. Dieses »Bauchwasser« wird als »Aszites« bezeichnet. Ursächlich hierfür kommen in erster Linie eine gestörte Leberfunktion, meist eine fortgeschrittene Leberzirrhose, aber auch ein Ausbreiten des Tumors in Frage.

Die Folgen dieser Störungen sind u. a., dass die Nieren Kochsalz und Wasser nicht adäquat ausscheiden, sondern im Körper zurückhalten. Es kommt zum Übertritt von Flüssigkeit aus den Blutgefäßen in die Bauchhöhle. Nicht selten treten gleichzeitig in den Beinen Wasseransammlungen auf (sog. »Ödeme«). Geringe Aszitesmengen werden nicht bemerkt. Bei größeren Wasseransammlungen kommt es zu einer Gewichtszunahme trotz eher geringerer Nahrungszufuhr, zu einer Zunahme des Bauchumfanges und zu begleitenden Beschwerden wie Appetitlosigkeit und Atemnot bei Belastung.

22. Was kann ich gegen die Bauchwassersucht (Aszites) tun?

Größere Aszitesmengen führen zu einer Auftreibung des Bauchs mit verstrichenem Nabel und verursachen Luftnot, Schmerzen sowie Einschränkungen der Beweglichkeit. Diese Beschwerden lassen sich lindern.

1. *Durch Diät.* Die Salzzufuhr sollte radikal reduziert werden. Es sollte möglichst ungesalzen gekocht werden, es darf auch nicht nachgesalzen werden. Auf kochsalzhaltige Lebensmittel (z. B. bestimmte Käse- und Wurstsorten, Fertiggerichte, bestimmte Mineralwässer) muss verzichtet werden. Problematisch bei dieser Diät ist der fade Geschmack, der nicht von allen Patienten ertragen wird. Falls dadurch die Nahrungszufuhr zu stark eingeschränkt wird, muss die Diät allerdings gelockert werden. Ist eine Flüssigkeitsbeschränkung notwendig, sollte bevorzugt natriumarmes Mineralwasser getrunken werden.
2. *Durch Medikamente.* Es werden Präparate eingesetzt, die die Kochsalz- und Wasserausscheidung über die Niere steigern. Wirksamstes Medikament ist Spironolacton (z. B. Aldactone®). Es wird meistens mit einem zweiten Medikament (Furosemid = z. B. Lasix®) kombiniert. Man beginnt mit niedrigen Medikamentendosen, die unter ärztlicher Aufsicht gesteigert werden. Wichtig ist, dass der Aszites nur langsam ausgeschwemmt werden darf (Der tägliche Gewichtsverlust sollte nicht mehr als 500–750 g betragen!). Die tägliche Gewichtskontrolle ist bei allen Patienten mit fortgeschrittener Leberzirrhose und bei Aszites notwendig.
3. *Durch Punktion des Aszites.* Unter Ultraschallsicht wird an einer geeigneten Stelle punktiert. So können mehrere Liter (bis zu 20 l) Aszites auf einmal abgelassen werden. Besser ist jedoch das wiederholte Ablassen von 3–5 Litern Aszitesflüssigkeit. Damit der Kreislauf durch den raschen Flüssigkeitsverlust nicht belastet wird, muss gleichzeitig Flüssigkeit in-

fundiert werden. Bei niedrigem Albuminspiegel (oft erkennbar an gleichzeitig vorliegenden Ödemen) sollte die Infusion auch Eiweiße, besonders Albumin, enthalten.

23. Was kann man bei einer Enzephalopathie tun?

Ursache ist eine ungenügende Entgiftungsleistung der Leber, wobei als Marker das Ammoniak im Blut dient. Da vor allem Bakterien im Dickdarm für die Ammoniakproduktion verantwortlich sind, besteht das Therapieziel in einer Reduktion der Produktion von Ammoniak durch Bakterien. Dies kann durch die Gabe von Milchzucker (Laktulose), aber auch durch die Gabe schlecht resorbierbarer Antibiotika wie Neomycin erreicht werden.

Bei starker Enzephalopathie ist ein stationärer Krankenhausaufenthalt notwendig, um die Ernährung künstlich über die Vene zu ermöglichen. Nach Besserung des Zustands wird zunächst eine eiweißarme Kost als vegetarische Ernährung mit Eiweiß hoher biologischer Wertigkeit eingeleitet (Kartoffel-Ei–Diät). Anschließend wird die Eiweißzufuhr mit Milch und Eiprotein auf 40 g pro Tag gesteigert. Schließlich folgt mit Fisch und Fleisch eine normale Eiweißzufuhr (60 g täglich).

24. Auch wenn die Wirksamkeit vieler in der Laienpresse und von Naturheilkundigen empfohlenen Krebsmittel nicht bewiesen ist, so ist doch auch nicht deren Schädlichkeit belegt. Vielleicht ist eines dieser angepriesenen Mittel doch nützlich und heilsam. Außer Kosten und Enttäuschung kann mir doch nichts passieren, wenn ich all diese angebotenen Alternativen nutze.

Der Erfolg einer solchen »Schrotschusstherapie« ist aus mehreren Gründen fragwürdig. Die scheinbar harmlosen »Biomittel« können nämlich auch für böse Überraschungen sorgen. So weiß man, dass ein und dasselbe Präparat bei einer Dosis das Tumorwachstum hemmen, bei einer anderen Dosis das Tumorwachstum hingegen beschleunigen kann. Eine klare Dosis-Wirkungskurve gibt es nur bei sehr wenigen dieser Medikamente. Neben der fraglichen Wirksamkeit dieser Präparate sind also auch die Nebenwirkungen unklar.

25. **Ich las kürzlich in einer Illustrierten von einem sensationellen neuen Krebsmittel, das bei einem schon »Totgesagten« zu einer erstaunlichen Besserung führte. Was halten Sie davon? Wo kann ich dieses Mittel erhalten?**

Aufgrund langjähriger Erfahrungen habe ich gelernt, gegenüber derartigen, sensationell aufgemachten Illustriertenberichten zurückhaltend zu sein. Solche Berichte erscheinen in mehr oder weniger regelmäßigen Abständen, verwirren die Leser, wecken falsche Hoffnungen und führen nicht selten dazu, dass andere lebenswichtige Therapien verzögert werden. Sie sollten Ihren Arzt nach seiner Meinung fragen oder sich mit dem Krebsinformationsdienst (KID) in Verbindung setzen. Die Adresse lautet: Im Neuenheimer Feld 280, 69120 Heidelberg.

Dieser Krebsinformationsdienst für Laien ist kostenlos. Er wird vom Deutschen Krebsforschungszentrum Heidelberg unterhalten und beschäftigt hauptamtlich mehrere Mitarbeiter, die ausschließlich den Rat und Hilfe suchenden Krebspatienten Auskunft geben sollen. Er ist täglich von 8 bis 20 Uhr unter der Telefonnummer 08 00/4 20 30 40 zu erreichen.

26. **Meine Krankenkasse weigert sich, die Kosten für eine als alternativ geltende Tumortherapie zu übernehmen. Kann sie das? Was kann ich zur Durchsetzung meiner Rechte tun?**

Die Krankenkassen brauchen nicht für Kosten aufzukommen, die durch die Anwendung wissenschaftlich nicht allgemein anerkannter Untersuchungs- und Behandlungsmethoden oder Arzneimittel entstehen. Andererseits können von der Kasse auch die Kosten von Behandlungsmethoden besonderer Therapieeinrichtungen dann erstattet werden, wenn keine anerkannten schulmedizinischen Behandlungsmethoden existieren oder diese im Einzelfall schon ausgeschöpft, ungeeignet oder unzumutbar sind.

Entscheidend ist, dass Sie vor einer Behandlung einen entsprechenden Antrag auf Übernahme der Kosten stellen. Eine schriftliche Bescheinigung des behandelnden Arztes ist zu empfehlen.

Grundsätzlich sollten Sie bei Problemen mit Kassen oder Behörden immer persönlich (zumindest am Telefon) mit dem für Sie zuständigen Sachbearbeiter sprechen. Die meisten Mitarbeiter der Kranken- und Rentenversicherungen sind ernsthaft bemüht, Ihnen zu helfen. Lässt sich herbei das Problem nicht aus dem Weg schaffen, so tragen Sie Ihr Anliegen auf jeden Fall in einem schriftlichen Antrag vor. Bei einer Ablehnung können Sie dann innerhalb der angegebenen Frist in einem formlosen Brief Widerspruch einlegen und das Hinzuziehen eines Gutachters beantragen. Selbstverständlich sollten Sie auch mit dem Arzt Ihres Vertrauens über die Problematik sprechen und seinen Rat einholen.

27. Ich habe erhebliche Probleme mit dem mich behandelnden Arzt. Mit dem Verhalten meiner Krankenkasse bin ich auch nicht einverstanden. Wo bekomme ich juristischen Rat?

Beratung (und zum Teil auch juristische Unterstützung) in solchen Situationen bieten die Sozialdienste vieler onkologischer Schwerpunkte, die Bezirks- und Kreisstellen des Sozialverbandes VdK Deutschland, die Sozialberatungsstellen in Städten und Gemeinden, die Gewerkschaften, der Paritätische Wohlfahrtsverband, das Diakonische Werk und der Caritasverband.

Juristischen Rat in Sachen Medizinrecht gibt es bei der Stiftung Gesundheit aus Kiel. Sie bietet bundesweit kostenfreie Erstberatungen bei Konflikten zwischen Patienten und Ärzten sowie bei Problemen mit der Kranken-, Renten- oder Pflegeversicherung an (*http://www.medizinrechtsberatungsnetz.de*).

28. Das Schlimmste für mich sind die Wartezimmergespräche. Hier kursieren manchmal Schauergeschichten, die sich an Schrecklichkeiten überbieten.

Sie werden nicht nur dort die unterschiedlichsten Erfahrungen machen und die verschiedensten Ratschläge erhalten. Einige von Ihnen mögen sinnvoll sein, andere sind unsinnig und gefährlich. Viele beruhen auf persönlichen Erfahrungen und Erlebnissen aus dem Bekanntenkreis. Sie sollten auf keinen Fall in solchen Gesprächen die Hauptquelle Ihrer Informationen sehen und im Zweifelsfall immer das Gespräch mit dem Arzt Ihres Vertrauens suchen.

29. Wie kann ich den behandelnden Ärzten im Falle meiner Bewusstlosigkeit bzw. Unfähigkeit, über längere Zeit meinen Willen zu äußern, begreiflich machen, dass lebensverlängernde Therapien unterbleiben sollen?

Seit in der modernen Medizin vieles »machbar« geworden ist, sind die Ärzte, Patienten und Pflegenden immer häufiger gefordert, existenzielle Entscheidungen an der Grenze des Lebens zu treffen.

»Patientenverfügungen«, vom Patienten vorher abgefasst, können den Ärzten und dem Pflegeteam sehr dabei helfen, etwas über den Willen des Patienten zu erfahren.

Die Verbindlichkeit derartiger »Patientenverfügungen« ist zwar juristisch nicht eindeutig geklärt, jedoch fühlen sich die meisten Ärzte aus ethischer Sicht daran gebunden. Die deutsche Bundesärztekammer erklärt hierzu: »Patientenverfügungen sind verbindlich, sofern sie sich auf die konkrete Behandlungssituation beziehen und keine Umstände erkennbar sind, dass der Patient sie jetzt nicht mehr gelten lassen würde«.

Sinnvoll ist, die Patientenverfügung mit einer Vorsorgevollmacht zu koppeln, d. h., eine Person zu benennen, die im Sinne des Patienten entscheidet, wenn dieser selbst hierzu nicht mehr in der Lage ist.

Ein ärztliches Beratungsgespräch vor der Erstellung der Patientenverfügung ist empfehlenswert, wobei die Patientenverfügung mit Blick auf konkrete Situationen und Maßnahmen formuliert werden sollte. Auf keinen Fall darf die schriftlich abgefasste Patientenverfügung das Gespräch mit dem Arzt ersetzen, sondern vielmehr sollte sie das Gespräch immer ergänzen.

Die Patientenverfügung muss zum Zweck des Nachweises schriftlich erstellt, mit Datum versehen und von dem Verfügenden unterschrieben werden. Die Unterschrift sollte regelmäßig erneuert werden, um zu dokumentieren, dass die Verfügung weiterhin dem aktuellen Willen entspricht. In der Patientenverfügung sollte zudem eine Vertrauensperson benannt werden, mit der die Patientenverfügung und der darin erklärte Wille besprochen wurde.

Gute, leicht verständliche Erklärungen der verschiedenen Vollmachten finden Sie im Internet *(http://www.vorsorgeregister.de)*. Bei Fragen zur Patientenverfügung und Vorsorgevollmacht helfen Ihnen die Kirchen, die Verbraucherzentralen und die großen Hilfsorganisationen gerne weiter.

8 Welche Nachsorgebetreuungen gibt es?
Fragen zu Rehabilitation und Nachsorgekliniken

1. **Mein Arzt hat mir empfohlen, möglichst bald im Anschluss an den Klinikaufenthalt in eine Tumornachsorgeklinik zu gehen. Eigentlich würde ich viel lieber nach Hause fahren, wo ich mich sehr gut erholen kann und wo ich auch gut versorgt bin.**

   Wenn Sie ausschließlich erholungsbedürftig sind, so sollten Sie wirklich nicht in eine Nachsorge- bzw. Rehabilitationsklinik fahren, sondern ein Sanatorium oder eine Kurklinik aufsuchen, selbstständig Urlaub machen oder gar zu Hause bleiben. Wenn Sie aber von der Therapie noch sehr geschwächt sind, wenn Sie medizinischen oder anderen fachlichen Rat und Hilfe brauchen, wenn Sie lernen wollen, was Sie selbst für Ihre Gesundung bzw. Gesunderhaltung tun können, wie Sie eventuelle Therapienebenwirkungen verhindern bzw. lindern können, wie Sie sich richtig ernähren sollten, und wenn Sie nicht wissen, wie es beruflich weitergeht, ist ein stationärer oder ambulanter Aufenthalt in einer Tumornachsorge- bzw. Rehabilitationsklinik im Anschluss an den Aufenthalt in der Akutklinik (Anschlussheilbehandlung) besser für Sie.

2. **Was geschieht in der Rehaklinik während der Anschlussheilbehandlung? Worin unterscheiden sich ambulante, teilstationäre und stationäre Rehabilitation?**

   Die Rehabilitation kann theoretisch stationär/teilstationär oder ambulant durchgeführt werden. *Ambulante Rehaeinrichtungen*, in denen am gleichen Ort und in kompetenter Form medizinische, physiotherapeutische, psychische, ernährungstherapeutische, prothetische, soziale, berufliche und andere wichtige Rehaangebote vorgehalten werden, gibt es leider noch viel zu wenige (Stand 2007). Um sicher zu sein, dass ambulante Rehabilitationszentren auch die notwendige Qualifikation hierfür haben, muss von ihnen ein spezieller Qualifikationsnachweis erbracht werden, bevor sie von den Kostenträgern die Erlaubnis zur Durchführung ambulanter Rehabilitationsmaßnahmen erhalten. Bei fehlender Anerkennung kann es passieren, dass die entstehenden Kosten von der Krankenkasse bzw. der Rentenversicherung nicht erstattet werden. Eine vorrangig auf orthopädische Behinderungen ausgerichtete ambulante Physiotherapie ist für Leberkrebspatienten ungeeignet. Hier wird nichts anderes als Krafttraining und körperliche Fitness geboten. Gerade bei Krebspatienten ist jedoch häufig eine ganzheitliche Rehabilitation unter Berücksichtigung der Krankheit, der medikamentösen Therapie, der Ernährung und auch der psychosozialen Situation notwendig.

Einen gewissen rehabilitativen Wert haben die »Sport-nach-Krebs«-Gruppen, die es zumindest in den größeren Städten gibt. Sie stärken die körperliche Leistungsfähigkeit und können auch positive psychosoziale Auswirkungen haben, ersetzen jedoch niemals eine ganzheitliche Rehabilitation.

Während eines *stationären Aufenthalts* in einer spezialisierten Rehaklinik werden zweifellos die besten und umfassendsten Rehabilitationsmöglichkeiten geboten. Hier gibt es speziell geschultes Personal, das aus Erfahrungen heraus die Probleme von Krebspatienten kennt. Hier können die Betroffenen ihre Erfahrungen untereinander austauschen, und die Patienten werden rund um die Uhr betreut. Der stationäre Aufenthalt kann drei Wochen, aber – falls medizinisch erforderlich – auch vier Wochen und länger dauern.

Bei der *teilstationären Rehabilitation* suchen die Patienten das Rehazentrum nur während der Therapiezeiten auf, also von morgens bis nachmittags. Die Abende sowie die Wochenenden verbringen sie in der gewohnten häuslichen Umgebung. Für Patienten, die in der Nähe einer derartigen Rehaklinik wohnen und die sich körperlich relativ fit fühlen, ist dies sicherlich ein sehr attraktives Angebot, das jedoch leider nur in wenigen Regionen möglich ist. Erkundigen Sie sich bei der Krankenkasse, bei der Rentenversicherung oder der Arbeitsgemeinschaft für Krebsbekämpfung (Adressen im Kapitel »Adressen«), ob eine teilstationäre Rehabilitation in Ihrer Nähe möglich ist.

Natürlich müssen die Patienten parallel zur Rehabilitation onkologisch betreut werden. Es kommen daher nur Rehabilitationsinstitutionen in Frage, in denen die Ärzte eine entsprechende Fachausbildung haben und Erfahrungen mit Krebstherapien vorweisen können. Eine enge Zusammenarbeit mit dem Tumorzentrum und den Akutkliniken ist unabdingbar.

Beim Aufnahmegespräch und bei der ersten ärztlichen Untersuchung wird der Behandlungsplan festgelegt. Je nach individueller Erfordernis gibt es

Physiotherapien, allgemeine und spezielle Ernährungsberatungen, Krankengymnastik – einzeln oder in der Gruppe –, Massagen, Ergometertraining und ein isokinetisches Übungsprogramm, Elektrotherapien, Ergotherapien, autogenes Training, Einzel- und Gruppengespräche in der psychologischen Abteilung, Anleitungen zur allgemeinen Gesundheitsbildung und spezielle Verhaltensmaßregeln für Krebspatienten. In einigen spezialisierten Kliniken können eine fachonkologische Beratung, onkologische Therapien und eventuell auch neue notwendige Tumortherapien parallel zur Rehabilitation durchgeführt werden.

So manche Patienten benötigen seelische Hilfen; viele wissen nicht, wie es beruflich und finanziell weitergehen wird. Sie brauchen Rat. In den entsprechenden Rehakliniken wird in Gruppen- und Einzelberatungen auf die Probleme Krebserkrankter eingegangen.

Große Unsicherheit besteht häufig auch bei den Angehörigen. An den Gruppenberatungen sollten daher auch Angehörige teilnehmen können. Überhaupt ist es sehr wichtig, dass sie in die Rehabilitation miteinbezogen werden.

Die Betroffenen müssen übrigens den Rehaaufenthalt nicht sofort im Anschluss an die Entlassung antreten, sondern können durchaus vorher noch für einige Tage – bis zu maximal zwei Wochen – nach Hause fahren, um dringende Angelegenheiten zu erledigen. Die stationäre Anschlussheilbehandlung sollte allerdings spätestens zwei Wochen nach der Entlassung beginnen.

3. Kann ich auch später, d. h. nach längerer Zeit zu Hause, die Möglichkeit einer stationären Rehabilitationsmaßnahme in Anspruch nehmen?

Ja, allerdings ist dies organisatorisch schwieriger und für Sie auch finanziell mit größeren Belastungen verbunden, da Sie Zuzahlungen leisten müssen.

Die Zuzahlung zur Anschlussrehabilitation (AHB) beträgt bundesweit € 10,– je Kalendertag und ist längstens 14 Tage zu leisten. (Ist die Krankenkasse der Kostenträger sind es nicht 14, sondern 28 Tage.) Bei späteren stationären Rehamaßnahmen sind € 10,– für längstens 42 Tage innerhalb eines Kalenderjahres zu zahlen.

Im Falle einer späteren Rehabilitation (Kur, Heilbehandlung) muss der Hausarzt den Antrag beim Kostenträger stellen. Die Bearbeitung kann längere Zeit in Anspruch nehmen. Also nicht Ihr Arzt bzw. Sie bestimmen Ort und Zeitpunkt – wie bei der Anschlussheilbehandlung –, sondern die Versicherung bzw. der Rentenversicherungsträger entscheidet hierüber. Kostenträger können die Deutsche Rentenversicherung, die Krankenkasse oder die Beamtenbeihilfe sein, die darüber entscheiden, wann und wohin Sie in die »Reha« gehen. Leider verfügen manche Versicherungen und Behörden manchmal nicht über die notwendige Sachkenntnis und das Verständnis für die speziellen Rehabilitationsprobleme von Nierenkrebspatienten.

4. **Werden in den Krebsnachsorge- und Rehabilitationskliniken nur Krebspatienten betreut? Wird »nur« der Krebs behandelt?**

Es ist in keiner Weise so, dass die Behandlungskonzepte von Tumornachsorgekliniken ausschließlich krebsorientiert sind. Zwar können in den meisten Kliniken alle Chemo-, Hormon- und Immuntherapien durchge-

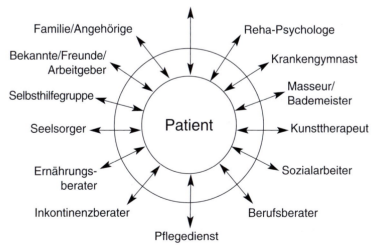

Abbildung 8.1: Das Rehateam

führt werden, jedoch hat ein Großteil der angebotenen »Maßnahmen« die allgemeine körperliche und seelische Kräftigung zum Ziel. Dazu gehören Sport, Musik, Wandern, kulturelle Angebote und geselliges Beisammensein genauso wie Krankengymnastik, Massagen, Bäder, kunsttherapeutisches Malen und Plastizieren.
Erkennbar ist die Vielfalt der Rehabilitationsangebote an der personellen Zusammensetzung des Rehateams (Abbildung 8.1). Im Übrigen werden in vielen Kliniken (Mischkliniken) neben Krebspatienten auch Patienten mit anderen Erkrankungen bzw. Behinderungen betreut. Wichtig ist jedoch, dass in solchen Mischkliniken der personelle, apparative und konzeptionelle Schwerpunkt eindeutig auf der Krebsnachsorge – und nicht etwa auf der Behandlung von anderen Krankheiten – liegt. Ansonsten ist von solchen Mischkliniken abzuraten.

5. **Ich möchte einmal nichts mehr von Ärzten und Krankheiten und erst recht nichts von Krebs hören! In diesen Tumornachsorgekliniken treffe ich doch nur Krebspatienten, deren Hauptgesprächsthema der Krebs sein wird.**

Natürlich lässt es sich nicht vermeiden, dass Sie auch mit anderen Mitbetroffenen zusammenkommen und über ihre Erkrankung und ihre Probleme sprechen. Dieser Gedanken- und Erfahrungsaustausch ist im Übrigen eines der Ziele in der onkologischen Rehabilitation. Nicht nur, dass Gleichbetroffene Ihnen viel glaubwürdiger und besser Erfahrungen vermitteln können, sondern darüber hinaus sollen Sie auch Ihre Erkrankung akzeptieren und lernen, darüber zu sprechen.
Übrigens gibt es einige Tumornachsorgekliniken, in denen nicht nur Krebskranke, sondern auch Patienten mit gutartigen Erkrankungen betreut werden (»Mischkliniken«).

6. **Wie lange dauert eine stationäre Rehabilitationsmaßnahme?**

Sie dauert mindestens drei Wochen. Sie kann jedoch aus medizinischen Gründen um ein bis drei, ja in Sonderfällen sogar um mehrere Wochen verlängert werden.

Rehabilitation

Die Möglichkeit einer Verlängerung wird besonders gerne von Patienten in der Anschlussheilbehandlung (AHB) genutzt.

7. Mein Arzt hat mir dringend zu einer Rehabilitation geraten. Aus vielerlei Gründen kann ich jedoch nicht von zu Hause weg. Gibt es die Möglichkeit einer Rehabilitation, ohne in der Rehabilitationsklinik übernachten und dort die Wochenenden verbringen zu müssen?

Dies ist bislang sehr schwierig gewesen. Seit einiger Zeit bieten jedoch die Rehabilitationsträger teilstationäre Rehabilitationsmaßnahmen an. Patienten, die nicht weiter als 30 bis 45 Minuten Fahrzeit von einer onkologischen Rehaklinik entfernt wohnen, können hier auch ambulant rehabilitativ betreut werden. Diese Rehabilitationsmaßnahmen werden teilstationäre Rehabilitation genannt.

Erkundigen Sie sich bei der Kasse oder der Rentenversicherung, ob eine derartige teilstationäre Rehabilitationsmaßnahme in Ihrer Umgebung möglich ist!

8. Mein Arzt empfahl mir dringend einen Aufenthalt in einer Krebsrehabilitationsklinik. Ich habe mich bislang jedoch niemals von meiner Ehefrau getrennt. Kann sie mich begleiten?

Ein gemeinsamer Aufenthalt beider Ehepartner kann ermöglicht und organisiert werden. Der Einbezug von Angehörigen ist von modernen Rehabilitationsmedizinern sogar gewünscht. In den meisten Kliniken können Ehe-/Lebenspartner zum Selbstkostenpreis mit aufgenommen werden. Nicht nur bei Fragen der Ernährung kann die Begleitung und der Einbezug von Angehörigen in die Reha sehr vorteilhaft sein. Angehörige wollen und müssen wissen, wie sie helfen können und was an möglichen Problemen auf sie zukommt.

9. Welche Kosten entstehen für den Patienten?

Ähnlich wie bei einem Akutkrankenhausaufenthalt sind Zuzahlungen zu leisten, deren Höhe von Jahr zu Jahr variiert. Theoretisch ist eine Eigenleistung von € 10,– pro Tag zu entrichten. Es gibt jedoch zahlreiche Härtefälle (Sozialklausel), für die eine Befreiung oder Verminderung der Zuzahlungen erreicht werden kann.

Die Zuzahlung zur Anschlussrehabilitation (AHB) beträgt bundesweit € 10,– je Kalendertag und ist längstens 14 Tage zu leisten. (Ist nicht die Rentenversicherung, sondern die Krankenkasse der Kostenträger sind es nicht 14, sondern 28 Tage, für die jeweils € 10,– zu zahlen sind.) Werden die Rehamaßnahmen ambulant durchgeführt, so sind sie entweder zuzahlungsfrei (wenn sie zu Lasten der Rentenversicherung gehen), oder es müssen auch € 10,– bezahlt werden (wenn die Krankenkasse der Kostenträger ist).

Eine innerhalb des Kalenderjahres an einen Träger der gesetzlichen Krankenversicherung geleistete Zuzahlung wird bei der Rentenversicherung angerechnet. Bei späteren stationären Rehamaßnahmen sind € 10,– für längstens 42 Tage innerhalb eines Kalenderjahres zu zahlen.

Meist haben die Patienten die Zuzahlungen schon während des vorangegangenen Krankenhausaufenthalts bezahlt und sind somit davon befreit. Häufig haben die Patienten auch schon mehr als die zumutbaren 1 % des Nettoeinkommens entrichtet.

Ist die Rentenversicherung der Kostenträger, so ist eine vollständige Befreiung dann möglich, wenn Sie während der Rehamaßnahme ausschließlich Übergangsgeld beziehen, wenn Sie Sozialhilfe oder Leistungen zur Grundsicherung erhalten oder wenn Ihre monatlichen Nettoeinnahmen den Betrag von € 980,– nicht überschreiten (Stand 2007). Ist die Krankenkasse der Kostenträger, so gelten andere Belastungsgrenzen, die sich ebenso wie andere Kosten beinahe jährlich ändern und die Sie bei Ihrer Krankenkasse erfragen sollten. Die Krebsarbeitsgemeinschaft in Bochum empfiehlt, grundsätzlich mit der Krebsnachsorgemaßnahme auch die mögliche Befreiung bei der Krankenkasse zu beantragen.

Zumindest teilweise befreit von der Zuzahlung sind diejenigen Patienten, die pflegebedürftig sind, und diejenigen, die Leistungen nach dem Bundessozialhilfegesetz oder Leistungen zur Grundsicherung erhalten.

Für die teilstationäre und ambulante Rehabilitation gelten – im Gegensatz zu früher – die gleichen Regelungen.

Die wirtschaftliche Versorgung des Versicherten und seiner Familie während der Rehabilitationsmaßnahme kann durch die Gewährung von Übergangsgeld (bei Leistungen durch die Krankenkasse) erfolgen. Einen Anspruch haben diejenigen, für die durch die Maßnahmen ein finanzieller Ausfall entsteht. Arbeitnehmer erhalten von ihrem Arbeitgeber für die Dauer der Nachbehandlung mindestens sechs Wochen lang Lohnfortzahlung.

10. Welches sind die Voraussetzungen für die Bewilligung eines stationären Heilverfahrens (identisch mit stationärer Rehabilitation)?

Voraussetzung hierfür ist die Erwartung, dass durch die stationäre Rehabilitationsmaßnahme eine Besserung im medizinischen, psychischen, sozialen und/oder im beruflichen Bereich eintritt. Benötigt wird eine ärztlich bescheinigte Rehabilitationsfähigkeit. Gemäß den Richtlinien der Arbeitsgemeinschaft für Rehabilitation in Nordrhein-Westfalen muss eine ausreichende Belastbarkeit bestehen, um an der Rehabilitation mitzuwirken. Es muss eine Reisefähigkeit mit öffentlichen Verkehrsmitteln zur Rehabilitationsklinik gewährleistet sein. Eine Rehabilitationsfähigkeit besteht dann, wenn Probleme vorliegen und eine Besserung zu erwarten ist und wenn der Betroffene bereit ist, an seiner Genesung mitzuarbeiten. Die Motivation gehört also mit zu den Grundvoraussetzungen der Rehabilitation.
Eine Pflegebedürftigkeit, eine während des Aufenthalts zu erwartende Verschlechterung des Krankheitsbildes oder eine mangelnde Bereitschaft zur Rehabilitation schließen die Erfolgswahrscheinlichkeit eines stationären Heilverfahrens aus. Diese Patienten gehören nicht in die Rehabilitation.
Notwendig ist, dass der Betroffene weiß, dass er eine bösartige Erkrankung hat. Unaufgeklärte Patienten können nicht rehabilitiert werden!
Die Rehabilitationsklinik muss vom entsprechenden Kostenträger anerkannt sein. Die von der Deutschen Rentenversicherung geforderten Qualitätskriterien einer Rehabilitationsklinik für Krebspatienten sind wesentlich schärfer als die der Krankenkassen oder der Beamtenbeihilfe. Das erste Heilverfahren, das möglichst bald im Anschluss an den Krankenhausaufenthalt durchgeführt werden sollte, ist das wichtigste Heilverfahren. Es wird auch Anschlussheilbehandlung genannt (AHB), und es darf nur in einer für eine AHB anerkannten Rehaklinik durchgeführt werden.

Beamte, Ehefrauen von Beamten und Beamtenwitwen können stationäre Rehabilitationsmaßnahmen in beihilfefähigen Rehaeinrichtungen beantragen.

11. Was muss ich tun, um eine stationäre Rehabilitation zu beantragen?

Wenn Sie schon zu Hause sind, so stellt der Hausarzt den Antrag auf eine stationäre Krebsnachsorge-Heilbehandlung. Er wendet sich hierzu an die zuständige gesetzliche Krankenkasse oder die jeweilige Rentenversicherung. In Nordrhein-Westfalen sollte er den Antrag bei der Arbeitsgemeinschaft für Krebsbekämpfung stellen (siehe Kapitel »Adressen«). Diese entscheiden dann, ob, wann und wo das stationäre Heilverfahren (Kur) durchgeführt wird.

Wird die Rehabilitation auf Kosten der Krankenkasse beantragt, so reicht die Bescheinigung des Hausarztes nicht aus, denn seit dem 1. April 2007 dürfen nur noch diejenigen Ärzte Kuren verschreiben, die gemäß §11, Abs. 2 der Rehabilitationsrichtlinien eine Genehmigung zur Verordnung von Rehaleistungen besitzen. Ihr Hausarzt muss Sie also möglicherweise kurzfristig zu einem solchen für Rehabilitationsleistungen ermächtigten Arzt überweisen.

Eine andere Möglichkeit ist, dass Sie selber bei der Krankenkasse oder den zuständigen Dienststellen der Versicherungsanstalten das Formular »Antrag auf Leistungen zur Rehabilitation« anfordern. Dem ausgefüllten Antragsformular legen Sie ein Gutachten des behandelnden Arztes bei und eventuell gleichzeitig einen Antrag auf Befreiung von der Zuzahlung. Dem Antragsformular sollten Sie – falls vorhanden – Kopien von Krankenhausberichten beifügen. Wichtig ist, dass Ihr behandelnder Arzt so ausführlich wie möglich Ihren tatsächlichen Gesundheits- bzw. Krankheitszustand beschreibt und die Notwendigkeit der Rehamaßnahme begründet.

Befinden Sie sich noch in der Klinik oder in der ambulanten Tumortherapie und soll möglichst bald ein Heilverfahren (AHB) erfolgen, so entscheidet der Klinikarzt in Absprache mit einer AHB-Klinik seiner Wahl, wann und wo der Aufenthalt erfolgen soll. Er bzw. der Sozialdienst des Krankenhauses telefoniert mit der AHB-Klinik, bespricht mit den dortigen Ärzten die bei Ihnen vorliegende Problematik und vereinbart einen Aufnahmetermin. Die AHB-Klinik wiederum verpflichtet sich zu einer Aufnahme spätestens

14 Tage nach der Entlassung aus der Klinik. Sie überprüft auch, ob die rechtlichen Voraussetzungen vorliegen.

12. Wo kann ich eine Adressenliste der Tumornachsorgekliniken erhalten?

Grundsätzlich entscheiden die Leistungsträger und Finanziers der Rehabilitation (Rentenversicherungen, Krankenkassen bzw. Arbeitsgemeinschaft für Krebsbekämpfung in Nordrhein-Westfalen) darüber, welche Nachsorgeklinik die für Sie geeignetste ist. Häufig wird allerdings dann Ihren Wünschen stattgegeben, wenn diese begründet sind.
Zumeist hat Ihr Arzt oder zumindest der Sozialarbeiter eine Adressenliste von AHB- und Tumornachsorgekliniken. Wenn nicht, so ist eine derartige Adressenliste bei der Arbeitsgemeinschaft für Krebsbekämpfung in Nordrhein-Westfalen (Universitätsstraße 140, 44799 Bochum), über die Deutsche Rentenversicherung, Bund (Postfach, 10704 Berlin), oder über das für Sie zuständige Servicezentrum der Sozialversicherungen zu erhalten.
Die Nachsorgekliniken sind über ganz Deutschland verstreut. Sie sollten sich bei der Wahl immer die Frage stellen, welche der zahlreichen Kliniken Ihren Rehabilitationsproblemen am ehesten gerecht wird. Es gibt auf der einen Seite Kliniken, die eher erholungsorientiert aufgebaut sind, in denen jedoch ein geringeres spezifisches medizinisch-onkologisches Rehabilitations-Know-how angeboten wird. Auf der anderen Seite gibt es hochspezialisierte onkologische Rehabilitationskliniken, die auf Ihre medizinisch-onkologischen, psychischen, sozialen oder gar beruflichen Probleme bestens eingehen können. Auf keinen Fall sollten Sie in der »Nachkur« nur die Möglichkeit einer weitgehend kostenfreien Erholung bzw. eines Urlaubs (Kurlaub) sehen!

13. Wer kommt als Kostenträger der für eine Rehabilitation notwendigen Maßnahmen in Frage?

Leistungsträger der Rehabilitation sind die Deutsche Rentenversicherung (ehemals BfA, LVA, die Seekasse, die Bundesknappschaft, die seit 1.10.2005 gemeinsam unter dem Namen »Deutsche Rentenversicherung« auftreten), die gesetzlichen Krankenkassen und die Beamtenbeihilfe-Kasse. Privatkrankenkassen tun sich manchmal schwer, die Kosten zu übernehmen.

Falls sich keine dieser genannten Institutionen finanziell für zuständig erklärt, kommt als Auffangträger auch das Sozialamt in Frage. Eine Besonderheit für Krebskranke ist, dass die Rentenversicherungträger sich ebenfalls an den Unkosten der Rehabilitation jener Patienten beteiligen, die nicht mehr im Erwerbsleben stehen. Obwohl dies gesetzlich eine »Kann-Bestimmung« ist, finanzieren die Rentenversicherungen derzeitig die überwiegende Anzahl der Rehabilitationsmaßnahmen für krebskranke Rentner. Welche Kosten für welche medizinischen und unterstützenden Leistungen übernommen werden, sollte mit der Krankenversicherung geklärt werden. Die Krankenkassen sind ebenfalls Ansprechpartner, wenn es um die gesetzliche Pflegeversicherung geht. Auch Fragen zur medizinischen Rehabilitation werden durch die Krankenversicherungen beantwortet.

Mit der Gesundheitsreform sind viele Rehabilitationsleistungen eindeutiger als bisher den Krankenversicherungen zugeordnet worden. Die gesetzliche Rentenversicherung bleibt aber in Rehabilitationsfragen Ansprechpartner, wenn es um die Rückkehr ins Arbeitsleben geht. Eine kostenlose Beratung ist möglich unter der Telefonnummer 08 00/10 00 48 00 (Montag bis Donnerstag 7.30–19.30 Uhr, Freitag 7.30–15.30 Uhr) oder im Internet unter *http://www.deutsche-rentenversicherung.de*.

9 Welche Probleme können bei Reisen, in der Freizeit oder beim Sport auftreten?

Empfehlungen für die Ferien- und Freizeitgestaltung

1. **Ich reise gerne in ferne Länder. Mit welchen Einschränkungen muss ich – besonders nach einer Lebertransplantation – rechnen? Was muss ich bei Impfungen beachten?**

Leberkranke sind infektanfälliger als Menschen mit einer gesunden Leber. Sinnvoll sind u. a. jährliche Grippeimpfungen. Auffällig ist allerdings ein mäßig vermindertes Ansprechen auf Impfungen bei Leberzirrhose, was bei den meisten Impfstoffen allerdings durch eine Dosiserhöhung ausgeglichen werden kann. Wichtig ist, dass transplantierte Patienten auch unabhängig von Reisen die wichtigsten Routineimpfungen bzw. Auffrischimpfungen regelmäßig durchführen lassen.

Aufgrund der immunsuppressiven Behandlung in den ersten zwölf Monaten nach der Transplantation sind Aktivimpfungen erst nach Ablauf dieser Frist sinnvoll, da vorher ihre Wirksamkeit fraglich ist. Geimpft werden soll generell gegen Polio mit dem Totimpfstoff (keine Schluckimpfung), Diphterie, Tetanus, Pneumokokken, Hepatitis A und B sowie Influenza. Wenn ein besonderes Risiko vorliegt, sollten zusätzlich Impfungen gegen Meningokokken oder Tollwut durchgeführt werden. Verboten sind alle Lebendimpfungen, z. B. Masern, Mumps, Röteln und Gelbfieber. Wegen der Immunsuppression besteht die Gefahr einer schweren Allgemeinerkrankung durch die Impfung selbst. Gegen Gelbfieber gibt es für lebertransplantierte Patienten keinen spezifischen Schutz. Falls Sie trotzdem in ein gefährdetes Gebiet einreisen wollen, müssen Sie eine ärztliche Bescheinigung vorlegen, dass Sie aus medizinischen Gründen nicht geimpft werden können.

Reisemedizinische Empfehlungen für lebertransplantierte Menschen müssen zusätzlich das höhere Infektionsrisiko und die eingeschränkten Möglichkeiten des Schutzes durch Impfung oder Medikamente berücksichtigen. Hieraus ergibt sich, dass größere und längere Reisen außerhalb Europas und Nordamerikas frühestens ein Jahr nach der Transplantation ratsam sind, da erst dann mit einer stabilen Organfunktion, einer besseren Immunabwehrlage und einer besseren Wirksamkeit notwendiger Impfungen gerechnet werden kann. Reisen in die Tropen bleiben auch weiterhin mit einem erhöhten gesundheitlichen Risiko behaftet, da z. B. eine Gelbfieberimpfung nicht möglich ist und zur Wirksamkeit und Verträglichkeit der Malariaprophylaxe nach Lebertransplantation derzeit zu wenig Daten vorliegen.

2. Darf ich in die Sonne gehen? Ich habe gehört, dass Sauerstoff und Sonne sich negativ auf das Tumorwachstum auswirken können?

Dies sind völlig falsche Vorstellungen, die früher weit verbreitet waren. Sie entbehren jeglicher wissenschaftlichen Grundlage.

Allerdings leiden nicht nur die Haut und der Kreislauf, sondern auch das Immunsystem unter starker Sonneneinwirkung. Die Leber wird hierdurch stärker belastet. Bei einer akuten Leberentzündung bzw. einer chronisch aktiven Hepatitis (erkennbar z. B. an einer Erhöhung der Transaminasen) wird deswegen vor »Sonnenbaden« gewarnt. Bei einer Einnahme signalhemmender Medikamente (z. B. Sorafenib = Nexavar®) und Hautveränderungen sollte eine zu starke Sonneneinwirkung gemieden werden. Also Vorsicht vor dem »Teutonengrill«! Frische Luft und gutes Wetter wirken sich jedoch mit Sicherheit nicht negativ aus, ja, sie sind für die natürliche Körperabwehr sehr förderlich.

3. Gerne würde ich den Winter wieder auf Teneriffa verbringen. Ist das möglich?

Sie können praktisch überall dorthin fahren, wohin Sie wollen. Informieren Sie sich allerdings vorher über den hygienischen Standard in dem Land, in das Sie reisen wollen.

Bei Ländern, in denen ein stark erhöhtes Infektionsrisiko besteht, ist Vorsicht geboten. Patienten mit einer Leberinsuffizienz sind in ihrer Immunabwehr geschwächt. Achten Sie bei Hitze und starkem Wind auf ausreichende Flüssigkeitsaufnahme. Patienten mit einer Leberzirrhose vertragen starke Sonneneinwirkung und Hitze schlechter.

Sinnvoll ist, wenn Sie die notwendigen Medikamente von zu Hause mitnehmen (also sie sich nicht nur verschreiben lassen). Gerade solch neue

Sport und Freizeit

Medikamente wie die signalhemmenden Medikamente (z. B. Sorafenib) sind noch nicht überall erhältlich.

4. Von welchen Sportarten ist abzuraten? Welche Sportarten empfehlen Sie?

Bei einer akuten Leberentzündung bzw. einer chronisch aktiven Hepatitis (erkennbar z. B. an einer Erhöhung der Transaminasen) sollte Ruhe eingehalten werden; zunächst eventuell sogar Bettruhe, später sollten Sie sich auch körperlich eher schonen. Im fortgeschrittenen Stadium der Leberzirrhose, wenn die Leberfunktion sehr stark eingeschränkt ist, gelten auf jeden Fall Auflagen. Das Risiko einer weiteren Verschlimmerung (Zunahme des Blutungsrisikos, Aszites oder Enzephalopathie) kann durch verstärkte körperliche Aktivität steigen. Erst wenn die Transaminasen deutlich rückläufig sind, können körperliche Belastungen langsam wieder unter Kontrolle der Leberwerte gesteigert werden.

Bei komplikationsloser Wundheilung und intakter Leberfunktion (keine Transaminasenerhöhung!), gibt es – mit Ausnahme von Hochleistungssport – praktisch keine Einschränkungen. Alles, was Ihnen Freude bereitet und Sie sich körperlich zutrauen, sollten Sie auch machen. Körperliche Bewegung ist auf jeden Fall gut. Es gilt als gesichert, dass eine gemäßigte sportliche Betätigung zu einer Verbesserung der Immunabwehr führt. Walking, Nordic Walking, Schwimmen, Wassergymnastik, Radfahren und Golf sind auch für ältere Menschen geeignet. Die Mehrzahl der Untersuchungen weist einen günstigen Einfluss von körperlicher Aktivität nach.

Bei Fatiguebeschwerden hat man bei anderen Krebserkrankungen eine Verminderung der Beschwerden nach sportlicher Betätigung feststellen können. Dies ist einer der Gründe, weswegen die Krankenkassen vielerorts »Sportgruppen nach Krebs« fördern. (§§ 44, Abs. 3, SGB IX). Adressen von Sportgruppen in Ihrer Region erhalten Sie in den Tumornachsorgekliniken, beim Krebsinformationsdienst (KID), Telefon 08 00/4 20 30 40, oder bei Ihrem Landessportverband.

Viele Patienten begehen den Fehler, sich zu wenig körperlich zu belasten und keinen Sport zu betreiben. Ebenso schlecht wäre übertriebene körperliche Belastung oder Leistungssport. Von Sportarten, die zu momentanen starken Belastungen führen, wie z. B. Fußball, aber auch von Sportarten mit Verletzungsrisiko (Kampfsportarten) ist abzuraten. Extreme sowohl in der einen als auch in der anderen Richtung sollten auf jeden Fall vermieden werden. Starke körperliche Belastungen tun der Funktionsfähigkeit der Leber nicht gut.

Auch wenn es Ihnen vielleicht anfangs etwas schwerfällt, werden Sie bestimmt bald merken, dass Ihnen etwas »Training« rundherum gut tut. Dabei geht es gar nicht darum, Leistungen zu erbringen oder Siege zu erringen. Als Grundregel gilt: Ausdauersport ist besser als risikoreicher Wettkampfsport wie z. B. Leichtathletik.

Wer früher kaum oder gar keinen Sport betrieben hat, kann ganz langsam mit Ergometertraining und Wandern anfangen. Schwimmen, mit ruhigen, gleichmäßigen Zügen, ist immer gut. Belastungen im aeroben oder »grünen« Bereich (»ohne aus der Puste zu geraten«, bei einer Herzfrequenz von 180 Schlägen pro Minute minus Lebensalter) sind empfehlenswert. Nach einem Training von 30 bis 40 Minuten fühlt man sich entspannter und besser gelaunt.

Intensivere Belastungen können allerdings genau das Gegenteil bewirken: Wer sich überfordert, wird nur die negativen Effekte der Belastung spüren. Von Sportarten, die zu abrupten Überbelastungen führen, ist abzuraten. Ärztlich verordneter Rehabilitationssport in Gruppen unter ärztlicher Betreuung und Überwachung wird von den Krankenkassen bezahlt (§§ 44, Abs. 3, SGB IX).

Tabelle 9.1: Positive Auswirkungen von regelmäßiger körperlicher Betätigung

Auf den Körper	Auf die Psyche
Fatigue-Syndrom tritt seltener auf	bessere Lebensqualität
subjektiv und objektiv bessere Leistungsfähigkeit	weniger Ängste und Depressionen
Gewichtsregulierung	genauere Körperwahrnehmung
mehr Konzentration, besseres Gedächtnis	bessere soziale Integration, Kontakte, Förderung der Beziehungsfähigkeit
besserer Schlaf	
weniger Therapiekomplikationen	

5. Ich habe Skelettmetastasen. Da muss ich doch sicher sehr aufpassen. Früher habe ich sehr gerne Golf gespielt; wird das wieder möglich sein?

Es ist ein weit verbreiteter Irrtum zu glauben, dass man bei Skelettmetastasen körperliche Belastungen meiden sollte. Das Gegenteil kann der Fall sein. Entscheidend ist die Größe und vor allem die Lokalisation der Metastasen.
Häufig sind die Skelettmetastasen an Stellen lokalisiert, an denen nur eine geringe Bruchgefahr besteht. Sie können sich dann durchaus körperlich belasten; ja, Sie sollten sich sogar körperlich belasten, damit Sie nicht zusätzlich unter einer Knochenentkalkung leiden. Ganz abgesehen davon brauchen Ihr Herz und Ihr Kreislauf körperliche Belastungen. »Wer rastet, der rostet«.
Ist allerdings die Wirbelsäule befallen, so sollten Sie abrupte Ruckbelastungen vermeiden. Hierzu kann durchaus auch das Schlagen von Golfbällen gehören. Beim Becken-, Schädel- oder Rippenbefall ist nichts gegen Golfspielen einzuwenden.

6. Kann ich in die Sauna gehen?

Solange die Leberfunktion intakt ist, ist grundsätzlich nichts dagegen einzuwenden. Saunen fördert nicht nur das Wohlbefinden, sondern kann auch die Widerstandskraft stärken und so die Infektionsgefahr mindern.
Kontraindikationen für heiße Vollbäder und Saunieren sind allerdings akute Leberentzündungen, eine hohe Transaminasenaktivität, eine ausgeprägte Leberinsuffizienz mit Bauchwassersucht, Herzschwäche sowie Störungen der Herzkranzgefäße und schwer einstellbarer Bluthochdruck. Erst wenn die Transaminasen deutlich rückläufig sind, ist Saunen erlaubt. Hochdruckkranke sollten sich nur mit Wasserschlauch oder Dusche abkühlen und auf das Tauchbad verzichten. Bei Blutmangel (Anämie und/oder Leukopenie) ist vom Saunen abzuraten!
Auch sollte man bei akuten Atemwegsinfekten sowie bei Lungenmetastasen auf das Saunen verzichten. Da bei dem anschließenden Kaltwasserbad schockartig extrem hohe Blutdruckwerte erreicht werden, ist diese Art der Abkühlung bei Patienten mit schlecht einstellbarem Bluthochdruck kontraindiziert. Achten Sie auf eine reichliche Flüssigkeitsaufnahme, damit die Niere ihre Entgiftungsfunktion wahrnehmen kann.

7. Darf ich Rad fahren?

Warum nicht. Dies ist sogar eine sehr positiv zu bewertende körperliche Tätigkeit, bei der die Immunabwehr gefördert wird, das Herz-Kreislauf-System gestärkt, die Knochenstabilität gefördert und die Muskulatur trainiert wird. Bewegungsarmut verstärkt den Knochenabbau.
Bei hoher Transaminasenaktivität sollte man sich körperlich schonen. Bei fortgeschrittener Leberzirrhose und eingeschränkter Blutgerinnung ist wegen der Sturzgefahr besondere Vorsicht geboten.

8. Darf ich schwimmen?

Ja. Schwimmen ist eine beliebte Sportart, die besonders bei älteren Menschen zur Gesunderhaltung beiträgt. Schwimmen fördert die Gesundung, stärkt die Abwehrkraft, verbessert die Durchblutung, fördert die Beweglichkeit und wirkt so einer Knochenentkalkung entgegen.
Voraussetzung ist allerdings, dass das Wasser nicht zu warm ist (nicht wärmer als 29 Grad), dass keine Herzrhythmusstörungen und kein Bluthochdruck vorliegen. Bei Durchblutungsstörungen der Herzkranzgefäße kann es bei plötzlichem Kältereiz zu einem Angina-Pectoris-Anfall kommen. Bei akuten Schüben einer chronischen Leberentzündung ist körperliche Schonung angezeigt.

9. Ich habe Lungenmetastasen. Meinen Sie, dass ich meine Tochter in den USA noch einmal besuchen und den Transatlantikflug überstehen kann?

Die Flugtauglichkeit ist dann in Frage zu stellen, wenn multiple Lungenherde vorliegen und die Lungenfunktion beeinträchtigt ist; auch bei Wirbelsäulenmetastasen würde ich von Fall zu Fall entscheiden wollen. Ist die Leberfunktion stark eingeschränkt, sind z. B. die Ammoniakwerte im Blut stark erhöht, würde ich von längeren Reisen mit beträchtlichen Zeitunterschieden wie in die USA abraten.
Bei vielstündiger Reise in vorwiegend sitzender Position besteht ein besonderes Thromboserisiko. Leberkrebskranke neigen zu Thrombosen. Empfohlen werden folgende Maßnahmen zur Thromboseprophylaxe: Bewe-

gungsübungen, reichliche Flüssigkeitszufuhr (kein Alkohol), keine Beruhigungsmittel, eventuell Waden- oder Kompressionsstrümpfe oder die Injektion eines niedermolekularen Heparins nach Rücksprache mit dem Arzt.

10. Ist während des Krankengeldbezuges ein Urlaub im In- oder Ausland möglich?

Auch während des Krankengeldbezuges ist ein Urlaub möglich. Die Zustimmung der Krankenkasse ist nur dann einzuholen, wenn er im Ausland verbracht werden soll.

Die Krankenkasse gibt nur dann ihre Zustimmung, wenn der Urlaub vom behandelnden Arzt befürwortet wird, also eine Verschlechterung des Krankheitszustandes nicht zu erwarten ist.

11. Wie ist der Versicherungsschutz bei einer Urlaubsreise ins Ausland?

Für Mitglieder der gesetzlichen Krankenkassen besteht in den EU-Ländern und Staaten, mit denen die Bundesrepublik Deutschland ein Sozialversicherungsabkommen abgeschlossen hat, ein Versicherungsschutz. Dieser ist unabhängig davon, ob es sich um eine akute oder chronische Krankheit handelt. Die anfallenden Krankheitskosten werden also von den Krankenkassen bei Vorlage der Rechnung zurückerstattet. Im übrigen Ausland besteht kein Versicherungsschutz. Eine Kostenerstattung, etwa einer Arztrechnung aus dem Urlaub in diesen Ländern, ist also nicht möglich. Eine Ausnahme besteht dann, wenn Sie privat eine entsprechende Auslandsversicherung abgeschlossen haben!

Vor Antritt der Reise sollten Sie sich eine sogenannte Anspruchsbescheinigung für das betreffende Land besorgen. Trotz dieser Anspruchsbescheinigung kann es vorkommen, dass nicht alle Kosten voll abgedeckt werden. Dies liegt daran, dass der Umfang der Leistungen in den verschiedenen Ländern unterschiedlichen Regelungen und Bewertungen unterworfen ist. So ist z. B. in einigen Ländern eine Selbstbeteiligung üblich, die der deutsche Patient auch zu übernehmen hat. Auch erkennen viele Ärzte in Tourismuszentren häufig die Anspruchsbescheinigung nicht ohne vorherige

Barzahlung an. Auch hier richtet sich der Versicherungsschutz nach den Rechtsvorschriften des Gastlandes, d. h., dass nur die dort geltenden Sätze nach Vorlage der Rechnung bei der Krankenkasse zu Hause erstattet werden. Auch dürfen die gesetzlichen Krankenversicherungen nicht die Kosten eines eventuell medizinisch notwendigen Rücktransportes übernehmen. Grundsätzlich sollten Sie sicherheitshalber eine private Auslandsreise-Krankenversicherung abschließen. Diese ist in der Regel nicht teuer.

10 Wie verhalte ich mich in meiner Umgebung?

Fragen zu Familie, Umfeld und Selbsthilfegruppen

1. Wie soll ich mich meiner Familie gegenüber verhalten?

Optimal ist, wenn Sie Verständnis und Unterstützung bei Ihren Angehörigen finden. Sie sollten offen mit Ihrem Partner über Ihre Probleme und Ängste sprechen und sie nicht verheimlichen. Allein durch das Aussprechen wird schon vieles leichter! An einem Karzinom erkrankt zu sein ist weder ein Makel noch ansteckend. Erfahrungsgemäß sind Ängste und Probleme wesentlich leichter zu beherrschen, wenn man diese offen äußert. Es gibt viele Beispiele dafür, dass Beziehungen gerade durch schwere Krankheiten und schwierige Situationen intensiviert und vertieft worden sind. Machen Sie andererseits Ihre Krankheit nicht zum Dauergesprächsthema! Denken Sie immer daran, dass auch »gesunde« Menschen Probleme haben.

Vielen Eltern fällt es schwer, mit ihren Kindern offen über die Diagnose, die Therapie und die Prognose zu sprechen, u. a. weil sie ihre Kinder »schonen« wollen. Man weiß allerdings heute, dass die Belastung der Kinder vor allem dann steigt, wenn sie über das, was in der Familie passiert ist, nicht richtig informiert werden. Kinder sind nämlich sehr hellhörig und bekommen deutlich mehr mit, als viele Erwachsene meinen. Gute Anregungen findet man in der kostenlosen Broschüre: »Mit Kindern über Krebs sprechen«, die vom Verein »Hilfe für Kinder krebskranker Eltern e. V.«, Güntherstr. 4a, 60528 Frankfurt, kostenlos zur Verfügung gestellt wird.

In den ersten Wochen nach der Operation werden Sie möglicherweise mehr als sonst von der Rücksichtnahme und der Hilfe Ihrer Umgebung abhängig sein. Lassen Sie sich helfen! Erwarten Sie jedoch nicht, dass die anderen Ihnen alles abnehmen und Ihnen Ihre Wünsche von den Lippen ablesen werden. Sie müssen selbst aktiv werden. Sie sollten sich nicht zu sehr in Abhängigkeit begeben.

Flüchten Sie sich auf keinen Fall in die Isolation, sondern suchen Sie vielmehr den Kontakt zu Ihren Familienangehörigen, Freunden und Bekannten! Lassen Sie sich nicht aufs Abstellgleis schieben, weder im privaten noch im beruflichen Bereich.

2. Wie verhalte ich mich in der Öffentlichkeit? Was würden wohl meine Bekannten sagen, wenn sie hören, dass ich Krebs habe?

Ob Sie ihnen mitteilen, dass Sie Krebs haben, müssen Sie individuell von Person zu Person entscheiden. Kaum jemand in Ihrer Umgebung sieht Ihnen an, dass Sie an Krebs erkrankt sind (bzw. gewesen sind). Hinzu kommt die erfreuliche Tatsache, dass Krebserkrankungen heute kein Todesurteil mehr sind, sondern der Krebs zunehmend als eine behandelbare Krankheit angesehen wird.

Bei einigen »Gesunden« findet eine Überreaktion statt. Diese kann von einer Isolierung bis zu überschießenden Mitleidsbezeugungen und aufgedrängter Fürsorge reichen. Beide Verhaltensweisen sind falsch und sollten von Ihnen nicht akzeptiert werden. Lassen Sie sich nicht davon anstecken, sondern gehen Sie Ihren Weg.

3. Sie sagen immer wieder: Nicht aufgeben, nicht den Mut verlieren, gegen die Krankheit ankämpfen, die Probleme beherrschen und sich nicht beherrschen lassen! Kann ich dies allein überhaupt schaffen?

Für einen Alleinstehenden ist dies besonders schwer; die Gefahr der Resignation und Isolation ist besonders groß. Dieser Gefahr müssen Sie aus dem Wege gehen. Sie müssen die schützende Gemeinschaft der Familie, des Freundeskreises suchen, damit diese Sie u. a. vor dem Grübeln bewahrt.

In einigen Regionen haben sich Karzinomerkrankte zu Selbsthilfegruppen zusammengeschlossen, um sich gegenseitig zu helfen. Eine Adressenliste der Selbsthilfegruppen für Krebspatienten können Sie bei der Deutschen Krebshilfe oder beim Krebsinformationsdienst anfordern (Adressen siehe Kapitel »Adressen«). Manche Krebskranke berichten, dass sie erst in einer derartigen Selbsthilfegruppe wieder die Kraft fanden, weiterzuleben und ihr Schicksal zu meistern.

4. Mit wem kann ich über meine Probleme reden? Der Arzt hat immer so wenig Zeit.

Auch wenn sich die Ärzte der Notwendigkeit eines ausführlichen Gesprächs mit Tumorpatienten bewusst sind, so haben sie doch häufig nicht ausreichend Zeit hierfür.
Sie sollten und können mit jedem über Ihre Probleme reden, der Ihnen ernsthaft zuhört und auf Sie eingeht. Das können Familienmitglieder, Verwandte, Freunde, Nachbarn, Ihr Pfarrer etc. sein; grundsätzlich jeder, zu dem Sie Vertrauen haben!
Während in früheren Zeiten die Begleitung schwerkranker Menschen durch einen Seelsorger eine Selbstverständlichkeit war, nutzen heute wesentlich weniger Patienten dieses Angebot. Dabei ist es für uns Ärzte immer wieder erstaunlich, welche Wandlung viele Patienten durch die einfühlsamen Gespräche und den Trost eines Seelsorgers durchmachen und wie viel leichter es uns Ärzten fällt, mit dem Patienten über sein drohendes Schicksal und sogar über den möglichen Tod zu reden. Offensichtlich vermag der Seelsorger auf der Grenze zwischen Leben und Tod Brücken zu bauen, die durch medizinische Maßnahmen nicht zu errichten sind.

5. Man hört heute so viel von den Selbsthilfegruppen, in denen die Betroffenen sich gegenseitig Tipps geben und helfen sollen. Was ist der Sinn der Selbsthilfegruppen? Können Sie mir Adressen nennen?

Die Selbsthilfe geht davon aus, dass Gemeinsamkeit stärker macht. Durch diese Gemeinsamkeit soll das Selbstwertgefühl der Patienten gestärkt werden; die Patienten sollen eine aktive Haltung zu sich, ihrer Erkrankung und der Umwelt einnehmen. Die Mitglieder einer Selbsthilfegruppe kennen die mit der Krebserkrankung bzw. der Therapie einhergehenden Probleme aus eigenem Erleben. Es gelingt ihnen daher häufig besser, Mitbetroffenen bei körperlichen, seelischen und sozialen Problemen beizustehen. Die krankheitsbedingte Isolation kann so leichter überwunden und mit wiedergewonnenem Selbstwertgefühl der Weg in ein normales Leben gebahnt werden.
Bei der Mehrzahl der Gruppen finden neben Krankenhausbesuchen, Einzelgesprächen und telefonischer Beratung regelmäßige Gruppentreffen

statt. Zu hören und zu erfahren, wie andere mit den Folgen der Krebserkrankung bzw. den Therapiefolgen zurechtkommen, kann sehr hilfreich sein. »Miteinander trägt man besser und leichter« ist der Leitspruch vieler Selbsthilfegruppen.

Die Gestaltung dieser Treffen reicht vom Erfahrungsaustausch hinsichtlich Behandlungsart, Folgen und persönlicher Verarbeitung über Freizeitgestaltung, z. B. gemeinsame Besuche kultureller Veranstaltungen, bis hin zu medizinischen oder allgemeinbildenden Vorträgen. Es versteht sich von selbst, dass ein reger Erfahrungsaustausch über sozialrechtliche Probleme, Kuren, Prophylaxe etc. stattfindet. Gelegentlich werden auch Ausflüge unternommen.

Adressen können Sie über den Sozialarbeiter der Rehabilitationsklinik oder über den Krebsinformationsdienst (KID, Adresse siehe Kapitel »Adressen«) erfahren. Es gibt spezielle Selbsthilfegruppen für Patienten mit Lebererkrankungen (z. B. »Deutsche Leberhilfe«, Luxemburger Str. 150, 50937 Köln, Telefon: 02 21/2 82 99 80, Internet: *http://www.leberhilfe.org*, die »Vereinigung zur Unterstützung und Förderung Leberkranker e. V. (DVL)«, Bertha-von-Suttner-Str. 30, 40595 Düsseldorf, Telefon 02 21/70 64 26, die »Selbsthilfe Lebertransplantierter Deutschland e. V.«, Karlsbader Ring 28, 68782 Brühl, Internet: *http://www.lebertransplantation.de*, oder die »Hämatochromatose-Vereinigung Deutschland e. V.«, Ulitkastr. 23, 51064 Köln, Internet: *http://www.haemochromatose.org*).

11 Welche sozialen und finanziellen Hilfen gibt es?

Fragen zu sozialen und finanziellen Problemen, häuslicher Versorgung, Hospiz, Pflegeversicherung und Behindertenausweis

1. Durch die Erkrankung und die Therapie fühle ich mich so geschwächt, dass ich mich nur mit Mühe zu Hause versorgen kann. Leider kann mir niemand aus meiner Familie helfen, zumal meine Frau ebenfalls behindert ist. Sicherlich wird es einmal wieder alles besser werden, aber wissen Sie nicht kurzfristig Abhilfe? Gibt es die Möglichkeit zur häuslichen Krankenpflege?

Mehrere Abhilfemöglichkeiten bieten sich an.
So besteht die Möglichkeit einer häuslichen Krankenpflege. Ein Anspruch darauf besteht, wenn eine Krankenbehandlung nicht durchführbar ist oder durch häusliche Krankenpflege vermieden werden kann oder wenn eine Krankenhausbehandlung zwar weiterhin geboten ist, die Entlassung aber vorzeitig erfolgen kann, wenn sie durch häusliche Krankenpflege ersetzt wird. Wenn Krankenhauspflege dadurch nicht erforderlich wird, dass neben der häuslichen Krankenpflege Haushaltshilfe erbracht wird, und eine im Haushalt lebende Person den Haushalt nicht weiterführen kann, kann Haushaltshilfe neben häuslicher Krankenpflege zur Verfügung gestellt werden.
In der Regel besteht der Anspruch auf häusliche Krankenpflege für vier Wochen und umfasst die im Einzelfall erforderliche Grund- und Behandlungspflege sowie hauswirtschaftliche Versorgung. Ihre finanzielle Zuzahlung beträgt 10 % der kalendertäglichen Kosten, jedoch maximal € 10,– pro Tag. Es ist auf jeden Fall sinnvoll, vor Beantragung Kontakt mit dem Sozialdienst der Krankenkasse aufzunehmen, um Einzelheiten abzusprechen.
Auch sollten Sie bzw. Ihr Arzt die Möglichkeit einer stationären Rehabilitations- bzw. Nachsorgemaßnahme (Anschlussheilbehandlung = AHB) in Erwägung ziehen. In den Nachsorgekliniken sind Sie vorerst gut versorgt und können sich körperlich und seelisch von der Therapie erholen. In dieser Zeit können und sollen dann die weiteren Weichen für eine spätere optimale soziale Versorgung zu Hause gestellt werden.

Es gibt zahlreiche Hilfen für zu Hause. Die Sozialarbeiter in den Akut- und Rehabilitations-/Nachsorgekliniken besprechen mit Ihnen und Ihren Angehörigen die Situation und leiten – falls notwendig – entsprechende Hilfen vor Ort ein.
Eine weitere Möglichkeit ergibt sich durch die Nutzung begleitender Beratungs- und Betreuungsinstitutionen. Einige Krankenkassen haben für ihre an Krebs erkrankten Versicherten und deren Angehörige einen hauseigenen sozialen Dienst eingerichtet, der allerdings nur Hilfe vermittelt.
Das Spektrum der angebotenen sozialen Hilfen ist weit gefächert:

- häusliche Krankenpflege,
- Hilfe bei der Haushaltsführung,
- Einkaufen durch Zivildienstleistende,
- Haushaltshilfe durch Fachkräfte,
- medizinische Hilfe durch examinierte Kräfte,
- Essen auf Rädern,
- Hausnotrufdienst,
- Behindertenindividualberatung.

Eine weitere Möglichkeit ergibt sich durch die Pflegehilfe. Um sie in Anspruch zu nehmen, muss allerdings die Notwendigkeit einer Pflege für mindestens ein halbes Jahr vorliegen, und es muss ein Antrag bei der zuständigen Pflegekasse gestellt werden.
Die Palette möglicher Hilfen wird durch private Haus- und Krankenpflegedienste ergänzt. Informationen und eine Adressenliste der Sozialstationen können bei den jeweiligen Länderministerien für Arbeit und Gesundheit, beim Gesundheitsamt oder beim Informations- und Beratungsdienst der Deutschen Krebshilfe (Buschstraße 32, 53113 Bonn, Telefon 02 28/72 99 00) angefordert werden.
Vielen ist nicht bekannt, dass die Sozialämter nicht nur für finanzielle Notlagen zuständig sind, sondern auch den gesetzlichen Auftrag zur Information und Beratung haben. In vielen Städten und Gemeinden gibt es außerdem »Bürgerberatungsstellen«, an die man sich bei derlei Problemen wenden kann
Häufig können auch die Selbsthilfegruppen der Region informieren und Hilfen in die Wege leiten. Auskunft über Adressen eventueller Selbsthilfegruppen in Ihrer Region können Sie vom Krebsinformationsdienst (KID, siehe Kapitel »Adressen«) oder auch vom Sozialdienst der Tumornachsorgeklinik erfahren.

2. Wo muss ich die häusliche Krankenpflege beantragen?

Die häusliche Krankenpflege wird bei der Krankenkasse beantragt. Dem Antrag muss eine ärztliche Verordnung beigefügt sein. Wichtig ist auch, sie vor dem ersten Einsatz der Pflegeperson zu beantragen. Ausgeführt wird die häusliche Krankenpflege in der Regel durch die Sozialstation der freien Wohlfahrtsverbände oder der Stadt.

3. Ab wann wird eine Haushaltshilfe gewährt?

Versicherten kann eine Haushaltshilfe gewährt werden, wenn aufgrund einer Krankenhausbehandlung oder wegen anderer bestimmter Voraussetzungen die Weiterführung des Haushaltes nicht möglich ist.

Eine weitere Voraussetzung ist, dass im Haushalt mindestens ein Kind lebt, das das zwölfte Lebensjahr noch nicht vollendet hat oder aber behindert und somit auf Hilfe angewiesen ist.

4. Welche Vorteile hat der Schwerbehindertenausweis? Hat er auch Vorteile für Rentner?

Mithilfe des Schwerbehindertenausweises sollen einige der durch die Erkrankung und Behandlung entstandenen Nachteile ausgeglichen werden; also nicht etwa nur die Nachteile von Erwerbstätigen.

Dieser Ausgleich geschieht durch Vergünstigungen auf mehreren Ebenen und ist nicht zuletzt abhängig von dem festgestellten Grad der Behinderung (GdB). Zu den Vergünstigungen zählen bei einem Grad der Behinderung von 50 % und mehr:

- Erhöhter Kündigungsschutz am Arbeitsplatz. Bevor die Kündigung ausgesprochen werden kann, muss die Zustimmung des Integrationsamtes (früher Hauptfürsorgestelle) eingeholt werden. Der Kündigungsschutz kommt solchen Arbeitnehmern nicht zugute, deren Schwerbehinderteneigenschaft zum Zeitpunkt der Kündigung nicht festgestellt war und die bis zur Kündigung keinen Antrag beim Versorgungsamt gestellt hatten.

- Hilfen zur Erhaltung bzw. Erlangung eines behindertengerechten Arbeitsplatzes, z. B. technische Hilfen oder Lohnkostenzuschüsse.
- Anspruch auf Teilzeitbeschäftigung.
- Beschleunigung des Eintritts des Renten- bzw. Pensionsbezuges.
- Überstundenbefreiung (auf Wunsch).
- Ab einem GdB von 70 (oder 50 und Merkzeichen »G«) können die tatsächlich gefahrenen Kilometer für Fahrten zur Arbeit – also sowohl Hin- als auch Rückfahrt – steuerlich geltend gemacht werden.
- Ab einem GdB von 80 (oder 70 und Merkzeichen G) können Kraftfahrzeugkosten für Privatfahrten als außergewöhnliche Belastung bei der Steuer geltend gemacht werden.
- Anspruch auf Zusatzurlaub von fünf Tagen pro Jahr bei einer Fünf-Tage-Arbeitswoche. Lehrer erhalten eine Ermäßigung der wöchentlichen Schulpflichtstunden. Die Anzahl der ermäßigten Stunden richtet sich nach der Höhe des GdB.
- Bevorzugte Abfertigung bei Behörden.
- Je nach Höhe des zuerkannten GdB diverse Steuererleichterungen. So kann ein Pauschbetrag jährlich steuermindernd geltend gemacht werden. Die Höhe des Pauschbetrags ergibt sich aus der Höhe des GdB.
- Vergünstigungen bei der Benutzung öffentlicher Verkehrsmittel, Bäder, Museen etc. (z. B. Bahn Card 50 zum halben Preis bei 80 % GdB).
- Ab 80 % Behinderung gibt es Freibeträge beim Wohngeld. Davon profitieren vor allem Bezieher von kleinen Renten.
- Die Fehlbelegungsabgabe bei Sozialwohnungen kann mit Schwerbehindertenausweis ermäßigt werden.
- Mitgliedsbeiträge in Verbänden und Vereinen (z. B. ADAC) sind häufig reduziert.
- Je nach zusätzlichen Merkmalen gibt es Vergünstigungen bei Rundfunk- und Fernsehgebühren, Kfz-Steuer, Freifahrten, Ermäßigung beim Besuch von Kursen der Volkshochschule, Reduzierung der Eintrittspreise.

Je nach Höhe des GdB und je nach Kennbuchstaben können unterschiedlich hohe steuerfreie Jahrespauschalbeträge bei der Lohn- und Einkommensteuererklärung geltend gemacht werden. Sie gehen von € 720,– bei einem GdB von 50, € 1 060,– bei einem GdB von 75–80 und € 1 430,– bei einem GdB von 95–100 bis zu einem höheren Pauschalbetrag bei zusätzlichen Merkzeichen. Anstelle der Pauschbeträge können jedoch auch die tatsächlich entstandenen, durch die Behinderung bedingten Kosten geltend

Soziale und finanzielle Hilfen

gemacht werden. Dies ist dann sinnvoll, wenn die tatsächlichen Kosten unter Berücksichtigung der zumutbaren Belastung höher als die Pauschbeträge sind.

Neben dem Pauschbetrag können natürlich auch alle anderen außergewöhnlichen Belastungen geltend gemacht werden, die nicht mit der Behinderung in Verbindung stehen.

Auch für die durch die Beschäftigung einer Haushaltshilfe entstandenen Aufwendungen können steuerliche Vergünstigungen bis zu jährlich € 924,– in Anspruch genommen werden.

Bei speziellen Fragen zum Behindertenrecht sollten Sie sich an das Bürgertelefon (Telefon 0 18 05/67 67 15), an das Versorgungsamt oder an die Finanzämter wenden.

5. Mit welchem Grad (Höhe) der Schwerbehinderung kann ich rechnen?

Die Feststellung des Behinderungsgrades (GdB) ist nach Zehnergraden abgestuft und liegt zwischen 20 und 100.

Im Allgemeinen können Patienten mit einer bösartigen Erkrankung mit einem GdB von mindestens 50 rechnen, der jedoch nach einer bestimmten Zeit – meistens nach fünf Jahren – überprüft wird und bei Verbesserung der körperlichen Leistungsfähigkeit entsprechend angepasst wird. Bei einer Verschlechterung sollte unverzüglich ein neuer Antrag auf Anpassung des GdB erfolgen.

Nach einer Lebertransplantation wird im Allgemeinen in den ersten beiden Jahren ein GdB von 100 und danach – wegen der Einschränkungen bei notwendiger immunsuppressiver Behandlung – ein GdB von 60 berechnet.

6. Was muss ich tun, um einen Schwerbehindertenausweis zu erhalten?

Sie sollten den Antrag möglichst bald beim zuständigen Versorgungsamt stellen. Die Bearbeitungsdauer erfordert durchschnittlich zwei bis sechs Monate. Die Einstufung wird also nicht etwa vom Hausarzt, sondern vom Versorgungsamt oder der versorgungsamtsärztlichen Untersuchungsstelle vorgenommen.

Vordrucke für den Antrag können beim zuständigen Versorgungsamt (im Telefonbuch unter »V« oder unter »Stadtverwaltung« zu finden) angefordert werden. Zur Beschleunigung des Verfahrens können dem Antrag ärztliche Unterlagen beigefügt werden. Das Versorgungsamt fordert im Allgemeinen jedoch zusätzliche Unterlagen von den angegebenen Ärzten, Krankenhäusern, Tumornachsorgekliniken und Trägern der Sozialversicherung an und erstellt auf der Grundlage der mitgeteilten Befunde einen Feststellungsbescheid.

Dieser Feststellungsbescheid enthält den Grad der Behinderung (GdB) und einen Hinweis auf möglicherweise zuerkannte »Merkzeichen«.

7. Welche Bedeutung und welche Vorteile haben die einzelnen Kennbuchstaben im Schwerbehindertenausweis?

Einige Vergünstigungen werden nur bei besonderen Kennbuchstaben vergeben. Diese richten sich nach der Art der Behinderung. Es bedeuten:

G = erhebliche Gehbehinderung,
aG = außergewöhnliche Gehbehinderung,
H = Hilflosigkeit,
Bl = Blindheit,
RF = aus gesundheitlichen Gründen nicht in der Lage, an öffentlichen Veranstaltungen jeder Art teilzunehmen,
B = auf Begleitperson angewiesen.

8. Wann bekommt man das Merkzeichen »G« (erhebliche Beeinträchtigung der Bewegungsfähigkeit im Straßenverkehr)?

Diese Beeinträchtigung ist gegeben, wenn Sie infolge einer Einschränkung des Gehvermögens, aber auch durch innere Leiden und infolge von Anfällen oder Störungen der Orientierungsfähigkeit nicht ohne erhebliche Schwierigkeiten oder nicht ohne Gefahren für sich oder andere Wegstrecken im Ortsverkehr zurücklegen können, die üblicherweise noch zu Fuß zurückgelegt werden. Man legt hier eine innerhalb von einer halben Stunde zurückzulegende Strecke von 2 km zugrunde.

Diese Voraussetzungen sind im Allgemeinen erfüllt bei Funktionsstörungen der Beine oder der Lendenwirbelsäule, die für sich einen GdB von wenigstens 50 bedingen, ebenso wie bei Störungen der Orientierungsfähigkeit mit erheblicher Beeinträchtigung der Bewegungsfähigkeit. Auch bei Sehbehinderung mit einem GdB ab 70, bei Schwerhörigkeit und bei hirnorganischen Anfällen, wenn die Anfälle überwiegend am Tage auftreten, kommt das Merkzeichen »G« zur Geltung.

Beim Kennbuchstaben »G« können nach Kauf einer Wertmarke die öffentlichen Verkehrsmittel im Umkreis von 50 km kostenlos benutzt werden. Diese Wertmarke gilt ein Jahr lang. Alternativ besteht eine Kfz-Steuerermäßigung von 50 % und eine Kfz-Versicherungsreduzierung um 12,5 %. Für Fahrten zwischen Wohnung und Arbeitsstätte können Schwerbehinderte mit einem GdB von mindestens 70 (Geh- und Stehbehinderte schon mit mindestens 50) ohne besonderen Nachweis einen Pauschbetrag von € 0,30 je Fahrtkilometer als Werbungskosten geltend machen.

9. Was ist unter dem Merkzeichen »aG« zu verstehen?

Dieses Merkzeichen ist bei Personen anzunehmen, die sich wegen der Schwere ihres Leidens dauernd nur mit fremder Hilfe oder nur mit großer Anstrengung außerhalb ihres Kraftfahrzeuges bewegen können (»außergewöhnlich gehbehindert«). Dieses Merkmal berechtigt zur Befreiung von der KFZ-Steuer, Übernahme der Fahrtkosten zur ambulanten Behandlung, zu Parkerleichterungen und zu Steuererleichterungen (z. B. bei Beschäftigung einer Haushaltshilfe, bei KFZ-Kosten, Taxikosten, beim Transport zu Arzt/Apotheken etc.).

Natürlich gelten diese Kriterien nicht nur für die Folgen der Tumorerkrankung oder für Einschränkungen der Mobilität, sondern auch für Krankheiten des Herzens und der Atmungsorgane, wenn die Einschränkungen der Herzleistung oder der Lungenfunktion, jeweils für sich allein, einen GdB von wenigstens 80 bedingen.

Das Merkzeichen »aG« wird nicht automatisch gewährt. Zusätzlich zur Feststellung des GdB müssen Merkzeichen im Erst- oder Erweiterungsantrag gesondert beantragt werden, und die Beantragung muss durch entsprechende ärztliche Befunde begründet werden. Das Versorgungsamt kann sich vorbehalten, die Berechtigung zur Inanspruchnahme dieser Merkzeichen – ebenso wie die Höhe des beantragten GdB selbst – durch die zuständige versorgungsamtsärztliche Untersuchungsstelle überprüfen zu lassen. Die Feststellung der Höhe des GdB und die Gewährung oder auch Nichtgewährung eines Merkzeichens hängt also von der Stellungnahme der Untersuchungsstelle ab.

10. Aufgrund eines Unfalls hatte ich schon einen GdB von 40. Ich weiß, dass im Allgemeinen Krebspatienten ein GdB von mindestens 50 zugestanden wird. Addieren sich jetzt die GdBs?

Nein, eine Addition der Einzelgrade ist nicht statthaft. Vielmehr sind die Auswirkungen in ihrer Gesamtheit und ihre wechselseitigen Beziehungen untereinander maßgebend. Diese können voneinander unabhängig sein und verschiedene Lebensbereiche betreffen. Natürlich können Sie als maximalen GdB auch nur 100 % erhalten. Im Allgemeinen pflegt das Versorgungsamt die schwersten Behinderungen zugrunde zu legen und der Reihe nach zu prüfen, ob und gegebenenfalls inwieweit die jeweilige Behinderung das Gesamtausmaß vergrößert. Geringwertige Gesundheitsstörungen mit einem GdB von 10 führen in der Regel nicht zu einer wesentlichen Zunahme der Gesamtbeeinträchtigung; auch dann nicht, wenn mehrere solcher geringwertigen Störungen nebeneinander bestehen. Bei leichten Behinderungen, entsprechend einem GdB von 20, ist ebenfalls vielfach eine Erhöhung des Gesamt-GdB nicht berechtigt.

11. Wer legt den Grad der Behinderung (GdB) fest?

Der Grad der Behinderung (GdB) ist nach Zehnergraden abgestuft und liegt zwischen 20 und 100. Maßgeblich ist, dass der GdB wenigstens 50 beträgt, da erst dann ein Ausweis ausgestellt wird. Dies ist bei Leberkrebspatienten im Allgemeinen der Fall! Die Feststellung des Grades der Behinderung trifft nicht etwa der Hausarzt, sondern das Versorgungsamt oder die versorgungsamtsärztliche Untersuchungsstelle.
Falsch ist, wenn Sie den GdB mit einer Minderung der Arbeits- oder Berufsfähigkeit gleichsetzen. Der GdB enthält keinerlei Aussage über die Leistungsfähigkeit am Arbeitsplatz. Theoretisch können Sie einen GdB von 100 haben und dennoch voll berufs- oder erwerbsfähig sein! Auch sagt der GdB nichts über die Art und das Ausmaß des Krebsleidens aus.

12. Ich bin der Meinung, dass ich vom Versorgungsamt falsch eingestuft wurde. Was kann ich tun, damit ich den mir zustehenden Schwerbehindertenausweis erhalte?

Gegen den Feststellungsbescheid können Sie innerhalb eines Monats nach dessen Bekanntgabe Widerspruch einlegen. Als Beginn der Widerspruchsfrist gilt das Datum des Poststempels (Briefumschlag) zuzüglich drei Tagen. Der Widerspruch kann schriftlich oder mündlich (»zur Niederschrift«) beim Versorgungsamt, bei der Krankenkasse oder beim Bürgermeister geltend gemacht werden. Selbstverständlich muss der Widerspruch begründet werden.

Reicht die Zeit der Widerspruchsfrist für eine ausführliche Begründung des Widerspruchs nicht aus, so genügt zur Fristwahrung zunächst die Mitteilung, dass gegen den Bescheid Widerspruch erhoben wird und eine ausführliche Begründung folgt.

Haben sich die Behinderungen wesentlich geändert, kann beim Versorgungsamt ein Antrag auf »Neufeststellung« der Behinderung eingereicht werden. Die Voraussetzungen werden dann geprüft, ähnlich wie beim Erstantrag.

Aufgrund dieser Überprüfung kann das Versorgungsamt auch mit einer Anhörung reagieren. Diese wird dann erlassen, wenn sich der GdB im Rahmen einer Heilbewährung usw. zuungunsten des Antragstellers verändert. Der Antragsteller kann dann neue ärztliche Befunde einreichen. Ihm wird Gelegenheit gegeben, sich innerhalb eines Monats zu den für die Entscheidung erheblichen Tatsachen zu »äußern«.

13. Ich fühle mich zwar körperlich gesund; seit der Krebserkrankung habe ich jedoch beträchtliche seelische Probleme. Wird dies bei der Feststellung des GdB berücksichtigt?

Ja. Der Begriff des Grades der Behinderung bezieht sich auf die Behinderung in allen Lebensbereichen und schließt auch Auswirkungen ein wie Schmerzen und seelische Beeinträchtigungen. Allerdings kann nur bei sehr ausgeprägten psychischen Begleiterscheinungen oder außergewöhnlichen Schmerzen eine zusätzliche GdB-Bewertung erfolgen.

14. Ist ein Schwerbehinderter automatisch leistungsberechtigt in der Pflegeversicherung?

Nein, der Schwerbehindertenstatus hat nichts mit der Pflegebedürftigkeit zu tun. Zwar ist ein Pflegebedürftiger in der Regel auch gleichzeitig schwerbehindert, was jedoch nicht im umgekehrten Fall gilt. Selbst bei einem GdB von 100 % kann sich der Behinderte in der Regel noch selber versorgen. Die Art und der Schweregrad der Behinderung sagen also nichts über den pflegerischen Bedarf aus.

15. Die Krebsbehandlung hat meine sämtlichen Planungen über den Haufen geworfen, so auch meine Finanzen. Ich stehe finanziell vor dem Nichts und weiß nicht, wie es weitergehen soll. An wen kann ich mich in meiner Not wenden?

Sie sollten sich in Ihren Nöten an einen Sozialarbeiter (Krankenhaussozialdienst, Allgemeiner Sozialdienst der Stadt, Wohlfahrtsverbände) wenden, der Ihnen möglicherweise Hilfsinstitutionen nennen kann. So ist zum Beispiel die Deutsche Krebshilfe (Buschstraße 32, 53113 Bonn, Telefon 02 28/72 99 00) mit einer einmaligen finanziellen Unterstützung gerne behilflich, wenn Sie in eine Notlage geraten sind (Härtefond). Auch wenn Sie Schwierigkeiten im Umgang mit Behörden, Versicherungen und anderen Institutionen haben, hilft und vermittelt die Deutsche Krebshilfe im Rahmen ihrer Möglichkeiten.

Sollten Sie von vor der Erkrankung her noch finanzielle Verpflichtungen haben, wie zum Beispiel Ratenzahlungen oder Versicherungsprämien, so sollten Sie sich mit dem entsprechenden Gläubiger in Verbindung setzen. Er wird sich häufig – und muss es im Übrigen auch – mit einer »Umschuldung« zufrieden geben. Möglicherweise sollten Sie auch Sozialhilfe beantragen. Hierfür empfiehlt es sich, einen Antrag beim Sozialamt zu stellen, nachdem Sie entsprechende Auskunft und Beratung beim Sozialamt, bei den Wohlfahrtsverbänden oder zum Beispiel auch bei den Selbsthilfegruppen eingeholt haben.

Grundsätzlich soll die Sozialhilfe dann einsetzen, wenn alle anderen zur Hilfe Verpflichteten ihrer Pflicht nicht nachkommen. Dazu gehören auch Kinder gegenüber ihren Eltern und Ehepartner untereinander. Letzteres kann auch nach einer Scheidung der Fall sein.

Im Allgemeinen braucht die Sozialhilfe nicht zurückgezahlt zu werden. Hiervon gibt es jedoch Ausnahmen: So können zum Beispiel Geldleistungen vom Sozialamt auch als Darlehen gewährt werden. Dies geschieht vor allem dann, wenn es sich nur um vorübergehende Notlagen (bis zu sechs Monate) handelt. Sollte sich dann jedoch herausstellen, dass die Notsituation andauert, so kann das Sozialamt auf die Rückzahlung des Darlehens verzichten. Eine Leistung als Darlehen kommt zum Beispiel auch dann in Betracht, wenn von einer Verwertung des Vermögens deswegen abgesehen wird, weil sie unwirtschaftlich wäre.

Durch das seit 2003 geltende »Grundsicherungsgesetz« wird eine »bedarfsorientierte Grundsicherung« im Alter und bei »Erwerbsminderung« sichergestellt. Die Grundsicherung ist keine Grundrente und auch keine Sozialhilfe. Es findet kein Rückgriff auf unterhaltspflichtige Kinder statt, wenn diese weniger als € 100 000,– im Jahr verdienen. Anspruch auf Grundsicherung haben alle, die älter als 65 Jahre oder dauerhaft voll erwerbsgemindert sind und ihren Lebensunterhalt nicht aus eigenem Einkommen (z. B. Rente) und Vermögen (z. B. Sparvermögen, Lebensversicherung) bestreiten können. Die Anträge sind bei den neu eingerichteten Grundsicherungsämtern der Gemeinden bzw. des Kreises zu stellen.

16. Meine Rente ist so niedrig, dass ich hiermit kaum meinen Lebensunterhalt bestreiten kann. Ab wann kann ich eigentlich die Sozialhilfe in Anspruch nehmen?

Auf Sozialhilfe hat man einen Rechtsanspruch. So können Sie ergänzende Sozialhilfe (Hilfe zum Lebensunterhalt) bekommen, wenn Ihre Rente und das sonstige Einkommen und Vermögen aller Haushaltsangehörigen hierfür nicht mehr ausreichen. Bei den Hilfen unterscheidet man zwischen laufenden und einmaligen Sozialleistungshilfen.

Kommen in außergewöhnlichen Situationen Kosten auf, die die finanziellen Möglichkeiten übersteigen, kann man »Hilfe in besonderen Lebenslagen« erhalten. Dazu zählen z. B.: Krankenhilfe und Hilfe für Behinderte, Hilfe zur Pflege (einschließlich Übernahme der Kosten für ein Pflegeheim), Hilfe zur Weiterführung des Haushalts. Auch in diesen Fällen wird eine Bedarfsberechnung durchgeführt. Allerdings gelten hier dann andere Freibeträge.

17. Müssen Verwandte für Sozialhilfe aufkommen?

Eltern sind für ihre Kinder unterhaltspflichtig – und umgekehrt. Das gilt jedoch nur, wenn sie dazu auch in der Lage sind. Bei einmaligen Beihilfen wird in der Regel auf eine Prüfung verzichtet. Schwiegerkinder/-eltern sind einander nicht unterhaltsverpflichtet.

Da die Überprüfung der Unterhaltsverpflichtung je nach den persönlichen Gegebenheiten sehr unterschiedlich ausfallen kann, empfiehlt sich immer die konkrete Beratung durch einen Sozialarbeiter (z. B. allgemeiner Sozialdienst der jeweiligen Stadt oder in der Tumornachsorgeklinik). Es besteht kein Grund, von vornherein auf die möglichen Sozialleistungen zu verzichten.

18. Obwohl mein Mann noch krank ist und ich ihn zu Hause nicht versorgen kann, soll er aus dem Krankenhaus entlassen werden. Er sei ein »Pflegefall«, für den man medizinisch nichts mehr tun könne, hat der Oberarzt erklärt. Meinen Mann in ein Pflegeheim zu stecken wäre für mich der letzte Schritt. Welche anderen Möglichkeiten bestehen?

Als Erstes sollten Sie mindestens drei Tage bis eine Woche vor Entlassung Ihres Mannes durch den Klinikarzt oder durch Ihren Hausarzt bei der Krankenversicherung Ihres Mannes häusliche Krankenpflege beantragen. Diese wird meistens innerhalb weniger Tage genehmigt, und in dieser Zeit können die entsprechenden Vorkehrungen zu Hause getroffen werden (z. B. Beschaffung von Hilfsmitteln).

Als nächsten Schritt sollten Sie bei der zuständigen Pflegeversicherung einen Antrag auf Beurteilung der Pflegebedürftigkeit stellen. Die Pflegekasse schickt dann einen Gutachter (Arzt und/oder Pflegefachkraft), der bei Ihnen einen Hausbesuch macht oder auch den Patienten im Krankenhaus besucht und den Grad der Pflegebedürftigkeit Ihres Mannes festlegt. Maßstab für die Beurteilung der Pflegebedürftigkeit sind ausschließlich Fähigkeiten zur Ausübung der Verrichtungen des täglichen Lebens. Im häuslichen Umfeld wird u. a. festgestellt, welchen konkreten Handlungsbedarf der Antragsteller hat, wer die Pflege durchführt und inwieweit die Möglichkeiten der Rehabilitation ausgeschöpft wurden.

Pflegebedürftigkeit ist in keiner Weise identisch mit einem Heimaufenthalt. Ja, im Gegenteil, durch die Pflegeversicherung soll eine häusliche Pflege ermöglicht werden. Übernehmen Angehörige oder Ehrenamtliche die Pflege, so erhalten sie Pflegegeld (€ 205,– für Pflegestufe I, € 410,– für Pflegestufe II und € 665,– für Pflegestufe III [Stand 2007]).

Scheiden Angehörige als Pflegepersonen aus, dann übernimmt die Pflegekasse Einsätze von ambulanten Pflegediensten als sogenannte »Sachleistung« bis zur Höhe von € 384,– in Pflegestufe I bzw. € 921,– in Stufe II oder € 1432,– in Stufe III (Stand 2007). Eine Sachleistung in Form von Pflegeeinsätzen dürfen nur Personen und Dienste erbringen, die einen Versorgungsvertrag mit den Pflegekassen abgeschlossen haben. Sie sollten sich daher vorher bei der Kasse erkundigen.

Wird der Betroffene in einem Pflegeheim/Altenheim untergebracht, so beteiligt sich die Pflegekasse an den Kosten (€ 1023,– in Pflegestufe I, € 1279,– in Pflegestufe II und € 1432,– in Pflegestufe III [Stand 2007]). Auf Nachweis werden notwendige Aufwendungen wie Fahrtkosten, Verdienstausfall o. Ä. bis zu einem Gesamtbetrag von € 1432,– erstattet.

Kompetenten Rat zu allen Fragen der Pflegeversicherung können Sie über das Bürgertelefon des Bundesgesundheitsministeriums (Telefon 0180 5/99 66 02) erhalten. Regelmäßig aktualisierte Informationen finden Sie auch im Internet unter *http://www.betanet.de*.

19. Wann besteht ein Anspruch auf Leistungen der Pflegeversicherung?

Nicht jeder, der häusliche Pflege benötigt, kann automatisch Pflegegeld beanspruchen. Ein Anspruch auf Leistungen besteht in der Regel nur dann, wenn eine Pflegebedürftigkeit über mindestens sechs Monate vorliegt. Damit ein Antrag überhaupt Aussichten auf Erfolg hat, muss eine Versicherungszeit in der Pflegeversicherung von mindestens fünf Jahren bestehen. Die Pflege muss mindestens 45 Minuten dauern, dazu zählen beispielsweise Waschen, Kämmen, Zahnpflege oder Hilfen beim Essen. Der Betreuende muss mindestens 45 Minuten pro Tag zusätzlich im Haushalt helfen, also Wäsche waschen, kochen oder einkaufen.

Die Höhe der Leistungen richtet sich nach der Pflegestufe, die vom medizinischen Dienst der Krankenkassen bestimmt wird. Die Pflegebedürftigkeit wird in drei Pflegestufen, I bis III, eingestuft.

In der Pflegestufe I muss der Bedarf an Hilfe für Körperpflege, Ernährung, Mobilität und für die hauswirtschaftliche Versorgung täglich mindestens anderthalb Stunden betragen.

In der Pflegestufe II beträgt er mindestens drei Stunden, und in der Pflegestufe III muss eine Pflegebedürftigkeit rund um die Uhr vorliegen.

Tabelle 11.1: Stufen der Pflegebedürftigkeit

	Körperpflege/Ernährung Mobilität	hauswirtschaftliche Versorgung
Stufe I	mindestens einmal täglich Hilfe notwendig bei mindestens zwei Verrichtungen	mehrfach in der Woche
Stufe II	mindestens dreimal täglich Hilfe notwendig bei mindestens zwei Verrichtungen	mehrfach in der Woche
Stufe III	täglich rund um die Uhr Hilfe notwendig	mehrfach in der Woche

Zur Vorbereitung der Begutachtung kann ein Pflegetagebuch hilfreich sein: Eine Woche lang wird in diesem »Tagebuch« genau notiert, wann, wofür und wie lange Hilfe nötig war.

20. Werden die Pflegeleistungen gekürzt, wenn der Pflegebedürftige über ein gutes Einkommen oder Vermögen verfügt?

Nein, sie sind unabhängig vom Einkommen. Schließlich hat der Versicherte ja für diese Versicherungsleistungen auch Beiträge entrichtet.

21. Was versteht man unter Hospiz und Palliativstation?

Das Hospiz ist eine eigenständige Einrichtung, in der es um die Pflege und Begleitung der Menschen in ihrer letzten Lebensphase geht. Auch Angehörige finden hier Beistand. Im Zentrum der Hospizbetreuung stehen nicht die medizinisch-onkologische Beeinflussung des Krankheitsverlaufs, sondern der Erhalt und die Verbesserung der Lebensqualität.

Auch die Palliativstationen verfolgen dieses Ziel. Sie sind allerdings in der Regel einem Krankenhaus angegliedert und stärker ärztlich betreut. Bei ihnen liegt der Schwerpunkt häufig neben der medizinisch-pflegerischen Betreuung auf der Schmerztherapie und Symptomkontrolle.

Da die Betreuung in einem stationären Hospiz für den unheilbar Kranken in seinen letzten Wochen oder Monaten in einer möglichst wohnlichen Atmosphäre erfolgen soll, sind Hospize normalerweise bewusst von einem Krankenhausbetrieb und somit auch von einer Palliativstation getrennt. Anders als Palliativstationen sind Hospize in der Regel keine ärztlich geleiteten Einrichtungen. Dennoch spielt auch hier die Kontrolle belastender Symptome eine wichtige Rolle, sodass gelegentlich immer noch eine ärztliche Hilfestellung erforderlich ist. Die im Hospiz fehlende ärztliche Fachkompetenz wird in diesen Fällen entweder durch den Hausarzt, den ambulant tätigen Onkologen oder durch Ärzte eines benachbarten Krankenhauses sichergestellt.

Mit der Krankenkasse sollte vor Beginn der Hospizpflege die Kostenfrage geklärt werden. Die Krankenkassen verhalten sich hierbei sehr unterschiedlich.

22. Werden die Fahrtkosten für Arztbesuche erstattet?

Bei Fahrten zur ambulanten Behandlung trägt der Versicherte die Fahrtkosten selber. Wenn allerdings die Notwendigkeit der ambulanten Behandlung wegen Immobilität oder Pflegebedürftigkeit (ab Pflegestufe II, bei Merkzeichen »aG«, »B« oder »H«) und/oder eine Beförderung zur Vermeidung von Schaden an Leib und Leben unerlässlich sind und dies von den behandelnden Ärzten in einer schriftlichen Bescheinigung bestätigt und vorher das Einverständnis der Krankenkasse eingeholt wird, können Ausnahmen gemacht werden. Fahrten zur ambulanten Behandlung bedürfen generell einer vorherigen Genehmigung durch die Krankenkasse. Der Patient zahlt nur beim ersten Mal den Eigenbeitrag. Danach übernehmen die Krankenkassen die Fahrtkosten oberhalb von € 13,– je einfache Fahrt. Grundsätzlich gilt allerdings auch dann, dass der Versicherte einen Eigenbetrag von 10 % zu leisten hat (Stand 2007).

Ein langer Anfahrtsweg, eine schlechte Verkehrsverbindung oder ein anderer nicht medizinischer Grund führen nicht zu einer Erstattung von Beförderungskosten durch die gesetzliche Krankenkasse.

Weitere Informationen rund um das Thema Fahrtkosten, Härtefallregelungen und viele andere Bereiche der gesetzlichen Krankenversicherung enthält die Broschüre: »Die gesetzliche Krankenversicherung«, die kostenlos beim Bundesministerium für Gesundheit, Broschürenstelle, 53108 Bonn, oder bei der »Frauenselbsthilfe nach Krebs« bestellt werden kann.
Die Höhe der Kostenerstattung ändert sich von Jahr zu Jahr. Sie sollten sich beim Sozialarbeiter, beim Bürgertelefon zur gesetzlichen Krankenversicherung (Telefon 01805/99 66 02), beim Bürgertelefon zum Versicherungsschutz (Telefon 01805/99 66 01) oder bei der Deutschen Krebshilfe (Buschstraße 32, 53113 Bonn, Telefon 02 28/72 99 00) erkundigen. Die Gebühr für Anfragen beim Bürgertelefon beträgt 12 Cent pro Minute aus dem deutschen Festnetz. Regelmäßig aktualisierte Informationen finden Sie auch im Internet unter *http://www.betanet.de*.

23. Wie viel muss ich zu den Arznei- und Verbandsmitteln bzw. zu den Heil- und Hilfsmitteln dazuzahlen?

Zuzahlungsregeln bestehen für nahezu alle Leistungen der gesetzlichen Krankenversicherung. Hierunter fallen die Versorgung mit Arzneimitteln, Heil- und Hilfsmitteln, Krankenhausaufenthalte, Rehabilitationsmaßnahmen, häusliche Krankenpflege, Fahrtkosten und Arztbesuche.
Die Höhe der Zuzahlungen für Arzt und Arzneikosten ändert sich von Jahr zu Jahr. Zudem existieren zahlreiche Befreiungsmöglichkeiten (z. B. Sozialklausel, Überforderungsklausel, 1%-Regel), die von Zuzahlungen befreien oder diese zumindest reduzieren. Auch gibt es zuzahlungsbefreite Arzneimittel sowie je nach Rabattvertrag der einzelnen Krankenkassen ganz oder zur Hälfte zuzahlungsfreie Arzneimittel. Aktuelle Auskünfte können Sie über das Bürgertelefon der gesetzlichen Krankenversicherung (Telefon 01805/99 66 02) oder über das Internet einholen (*http://www.qkv.info* oder *http://www.ifap.de*).
Zurzeit (2007) gelten folgende Bestimmungen:

- Die Patienten müssen 10 % der Arzneimittelkosten selber tragen, mindestens € 5,– und höchstens € 10,– pro Medikament. Rezeptfreie Arzneimittel werden von den Krankenkassen nicht erstattet.
- Für viele Arzneimittel gibt es von der gesetzlichen Krankenversicherung festgelegte Höchstbeträge. Verschreibt der Arzt ein Arzneimittel, dessen

Soziale und finanzielle Hilfen

Preis über diesem Festbetrag liegt, so muss der Patient diesen Differenzbetrag zusätzlich zur gesetzlichen Zuzahlung entrichten.
- Bei Heil- und Hilfsmitteln gehen 10 % der Kosten des Mittels zuzüglich € 10,– je Verordnung auf Ihr Konto. Sind im Rahmen einer Rehabilitationsmaßnahme verschiedene Heilmittel verordnet worden, sind nur einmal € 10,– pro Rezept zu zahlen.
- Bei Massagen sind € 10,– pro Verordnung zu zahlen.
- Bei Inanspruchnahme einer Arztpraxis sind € 10,– zu entrichten.
- Die Zuzahlungen pro Krankenhausaufenthalt betragen € 10,– pro Tag, begrenzt auf maximal 28 Tage pro Jahr.
- Schutzimpfungen sind kostenlos.
- Für Sozialhilfeempfänger gelten die gleichen Zuzahlungsregeln wie für alle anderen Krebspatienten.

Lassen Sie sich die von Ihnen geleisteten Zuzahlungen immer quittieren, denn sie sind in ihrer Gesamtheit nur bis zu einem bestimmten Eigenbetrag pro Jahr zu entrichten. Sobald die Zuzahlungen die Belastungsgrenze von einem Prozent der jährlichen Bruttoeinnahmen überschreiten, fallen für den Rest des Kalenderjahres keine weiteren Zuzahlungen an. Sie können von Ihrer Krankenkasse ein Nachweisheft bekommen, in welches die jeweiligen Zuzahlungen dann vom Apotheker, dem Krankengymnasten, dem Sanitätsfachhandel etc. eingetragen werden. »Heilmittel« müssen vom Arzt »auf Kassenrezept« verschrieben werden. Zu den Heilmitteln gehören z. B. die Physiotherapie wie Lymphdrainage, Fangopackungen, Krankengymnastik, Massagen, Ergotherapie etc. Zu den zu erstattenden »Hilfsmitteln« zählen neben Rollstühlen und Prothesen auch Perücken, für die die gesetzlichen Krankenkassen in der Regel einen festgesetzten Betrag übernehmen. Bei besserer und teurerer Versorgung trägt der Versicherte den Differenzbetrag zwischen Festbetrag und tatsächlichen Anschaffungskosten. Grundsätzlich gilt, dass die Krankenkassen jedem Patienten eine seinen persönlichen Bedürfnissen entsprechende Versorgung finanzieren.
Sie sollten sich vor dem Erwerb dieser Hilfsmittel bei Ihrer Krankenkasse erkundigen, welchen Eigenbetrag Sie zu leisten haben. Leider machen insbesondere die privaten Krankenkassen immer wieder Schwierigkeiten bei der Kostenrückerstattung.
Krankheitskosten, die über der »zumutbaren Belastungsgrenze« liegen, können von der Steuer abgesetzt werden.

24. Die Krankheitskosten übersteigen bei mir bei weitem die zumutbare Eigenbeteiligung pro Jahr, da ich lediglich Krankengeld beziehe. Dennoch muss ich bei der Apotheke ständig in Vorleistung gehen, obwohl die Krankenkasse mir erst Ende des Jahres die Mehrkosten rückerstatten muss.

Dass Patienten erst ein Jahr Belege sammeln müssen, um von der Zuzahlung befreit zu werden, ist tatsächlich für viele Krebspatienten unzumutbar. Sie sollten bei Ihrer Krankenkasse einen Antrag auf Erlassung des Eigenbeitrags stellen. Dies können Sie auch schon dann tun, wenn Ihr Eigenbeitrag für das laufende Jahr noch nicht ausgeschöpft ist. Sie können dann mit der Krankenkasse vereinbaren, den noch ausstehenden Restbeitrag vorab in einer Summe oder in Raten zu bezahlen. Für den Rest des Jahres sind Sie dann von weiteren Zuzahlungen befreit. Lassen Sie sich dazu von der Krankenkasse eine entsprechende Bescheinigung ausstellen.

Der Sozialarbeiter, die Mitarbeiter von Wohlfahrtsverbänden, aber auch die zuständigen Kundenbetreuer bei Ihrer Krankenkasse helfen Ihnen bei der Antragstellung.

Übrigens kann in besonderen finanziellen Notlagen die Deutsche Krebshilfe mit einer einmaligen Überbrückungshilfe einspringen. Auch gibt es für besondere Notfälle einen Sonderfonds aus den Mitteln des Bundespräsidenten.

25. Ab wann liegt eine »unzumutbare finanzielle Belastung« vor (Sozialklausel)?

Eine teilweise Befreiung von vielen Zuzahlungen und Eigenbeteiligungen ist dann möglich, wenn die durch die Krankheit bedingten Kosten (auf das Jahr verteilt) einen bestimmten Grenzbetrag überschreiten. Diese »zumutbare Eigenbeteiligung« ist auf höchstens 2 % der Bruttoeinnahmen begrenzt (bzw. auf 1 % für chronisch Kranke, wozu die Krebserkrankung zählt), abzüglich bestimmter Freibeträge für mitversicherte Familienangehörige.

Für chronisch Kranke wurde eine Sonderregelung geschaffen. Wer mindestens ein Kalenderjahr lang hohe Zuzahlungen leisten musste, deshalb in der Vergangenheit die persönliche Belastungsgrenze erreicht oder überschritten hat und außerdem bereits mindestens ein Jahr wegen ein und

Soziale und finanzielle Hilfen 181

derselben Krankheit in Dauerbehandlung ist, muss im Folgejahr nur noch
1 % der jährlichen Bruttoeinnahmen für Zuzahlungen oder Eigenbeteiligungen – auch für Erkrankungen anderer Familienangehöriger – aufwenden.

Die Höhe der für Sie zumutbaren finanziellen Belastung können Sie sich bei Ihrer Krankenkasse oder auch beim Sozialamt ausrechnen lassen. Um von Zuzahlungen befreit zu werden, müssen Sie einen Antrag bei Ihrer Krankenkasse stellen.

Für chronisch Kranke, die in ständiger ambulanter Behandlung sind, kann die Belastungsgrenze schon sehr frühzeitig erreicht sein. Aus diesem Grunde ist es erforderlich, dass sich diese Versicherten umgehend mit ihrer Krankenversicherung in Verbindung setzen, um sich gegebenenfalls für den Rest des Jahres von weiteren Zuzahlungen befreien zu lassen.

Eine ausführliche Tabelle mit den nach Einkommen gestaffelten zumutbaren Eigenbelastungen sollten Sie beim Sozialarbeiter – z. B. in der Rehaklinik – oder bei Ihrer Krankenkasse anfordern.

Ausführlichere Informationen und Ratschläge in Bezug auf Härtefond, Härtefallregelungen und -hilfen können Sie über die Deutsche Krebshilfe erhalten (Telefon 02 28/7 29 90 94).

26. Obwohl mein Arzt sehr optimistisch ist, weigert sich die Versicherung, eine Lebensversicherung mit mir abzuschließen, die ich zur Absicherung eines Hypothekenkredites für den Hausbau dringend brauche.

Die meisten Lebensversicherungen nehmen nur geheilte Krebspatienten auf. Sie akzeptieren im Allgemeinen für den Vertragsabschluss die klinischen Befunde, die im Rahmen der Nachsorgeuntersuchungen erhoben werden.

Darüber hinaus unterscheiden die Lebensversicherungen unterschiedliche Risikoklassen, die sich vorrangig nach der Lebenserwartung (Prognose) richten. Sie bedingen unterschiedliche Wartezeiten, d. h., dass trotz regelmäßiger Prämienzahlungen die Versicherungssumme im Schadensfall erst nach einer mehr oder minder langen Wartezeit bezahlt wird.

Selbst dann, wenn das Karzinom nur ein Frühkarzinom (T1, N0, M0) gewesen wäre, hätte die Lebensversicherung eine Zurückstellung für zwei Jahre ab dem Zeitpunkt der Operation verlangt. Je nach Risikozuschlag oder

Staffelung hätte die Zurückstellung dann sieben bis zehn Jahre gedauert. Auch nach dieser Zeit hätte der Risikozuschlag zwischen zehn und zwanzig Promille der Versicherungssumme betragen. Bei hohen Ausbreitungsstadien lehnen die Versicherungen eine Lebensversicherung im Allgemeinen ab. Sie haben zu große Angst vor einem Rückfall.

27. Wie ist meine Familie nach meinem Ableben versorgt?

Die Witwenrente oder Witwerrente beträgt im Allgemeinen 60 % der Rente.

Die Höhe der Waisenrente beträgt bei Halbwaisen 10 %, bei Vollwaisen 20 % der Rente.

Nach dem Gesetz werden Mann und Frau gleich behandelt, d. h., Witwer und Witwen erhalten 60 % Hinterbliebenenrente des Verstorbenen – allerdings unter 40%iger Anrechnung des Betrages, der den dynamischen Freibetrag übersteigt.

28. Ein Bekannter von mir verstarb vor Jahren an Krebs, obwohl die Ärzte bis zuletzt optimistisch waren. Er selber hatte offensichtlich niemals mit einem tödlichen Ausgang seiner Erkrankung gerechnet, weswegen er noch nicht einmal ein Testament gemacht hatte. Auf seine Familie kamen nach seinem Tode beträchtliche menschliche und wirtschaftliche Probleme zu.

Niemand, auch kein Krebsspezialist, vermag mit Sicherheit den weiteren Verlauf der Krebserkrankung vorherzusagen, weder in positiver noch in negativer Hinsicht. Völlig unabhängig von der Gut- oder Bösartigkeit der Erkrankung sollte jeder Verantwortliche seine Angelegenheiten so weit wie möglich zu ordnen versuchen. Dazu gehört auch die Regelung wirtschaftlicher Verhältnisse, z. B. die Abfassung eines Testaments.

Wie man ein Testament abfasst, erfährt man aus dem Ratgeber »Vorsorge für den Erbfall«, der bei den meisten Banken kostenlos erhältlich ist.

12 Welche Konsequenzen ergeben sich für meine berufliche Tätigkeit?

Fragen zu Beruf und Rente

1. **Gibt es Kriterien, die auf eine mögliche berufliche Ursache der Leberkrebserkrankung hinweisen könnten?**

Bestimmte Berufsgruppen sind einem erhöhten Krankheitsrisiko ausgesetzt. Hierzu gehören Tätigkeiten, die mit einem erhöhten Infektionsrisiko für Hepatitis B und C verbunden sind und bei deren Ausübung man mit Blut und anderen Ausscheidungen von Patienten in Kontakt kommt. Dies ist z. B. bei Ärzten, Zahnärzten, Assistenz- und Pflegepersonal sowie bei Reinigungskräften der Fall. Das Risiko einer Hepatitis-B-Infektion und einer späteren Leberkrebserkrankung lässt sich durch eine Impfung deutlich vermindern.

Ein erhöhtes Krebsrisiko besteht auch bei Menschen, die häufig mit bestimmten chemischen Substanzen – zum Beispiel bestimmten Lösungsmitteln in der chemischen und Metallindustrie, bei der Kunststoffverarbeitung, in chemischen Reinigungen oder auch mit Pflanzenschutzmitteln oder Insektiziden – in Berührung kommen. Diese Stoffe werden über Atemluft, Mund oder Haut aufgenommen, können zu schweren Leberschäden und in der Folge zu Leberkrebs führen. Allerdings spielen solche Substanzen als Risikofaktoren im Vergleich zu Alkohol nur eine untergeordnete Rolle.

Erfolgt eine Anerkennung durch die Berufsgenossenschaft, so hat dies erhebliche Konsequenzen für die Höhe der Rente, die Rehabilitation und nicht zuletzt auch die Kostenerstattung ärztlicher und medizinischer Leistungen.

Die Berufsgenossenschaften haben eine »Infoline« zur Beantwortung von Fragen zu Berufskrankheiten sowie Arbeits- und Wegeunfällen eingerichtet. Die Infoline mit der Nummer 0 18 05/18 80 88 ist werktags von 8 bis 17 Uhr besetzt. Informationen können auch über Internet eingeholt werden (E-Mail: infoline@hvbg.de).

2. Könnte sich die Wiederaufnahme meiner beruflichen Tätigkeit negativ auf das Risiko meiner Krebswiedererkrankung auswirken?

Es gibt keinerlei Hinweise dafür, dass Arbeit das Wiedererkrankungsrisiko des Leberkrebses beeinflussen könnte. Hingegen deutet vieles darauf hin, dass eine vorzeitige Berentung und Invalidität eine Minderung der Leistungsqualität bedeutet. Die Arbeit bewahrt vor der Gefahr der Isolierung, sie bietet manchem die einzige Möglichkeit sozialer Kontakte und verschafft schließlich auch Selbstbestätigung.

Allein die Tatsache, Krebs zu haben oder auch gehabt zu haben, stellt keinen Grund für berufliche Untätigkeit dar.

Anders hingegen liegen die Verhältnisse bei Patienten mit eingeschränkter Leberfunktion. Bei ihnen können körperlich belastende Tätigkeiten zu einer weiteren Verschlechterung der Infektion und der Leberfunktion führen.

3. Werde ich trotz der Krebserkrankung wieder arbeiten können?

Weniger die Krebserkrankung als die Begleiterkrankungen, besonders die Leberinsuffizienz und die Leberzirrhose, können die berufliche Leistungsfähigkeit einschränken.

Wenn keine Beschwerden vorliegen und die verbliebene Leber gut arbeitet, bestehen so gut wie keine Hinderungsgründe. In der Regel kann man auch während einer Behandlung mit *signalhemmenden Medikamenten* arbeiten, wohingegen die Nebenwirkungen einer *Chemotherapie* meist keine berufliche Tätigkeit erlauben.

Auch einige Monate nach einer *Transplantation* kann man wieder arbeiten; allerdings mit gewissen Einschränkungen. Die große Bauchnarbe erlaubt keine körperlichen Tätigkeiten, die mit einer starken Belastung der Bauchmuskulatur einhergehen. Besonders ruckartige Belastungen müssen vermieden werden. Als Nebenwirkung der immunsuppressiven Therapie besteht ein erhöhtes Risiko gegenüber Infekten, darüber hinaus kann Bluthochdruck oder ein Diabetes mellitus auftreten.

Die Leitsymptome einer *chronischen Leberinsuffizienz* – chronische Müdigkeit, vorzeitige Erschöpfung, körperliche Schwäche und Konzentrationsstörungen – beeinflussen viele körperliche und geistige Aktivitäten und schränken die berufliche Leistungsfähigkeit ein. Bei hepatischer Enzepha-

Berufliche Tätigkeit

lopathie bestehen wegen der Konzentrationsschwäche, der verlängerten Reaktionszeit sowie der begrenzten visuellen Wahrnehmung und Orientierung Einschränkungen von Tätigkeiten mit gehobener Verantwortung. Steuer-, Fahr- und Überwachungstätigkeiten sind nicht mehr möglich. Die Fahrleistung ist erheblich beeinträchtigt.

Wenn irgend möglich, so sollte man bei besonderen Problemen frühzeitig den Betriebsarzt und die Personalvertretung in Kenntnis setzen. Eine Arbeitsplatzumsetzung oder eine nur »halbschichtige« Tätigkeit kann bei körperlicher Schwäche möglicherweise in Erwägung gezogen werden.

Grundsätzlich wird Krankengeld wegen derselben Krankheit bis zu 18 Monate innerhalb von drei Jahren gezahlt. Sollte sich die körperliche Leistungsfähigkeit binnen dieser 18 Monate nicht gebessert haben und sollte keine Arbeitsplatzumsetzung möglich sein, so empfiehlt es sich, rechtzeitig vor Ablauf des Krankengeldanspruchs einen Rentenantrag zu stellen. Dieser Antrag muss mehrere Monate vor Ablauf der 18-Monatsfrist gestellt werden, da mit einer längeren Bearbeitungszeit zu rechnen ist.

Sie sollten den Aufenthalt in der Tumornachsorgeklinik dazu nutzen, Ihre berufliche Situation zu überdenken und mit den dortigen Fachkräften zu besprechen. Die in der Rehabilitationsklinik tätigen Ärzte und Sozialarbeiter werden mit Ihnen gemeinsam überlegen, ob Sie Ihren bisherigen Beruf weiter ausüben können und sollten. Sie werden möglicherweise notwendige Hilfen für Sie in die Wege leiten oder dafür sorgen, dass der Rentenantrag zügig bearbeitet wird.

4. Wie lange zahlt mein Arbeitgeber das Gehalt weiter? Wann und wie lange wird Krankengeld gewährt?

Der Arbeitgeber zahlt bei Krankheit mindestens sechs Wochen den Lohn bzw. das Gehalt weiter (§ 47, SGB V). Je nach Tarifvertrag zahlen einige Arbeitgeber das Gehalt noch über diese Zeit hinaus. Nach dieser Zeit zahlt die gesetzliche Krankenkasse maximal 70 % des entgangenen regelmäßigen Arbeitsentgelts bis zu maximal 78 Wochen innerhalb von drei Jahren, gerechnet vom Tag der Arbeitsunfähigkeit an. Wenn danach eine berufliche Tätigkeit aus Krankheitsgründen immer noch nicht aufgenommen werden kann, wird eine Berentung eingeleitet, es sei denn, dass eine Rehabilitationsmaßnahme erfolgt. Sind Versicherte nach ärztlichem Gutachten in ihrer Erwerbsfähigkeit als erheblich gefährdet oder gemindert anzusehen, kann ihnen die Krankenkasse eine Frist von zehn Wochen setzen, innerhalb derer ein Antrag auf Maßnahmen zur Rehabilitation gestellt werden muss. Stellt der Versicherte den Antrag nicht innerhalb der Frist, entfällt der Anspruch auf Krankengeld mit Ablauf der Frist; ist das Beschäftigungsverhältnis gelöst, so endet mit diesem Zeitpunkt auch die Mitgliedschaft. Bei späterer Antragstellung lebt der Anspruch auf Krankengeld, nicht jedoch die Versicherung wieder auf.

Für Beamte gelten insofern andere Regelungen, als die Dienstbezüge in voller Höhe und zeitlich unbefristet weitergezahlt werden. Wenn längerfristig eine Dienstunfähigkeit zu erwarten ist, wird man allerdings in der Regel in den Ruhestand versetzt; man bekommt also eine Pension.

Wird ein Arbeitnehmer innerhalb eines Jahres wiederholt wegen derselben Krankheit arbeitsunfähig, so verliert er nach sechs Wochen den Anspruch auf Entgelt. Er ist verpflichtet, dem Arbeitgeber die Arbeitsunfähigkeit und die Dauer der Erkrankung unverzüglich (vor Ablauf des dritten Tages) durch eine ärztliche Bescheinigung nachzuweisen.

Seit dem Gesundheitsreformgesetz (GRG) 1989 ist eine erneute Zahlung von Krankengeld nach Ablauf von drei Jahren wegen derselben Krankheit nur möglich, wenn der Versicherte zwischendurch sechs Monate nicht wegen dieser Krankheit arbeitsunfähig war und wenn er als arbeitstätig oder arbeitsuchend gemeldet war. Tritt während der Arbeitsunfähigkeit eine weitere Krankheit hinzu, so wird die Leistungsdauer nicht verlängert.

Bei Privatversicherten ist das Krankengeld bzw. die Lohnfortzahlung vom individuellen Vertrag abhängig.

Nach Ablauf von drei Jahren lebt der Anspruch auf Krankengeld wieder auf, wenn bei Beginn des neuen Drei-Jahres-Zeitraumes eine Versicherung mit Anspruch auf Krankengeld besteht und der Versicherte in der Zwischenzeit mindestens sechs Monate wegen derselben Krankheit nicht arbeitsunfähig war und er mindestens sechs Monate einer Erwerbstätigkeit nachgegangen ist bzw. der Arbeitsvermittlung zur Verfügung gestanden hat.

5. Was passiert, wenn ich kein Krankengeld mehr erhalte?

Steht das Ende des Krankengeldbezugs, also die sogenannte Aussteuerung bevor, so müssen Sie einen Rentenantrag oder Arbeitslosengeld beantragen!

Ihre Krankenversicherung wird Sie ca. sechs bis neun Wochen vor der bevorstehenden »Aussteuerung« hierüber informieren. Dann muss übrigens, bei bestehender Arbeitsunfähigkeit, dafür gesorgt werden, dass weiterhin Krankenversicherungsschutz besteht. Dies kann auf dreierlei Weise erfolgen:

1. durch freiwillige Weiterversicherung,
2. durch Familienversicherung,
3. indem Sie Arbeitslosengeld nach § 125, SGB III, beantragen.

Wichtig: Sie behalten Ihren Arbeitsplatz (nicht kündigen), sind aber nach der Aussteuerung nicht auf Erspartes oder auf Sozialhilfe angewiesen und weiter in der gesetzlichen Kranken- und Rentenversicherung pflichtversichert.

6. Kann mir mein Arbeitgeber kündigen obwohl ich Schwerbehinderter bin?

Anerkannt Schwerbehinderte sind gegen Kündigung durch das Kündigungsschutzgesetz besonders geschützt. Der Arbeitgeber muss vor dem Aussprechen der Kündigung die Zustimmung des Integrationsamtes (früher Hauptfürsorgestelle genannt) beantragen.
Die in dem Kündigungsschutzgesetz festgelegten Schutzbestimmungen bedeuten nicht, dass Ihnen als »gesetzlich anerkanntem Schwerbehinderten« nicht gekündigt werden kann. Die Kündigung ist lediglich nicht so leicht vollziehbar, da die Mitarbeiter des Integrationsamtes (früher Hauptfürsorgestelle genannt) die vom Arbeitgeber angegebenen Kündigungsgründe genau und kritisch überprüfen. Bei dieser Überprüfung werden die Interessen des Arbeitgebers und die des Arbeitnehmers gegeneinander abgewogen. Die Mitarbeiter des Integrationsamtes werden einem Kündigungsantrag von kleineren Betrieben möglicherweise eher zustimmen als einem Kündigungsantrag eines Großunternehmens. Dies gilt vor allem dann, wenn ein kleinerer Betrieb nachweisen kann, dass seine wirtschaftliche Situation und seine Ertragslage durch die Weiterbeschäftigung eines anerkannt Schwerbehinderten dauerhaft gefährdet werden würde.
Bei einer Weiterbeschäftigung im gleichen Betrieb, aber auf einem anderen Arbeitsplatz (»Umsetzung«) ist zu beachten, dass es keinen Berufsschutz mehr gibt. Einbußen bei der Art der Arbeit und beim Einkommen müssen

also bis zu einem bestimmten Prozentsatz des bisherigen Nettoentgelts hingenommen werden, wenn man nicht arbeitslos werden möchte.

7. **Ich möchte gerne arbeiten, bin mir jedoch nicht sicher, ob ich tatsächlich einen vollen Arbeitstag durchstehen kann. Was ist unter einer stufenweisen Wiederaufnahme der Arbeit zu verstehen?**

Um Menschen nach einer schweren Erkrankung den Einstieg in ihren alten Arbeitsplatz zu erleichtern, gibt es die Möglichkeit der stufenweisen Wiedereingliederung.

Die Wiederaufnahme der Arbeit kann zum Beispiel in der Art erfolgen, dass Sie zuerst zwei bis drei Stunden täglich arbeiten, dann nach einiger Zeit vier bis sechs Stunden, dann sechs bis acht Stunden und schließlich Ihre Arbeit wieder vollschichtig aufnehmen. Während dieser Zeit erhalten Sie Krankengeld, das von der Krankenkasse bezahlt wird. Primär geht es bei dieser Maßnahme ja um eine Arbeitserprobung. Dem Arbeitgeber entstehen während dieser Zeit, in der er Ihre Arbeitskraft nicht vollständig in Anspruch nehmen kann, keine Kosten.

In der Zeit der stufenweisen Belastung (früher auch Hamburger Modell genannt) bleiben Sie offiziell krankgeschrieben. Dies ist insofern von Bedeutung, als Sie maximal ja nur 78 Wochen Krankengeld beziehen dürfen und danach ausgesteuert werden. Lassen Sie sich beraten, ob andere Möglichkeiten günstiger für Sie sind, z. B. die Verrechnung Ihres Urlaubs: einen halben Tag Urlaub, einen halben Tag arbeiten. Dies hat den Vorteil, dass Sie den vollen Lohn bekommen.

Erkundigen Sie sich beim Sozialarbeiter, was für Sie am günstigsten ist. Möglicherweise ist auch die Rentenversicherung bereit, sich an den Kosten der stufenweisen Wiedereingliederung zu beteiligen.

8. **Mein Arzt rät mir dazu, die Rente einzureichen. Wie viel Geld kann ich erwarten?**

Dies hängt von vielen Faktoren ab, unter anderem von der Art der Rente, vom beitragspflichtigen Einkommen des einzelnen Versicherten und von der Zeit der Einzahlungen. Natürlich spielt auch die Entwicklung der Löhne,

der Steuern und der Abgaben bei der Berechnung der Rentenhöhe eine Rolle.
Schwerbehinderte Berufs- und Erwerbsunfähige können nach Vollendung des 63. Lebensjahres ohne Abschläge in Rente gehen, wenn sie die Wartezeit von 35 Jahren erfüllt haben. Vorher müssen sie – im Gegensatz zu früher – Abschläge in Kauf nehmen.
Übrigens ist die Erwerbsunfähigkeitsrente im Regelfall auf drei Jahre befristet worden. Natürlich kann sie danach verlängert werden. Ist der Versicherte in der Lage, am Tage noch drei bis sechs Stunden zu arbeiten, so gibt es für ihn nur eine Teilrente.
Ein vorzeitiger Rentenbezug vor Vollendung des 63. Lebensjahres ist zwar möglich, jedoch um den Preis der Reduzierung der Rente um 0,3 % für jeden Monat vor der für Sie maßgeblichen Altersgrenze, also um 3,6 % pro Jahr. Wenn Sie Ihren Rentenbeginn zum Beispiel um fünf Jahre (also 60 Monate) vorziehen, ergibt sich somit ein Abschlag von maximal 18 Prozent. Dieser Abschlag wirkt sich lebenslang, auch auf die Höhe der Hinterbliebenenrente aus. Beginnt die Altersrente jedoch erst nach Vollendung des 65. Lebensjahres, wird sie im Gegenzug um einen Zuschlag von 0,5 % für jeden Monat der späteren Inanspruchnahme erhöht.
Bei Renten, die vor dem 65. Lebensjahr in Anspruch genommen werden, darf nur eine bestimmte Geldsumme hinzuverdient werden (2007 = ca. € 350,–). Innerhalb eines Kalenderjahres ist ein zweimaliges Überschreiten dieses Betrages bis zum Doppelten (als Ausgleich für Urlaubs- oder Weihnachtsgeld) zulässig. Ein höherer Hinzuverdienst gefährdet den Anspruch auf die Auszahlung der vollen Rente. Bereits ein Euro mehr auf dem Konto führt zu empfindlichen Einbußen, weil dann die Altersrente um ein Drittel gekürzt wird und der Pensionär als Teilrentner zählt.
Ab dem 65. Lebensjahr kann man unbegrenzt dazuverdienen. Rentner dürfen dies ohne Einschränkungen tun. Sinnvoll ist auf jeden Fall, vor einer geringfügigen Beschäftigung beim zuständigen Rententräger Informationen einzuholen. Wer Rente wegen einer verminderten Erwerbsfähigkeit bezieht, ist verpflichtet, dem Rentenversicherungsträger jede Aufnahme einer Beschäftigung mitzuteilen.
Die Berechnung der Hinzuverdienstgrenzen und Teilrenten ist ein kompliziertes Geschäft, das von zahlreichen Variablen abhängt. Rentner oder künftige Teilrentner sollten sich an eine Beratungsstelle oder an das Servicetelefon (Telefon 08 00/10 00 48 00) wenden, um sich umfassend zu informieren und beraten zu lassen.

9. Muss ich von meiner Rente Steuern zahlen?

Ja, wenn Ihre Rente über dem jeweiligen Grundfreibetrag liegt. Anstelle des bisherigen, je nach Renteneinstiegsalter unterschiedlichen Ertragsanteils wird ein bestimmter Teil der Bruttorente als steuerpflichtiges Einkommen angesetzt (2007). Dieser Besteuerungsanteil (2007 = 54 %) erhöht sich jedes Jahr um zwei Prozentpunkte. Bei Bezug der Rente ab 2008 sind es also 56 % (44 % der Rente sind dann noch steuerfrei) usw. Der steuerliche Anteil gilt für alle Renten der gesetzlichen Rentenversicherung, der landwirtschaftlichen Alterskassen und der Berufsständigen Versorgungswerke. Ob es aber überhaupt zu einer Veranlagung durch das Finanzamt kommt, hängt maßgeblich von den Gesamteinkünften ab. Sie sollten sich an Ihr zuständiges Finanzamt wenden.

10. Welche Mindestvoraussetzungen müssen erfüllt sein, um überhaupt in den Genuss der Rente (Erwerbsunfähigkeitsrente) zu kommen?

Ein Anspruch auf Altersrente besteht bei einem schwerbehinderten Menschen (GdB > 50) ohne Abschläge nach Vollendung des 63. Lebensjahres. Die Wartezeit von 35 Jahren mit allen rentenrechtlichen Zeiten muss man erfüllt haben. Wenn alle Voraussetzungen gegeben sind, können Sie diese Altersrente (allerdings mit Abschlägen nach Vollendung des 60. Lebensjahres) in Anspruch nehmen. Es existiert eine Vertrauensschutzregelung, wenn Sie das 50. Lebensjahr vor dem 16. November 2000 vollendet haben und schwerbehindert sind. Dann dürfen Sie ab Vollendung des 60. Lebensjahres ohne Abschläge Altersrente beziehen.
Sollten Sie nicht in der Lage sein, unter den üblichen Bedingungen des allgemeinen Arbeitsmarktes mindestens drei Stunden täglich erwerbstätig zu sein, prüft Ihre Rentenversicherung, ob ein Anspruch auf Rente wegen voller Erwerbsminderung besteht. Wenn Sie zwar mehr als drei Stunden, aber weniger als sechs Stunden täglich unter den üblichen Bedingungen des allgemeinen Arbeitsmarktes erwerbstätig sein können, besteht gegebenenfalls ein Anspruch auf Rente wegen teilweiser Erwerbsminderung. Sie beträgt die Hälfte der Rente wegen voller Erwerbsminderung.
Eine Rente wegen teilweiser Erwerbsminderung bei Berufsunfähigkeit könnte für Sie in Betracht kommen, wenn Sie vor dem 2. Januar 1961 ge-

boren sind und wegen einer gesundheitsbedingten Minderung der Erwerbstätigkeit in ihrem bisherigen oder einem zumutbaren anderen Beruf nicht mehr mindestens sechs Stunden täglich arbeiten können.
Wichtig für die Rentenzahlung ist eine rechtzeitige Antragstellung. Wird der Antrag nicht innerhalb von drei Monaten nach Eintritt der Berufs- oder Erwerbsunfähigkeit gestellt, beginnt die Rente erst mit dem Tag der Antragstellung.

11. Was ist unter einer »Rente auf Zeit« zu verstehen?

Wenn Aussicht besteht, dass die Erwerbsminderung in absehbarer Zeit behoben werden kann, konnte in der Vergangenheit der Rentenversicherungsträger die Rente befristet auf Zeit gewähren.
Im Gegensatz zu früher sind heute Renten wegen verminderter Erwerbsfähigkeit grundsätzlich als Zeitrenten zu leisten. Die Befristung erfolgt für längstens drei Jahre ab Rentenbeginn.

12. Ich wurde von meiner Krankenkasse dazu aufgefordert, einen Antrag auf Maßnahmen zur medizinischen Rehabilitation beim Rentenversicherungsträger zu stellen. Muss ich dieser Aufforderung Folge leisten? Welche Konsequenzen hat dieser Antrag?

Im Allgemeinen erhalten Sie eine derartige Aufforderung wenige Monate vor Ablauf der 78-Wochen-Frist. Sie müssen dieser Aufforderung innerhalb von zehn Wochen Folge leisten, da sonst die Kasse berechtigt ist, das Krankengeld ruhen zu lassen.
Der ärztliche Dienst des Rentenversicherungsträgers prüft nach Eingehen des Antrags, ob eine Rehabilitationsmaßnahme angezeigt ist. Kommt er zu diesem Schluss, wird er Ihnen einen mindestens dreiwöchigen stationären Aufenthalt in einer geeigneten Rehabilitationsklinik empfehlen. Diese Klinik hat nach Ihrem Aufenthalt eine Stellungnahme zu Ihrer beruflichen Einsatzfähigkeit abzugeben.
Sind Sie nach Auffassung des Rentenversicherungsträgers nicht rehabilitationsfähig oder ist nach seiner Auffassung keine Besserung durch eine medizinische Rehabilitationsmaßnahme zu erwarten, kann der Rentenver-

sicherungsträger Ihren Antrag auf Maßnahmen zur medizinischen Rehabilitation in einen Antrag auf Rente umdeuten. Sollte dies der Fall sein, lassen Sie sich ausführlich von Ihrer Krankenkasse und dem Rentenversicherungsträger beraten.

Sofern Sie von sich aus einen Antrag auf Maßnahmen zur medizinischen Rehabilitation stellen wollen, müssen Sie nicht warten, bis die Krankenkasse Sie dazu auffordert. Sie können dies selbstverständlich auch von sich aus tun. Wenden Sie sich dazu an einen Rehabilitationsberater bei Ihrer Krankenkasse.

13. Ich habe gehört, dass man ab einem bestimmten Alter die tarifliche Arbeitszeit halbieren kann, ohne deswegen wesentliche finanzielle Einbußen zu haben. Angeblich sei dies dank des Altersteilzeitgesetzes möglich. Was besagt dieses Gesetz im Einzelnen?

Altersteilzeit heißt: Arbeitnehmer können ihre tarifliche Arbeitszeit halbieren. Wann dies geschieht, kann der Arbeitnehmer frei mit dem Arbeitgeber vereinbaren. Es können unterschiedliche wöchentliche Arbeitszeiten oder eine unterschiedliche Verteilung der wöchentlichen Arbeitszeit vereinbart werden. Halbtagsarbeit ist also ebenso möglich wie z. B. der Wechsel zwischen einer Woche Ganztagsarbeit und einer Woche Freizeit. Das neue Gesetz räumt sogar die Möglichkeit ein, Arbeit und Freistellung innerhalb eines Zeitraumes von bis zu drei Jahren aufzuteilen. Beispiel: Der Arbeitnehmer arbeitet zunächst anderthalb Jahre voll weiter, die nächsten anderthalb Jahre ist er von der Arbeit ganz freigestellt.

Der Arbeitgeber muss ab der Vollendung des 60. Lebensjahres diesem Antrag stattgeben, wenn man in den letzten fünf Jahren mindestens drei Jahre lang einer versicherungspflichtigen Vollzeitbeschäftigung nachgegangen ist und wenn der Arbeitgeber die Förderleistungen beim Arbeitsamt beantragt.

Tarifverträge, in bestimmten Fällen auch Betriebs- oder Individualvereinbarungen, können sogar einen Verteilzeitraum von bis zu zehn Jahren vorsehen. Beispiel: Vollzeit vom 55. bis zum 60. Lebensjahr, anschließend vom 60. bis zum 65. Lebensjahr von der Arbeit freigestellt, um dann die volle Altersrente zu beziehen. Der Teilzeitverdienst wird – unabhängig von der

Gestaltung der Arbeitszeit – über die gesamte Dauer der Altersteilzeitarbeit fortlaufend gleichmäßig gezahlt.

14. Wie hoch ist nach dem Altersteilzeitgesetz der Verdienst für die »halbe Arbeit«?

Die Bezüge werden während der Gesamtdauer des Altersteilzeitarbeitsverhältnisses zur Hälfte bezahlt. Allerdings erhöhen sie sich durch die Aufstockungsleistungen der Arbeitgeber.

Vom Arbeitgeber sind die Bezüge um brutto 20 %, mindestens aber pauschal auf 70 % des Vollzeit-Nettoverdienstes aufzustocken. Der Aufstockungsbetrag muss so hoch sein, dass der Arbeitnehmer insgesamt 83 % des Nettobetrages des ihm bei regelmäßiger Arbeitszeit zustehenden Vollzeitarbeitsentgelts erhält (Mindestnettobetrag).

Der Aufstockungsbetrag ist steuer- und sozialversicherungsfrei. Damit sich Altersteilzeitarbeit auf dem Rentenkonto nicht gravierend nachteilig auswirkt, muss der Arbeitgeber die Rentenbeiträge auf mindestens 90 % des letzten Bruttolohnes aufstocken. Tarifverträge und Betriebsvereinbarungen können höhere Aufstockungsbeträge vorsehen.

Bei der Berechnung des Aufstockungsbetrages bleiben steuerfreie Bezüge, Vergütungen für Mehrarbeits- und Überstunden, Bereitschaftsdienste und Rufbereitschaften sowie bei Arbeitern die Arbeitsbereitschaften, die den Bereitschaftsdiensten der Angestellten entsprechen, unberücksichtigt.

15. Wer berät mich bei Rentenfragen, und was kostet diese Beratung?

Es gibt mehrere Anlaufstellen:

- die Rentenanstalten (Deutsche Rentenversicherung = BfA, LVA, Knappschaft),
- die Auskunfts- und Beratungsstellen der Rentenanstalten,
- die Servicestellen,
- das öffentliche Versicherungsamt,
- die Versicherungsältesten,
- zugelassene private Rentenberater.

Die Beratung bei den zuerst genannten Anlaufstellen ist kostenlos. Sie können sich bei ihnen die Höhe der Rente im Falle einer Erwerbsunfähigkeit ausrechnen lassen.

Bei letzteren, den staatlich geprüften, privaten Rentenexperten, muss ein Honorar nach der amtlichen Gebührenordnung bezahlt werden. Normale Beratungsfälle kosten etwa € 250,– bis € 500,– (Stand 2007, Telefon 02 21/2 40 66 42, Internet: *http://www.rentenberater.de*).

Erwähnt werden sollte noch die Auskunftsstelle des Bürgertelefons beim Bundesministerium für Arbeit und Soziales. Sie können sich hier telefonisch wochentags von 8 bis 20 Uhr bei Fragen zur Rente (0 18 05/ 67 67 10), zur Pflegeversicherung (0 18 05/99 66 03) und zum Arbeitslosengeld II (0 18 05/67 67 12) beraten lassen.

Um die Beratung rund um die Rehabilitation besser koordinieren zu können, wurden die sogenannten Servicestellen REHA geschaffen. Sie werden gemeinsam von den Krankenkassen, den Rentenversicherungen, der Bundesagentur für Arbeit, den Landkreisen und weiteren zuständigen Institutionen getragen. Patienten können sich hier zu Rehabilitationsleistungen und zum Thema Rückkehr an den Arbeitsplatz beraten lassen. Diese Servicestellen gibt es in nahezu allen größeren Städten. Die Krankenkasse wird Ihnen die nächstgelegene Servicestelle nennen. Auch sind die Adressen im Internet abrufbar.

13 Wie verhalte ich mich dem Betroffenen gegenüber?
Fragen und Ratschläge zu Verhaltensweisen von Angehörigen

1. **Ist Krebs ansteckend? Insgeheim habe ich doch etwas Angst, dass ich auch erkranken könnte. Wie verhalte ich mich dem Patienten gegenüber?**

    Krebs ist nicht ansteckend. Dies ist eindeutig erwiesen! Benehmen Sie sich dem Betroffenen gegenüber normal! Normal, d.h. weder zu fürsorglich und schonend noch abweisend. Krebs ist eine Erkrankung wie viele andere Krankheiten auch. Tun Sie alles, um eine Isolierung zu verhindern! Motivieren Sie ihn, selbst so weit wie möglich am familiären und gesellschaftlichen Leben teilzunehmen! Sorgen Sie dafür, dass der Bekanntenkreis den Patienten nicht fallenlässt und der Betroffene selber die Kontakte nicht aufgibt! Nehmen Sie den Bekannten, Freunden und Angehörigen die Angst, dem Betroffenen hilflos gegenüberzustehen! Geben Sie dem Betroffenen das Gefühl, selber Entscheidungen treffen zu können und nicht manipuliert zu werden. Übertriebene Schonung ist mindestens ebenso gefährlich wie Überbelastung. Gegen eine Überbelastung wehrt sich der Körper von alleine!
    Vielleicht hat der Kranke den Wunsch nach Veränderungen in seiner Lebensführung. Das kann auch für Sie positive Veränderungen mit sich bringen. Wenn z.B. der Konsum von Alkohol und Zigaretten reduziert wird oder die Ernährung umgestellt werden soll, bedeutet das auch für Sie wahrscheinlich eine gute Gesundheitsvorsorge. Machen Sie mit, und finden Sie heraus, inwieweit Sie diese Änderungen auf sich übertragen wollen!

2. Meine Frau leidet unter einer chronischen Hepatitis. Ist sie ebenfalls krebsgefährdet, und was sollte sie zur Prävention tun?

Die chronische Hepatitis gilt als Risikofaktor für die Entstehung eines Leberkrebses. Die Gefährdung ist bei einem Übergang der Entzündung in eine Leberzirrhose besonders groß. Dieser Übergang muss daher verhindert, zumindest aber verzögert werden.

Abgesehen von strikter Alkoholkarenz und gewissen Einschränkungen bei der Ernährung (siehe Kapitel 3 und 4) sollte bei einer Leberzirrhose zweimal jährlich eine ärztliche Kontrolle erfolgen, um einen eventuellen Übergang in eine Zirrhose frühzeitig feststellen zu können. Klinische Zeichen, Ultraschallkontrollen, laborchemische Untersuchungen und die transiente Elastographie sind sichere Methoden, die notfalls noch durch eine Leberpunktion ergänzt werden können. Bei einem Karzinomverdacht sollte zusätzlich noch der Tumormarker »Alpha-Fetoprotein« (AFP) bestimmt werden. Je früher ein Leberkrebs entdeckt wird, umso besser sind die Heilungschancen.

Eine chronische Leberentzündung lässt sich heute medikamentös behandeln und der Übergang in eine Leberzirrhose verhindern. Bei der medikamentösen Behandlung der Hepatitis B haben sich Lamivudine und bei Hepatitis C Interferon Alpha und Ribavirin besonders bewährt.

Gegen die Hepatitis B gibt es heute eine Schutzimpfung, leider jedoch noch nicht gegen die Hepatitis C. Hiergegen helfen nur Schutzmaßnahmen, wie z. B. die Testung von Blutkonserven und Blutprodukten auf Viren. Blutkonserven gelten seit der Einführung dieser Testmöglichkeiten heute als sehr sicher.

Grundsätzlich sollte man sich gegen Hepatitis B impfen lassen, wenn man in medizinischen Berufen arbeitet. Vor Reisen in tropische Länder, in denen schlechte hygienische Bedingungen herrschen, sowie bei Geschlechtsverkehr mit häufig wechselnden Partnern empfiehlt sich auf jeden Fall eine Hepatitis-B-Schutzimpfung. Aidspatienten sowie Drogensüchtige sind ebenfalls besonders gefährdet. Das Leberkarzinom gehört bei Aidspatienten zu den häufigen Todesursachen, was durch eine Impfung sicherlich beeinflusst werden könnte.

3. **Als unser Hausarzt mir die Krebsdiagnose meines Ehemannes mitteilte, war dies ein großer Schock.** Ich weiß nicht, wie alles weitergehen soll, nicht nur in menschlicher, sondern auch in wirtschaftlicher Hinsicht. Bislang hat mein Mann immer alles allein geregelt; ich wage nicht, die durch die Krebserkrankung entstandenen bzw. möglicherweise entstehenden Probleme mit ihm zu besprechen.

Die Krebserkrankung als solche sollte kein Hindernis sein, die Probleme mit Ihrem Mann offen zu besprechen. Wägen Sie ab, welche Gründe dafür und dagegen sprechen.

Ihr Mann weiß doch von der Krebserkrankung. Wenn Sie ihm alle Probleme vorenthalten und nicht mit ihm sprechen, so kann dies nicht nur wirtschaftliche Nachteile, sondern auch menschliche Probleme aufwerfen. Ihr Mann, der wahrscheinlich doch etwas erfahren würde, könnte dann seine Situation noch hoffnungsloser sehen, als sie tatsächlich ist.

Ihr Mann muss das Gefühl haben, ernst genommen und noch gebraucht zu werden. Auch ist es doch bei den heutigen Behandlungsmöglichkeiten keineswegs so, dass die Diagnose einer Leberkrebserkrankung mit einem Todesurteil gleichzusetzen ist.

4. **Wie soll ich mich meinem erkrankten Partner gegenüber verhalten?**

Nicht nur der Betroffene, sondern auch Sie brauchen jetzt Zeit, mit der Situation fertig zu werden. So wie der Patient lernen muss, mit seiner Krebserkrankung zu leben, so müssen Sie lernen, mit dem Betroffenen umzugehen. Informieren Sie sich über die Krankheit, die Therapie, die möglichen Komplikationen und Hilfen. Für viele Betroffene und Angehörige bedeutet es eine Erleichterung, wenn sie von Anfang an bei den Aufklärungsgesprächen und später bei den Beratungen mit dabei sind.

Häufig äußert der Betroffene Ängste, die sein Verhalten bestimmen. Reden Sie ihm seine Ängste und Sorgen nicht aus, verharmlosen Sie die Situation nicht. Dies darf allerdings nicht bedeuten, dass Sie in Klagegeschrei ausbrechen oder Hilf- und Hoffnungslosigkeit demonstrieren. Sie sollten ihm Mut machen und positive Wege aufzeigen.

Häufig besteht die unausgesprochene Angst beim Patienten, wer ihn in den letzten Tagen vor dem Tod begleiten wird, ob er einsam sein wird, ob er Pflegefall wird und anderen zur Last fällt, ob er jemand anderem seine Bedürfnisse, Beschwerden, Schmerzen und Ängste mitteilen kann. Sie sollten Ihrem Angehörigen das Gefühl geben, dass Sie stets für ihn da sein werden und dass er jederzeit offen mit Ihnen sprechen kann. Geheimnisse voreinander zu haben erweist sich auf die Dauer als ungünstig.

Haben Sie Verständnis dafür, dass gerade in der ersten Zeit die Gefühle des Erkrankten sehr stark schwanken können: Von Hoffnungslosigkeit bis hin zu übertriebenem Optimismus wird die Stimmung des Krebskranken sich häufig ändern.

Eine idealtypische Empfehlung für Ihr Verhalten kann niemand geben; dies nicht zuletzt auch deswegen, weil die Bedürfnisse des Krebspatienten in den verschiedenen Phasen der Erkrankung unterschiedlich sind.

5. Meine Frau fragt mich häufig um Rat, obwohl ich über die medizinischen Probleme kaum Bescheid weiß.

Wichtig ist, dass Sie sich die Überlegungen und Bedenken Ihrer Frau anhören. Schon allein das Aussprechen von Problemen und Fragen hilft der Betroffenen häufig, Dinge klarer zu sehen und letztendlich eigene Entscheidungen zu treffen.

Sie sollten Ihre Frau unbedingt davor bewahren, notwendige therapeutische Entscheidungen zu unterlassen oder zu verzögern bzw. vor der Entscheidung zu fliehen.

Suchen Sie das Gespräch mit dem behandelnden Arzt. Es wird Ihnen nicht nur mehr Klarheit bringen, sondern Sie können dann auch in Ruhe mit Ihrer Frau über die anstehenden Maßnahmen sprechen.

Achten Sie darauf, dass Ihre Frau sich nicht von Quacksalbern, Geldmachern oder Wirrköpfen in ihren Entscheidungen beeinflussen lässt.

6. **Bei meinem Mann ist es zu einem Fortschreiten der Krebserkrankung gekommen. Er hat große Angst. Was kann ich tun, wie kann ich ihm helfen?**

Das Falscheste wäre sicherlich, Hilflosigkeit und Sprachlosigkeit zu demonstrieren oder ihm gar auszuweichen. Im Gegenteil, Ihr Mann braucht Ihre bloße Gegenwart und das Bewusstsein, nicht ausgeliefert und isoliert zu sein. Wichtig sind das Gespräch und die persönliche Zuwendung. Manchmal hilft es, Probleme zu versachlichen. Auch bei einem potenziell nicht mehr heilbaren Rezidiv gibt es Therapiemöglichkeiten, die den Krankheitsverlauf zeitweilig zum Stillstand bringen, die Überlebenszeit verlängern und zumindest verbessern helfen.

Sie sollten auch den Rat des behandelnden Arztes einholen. Möglicherweise kann es sinnvoll sein, zumindest kurzfristig angstlösende Medikamente einzusetzen. Die meisten onkologischen Schwerpunktpraxen arbeiten mit ausgebildeten klinischen Psychologen zusammen, die aufgrund ihrer Ausbildung und Erfahrungen zumindest Anregungen und Unterstützung geben können. Aber auch Selbsthilfegruppen können gerade in solchen Ausnahmesituationen wichtige Hilfe leisten.

7. **Der Arzt sagte mir, dass das Tumorleiden bei meinem Mann sehr fortgeschritten sei. Erstaunlich ist jedoch, dass mein Mann seit der Behandlung nicht nur völlig schmerzfrei geworden ist, sondern zunehmend unternehmungslustig wird und alle möglichen Verwandten und Freunde besuchen will.**

Versuchen Sie auf keinen Fall, ihn davon abzuhalten! Zu große Rücksichtnahme und Vorsichtsmaßnahmen (Overprotection) können negative Auswirkungen haben. Sie führen zwangsläufig zu einer Isolierung, Resignation, Verminderung des Selbstwertgefühls und zu Depressionen. Wenn der körperliche Zustand es Ihrem Mann erlaubt, an gesellschaftlichen Aktivitäten teilzunehmen, so sollten Sie ihn nicht daran hindern. Sie selbst sollten auch dann mitmachen, wenn Ihnen nicht danach ist. Ihr Mann wird schon sagen, wenn es ihm zu viel wird.

Die heute zur Verfügung stehenden Schmerzmittel und die verschiedenen Darreichungsformen erlauben eine wesentlich aktivere Lebensweise, als das früher der Fall war. Der Schmerz entkräftet den Patienten und macht ihn depressiv. Schmerzfreiheit aktiviert hingegen und schafft Lebensfreude. Durch die Aktivität Ihres Mannes und durch die Ablenkung kann übrigens die Schmerzschwelle erhöht und der Schmerzmittelbedarf eher gesenkt werden.

8. **Bei meiner Frau wurden anlässlich der Nachsorgeuntersuchung Metastasen in Lunge und Skelett festgestellt, die sich nach Aussagen des Arztes nicht mehr behandeln lassen. Wie soll ich mich meiner Frau gegenüber verhalten?**

Ziehen Sie sich nicht von Ihrer Frau zurück, sonst liefern Sie sie der Aussichtslosigkeit und Hoffnungslosigkeit aus! Wichtig ist, dass Sie Ihr die Angst nehmen. Die Angst kann viele Ursachen haben.

Reden Sie ihr ihre Angst und ihre Sorgen nicht aus, verharmlosen Sie die Situation nicht! Reden Sie offen und sachlich mit ihr! Machen Sie Ihr Mut, indem Sie ihre Hoffnungen auf den Behandlungserfolg verstärken.

Häufig besteht bei den Betroffenen die unausgesprochene Angst vor dem Sterben, wobei manchmal weniger der Tod als vielmehr die Qualen und Schmerzen gefürchtet werden; besonders vor der Einsamkeit haben viele Angst. Diese Angst können Sie Ihrer Frau nehmen.

Zumindest im Unterbewusstsein herrscht die Angst vor dem Ausgeliefertsein gegenüber der bedrohliche Erkrankung, die Angst vor unverstandenen Symptomen, die Angst vor eventuellen diagnostischen Eingriffen oder einer bevorstehenden ungewissen Therapie.

Fragen Sie sich selbst, ob und auf welche dieser Ängste Sie möglicherweise im Gespräch eingehen könnten! Schon das einfache Gespräch, das nicht etwa die Tumorerkrankung oder die Schmerzen zum Thema haben muss, kann lindernd, ja sogar angstbefreiend wirken.

9. **Was kann man als Angehöriger zur Appetitanregung tun?**

Appetitlosigkeit gehört zu den häufigsten Beschwerden von Patienten mit Leberleiden. Die Freude am Essen wurde durch die früher empfohlenen Leberschonkosten und Diäten noch mehr eingeschränkt. Glücklicherweise ist man heute diesbezüglich weniger restriktiv. Man empfiehlt vor allem eine vitaminreiche und abwechslungsreiche Kost. Große Portionen sind zu

vermeiden, um der Leber nicht zu viel Arbeit zuzumuten. Die Empfehlung heute lautet, lieber öfter und wenig essen.
Depressionen können Ursache der Appetitlosigkeit sein. Gelingt es, die depressive Stimmungslage des Betroffenen zu lindern, so stellt sich häufig auch wieder Freude am Essen ein. Leider sind Depressionen manchmal auch Folge der medikamentösen Therapie. Notfalls muss dann das Therapiekonzept geändert werden.
Durch Psychopharmaka lässt sich der Appetit beeinflussen. Die appetitanregende Wirkung mancher Hormone, z. B. Gestagene, beruht unter anderem auch auf der positiven Beeinflussung der Psyche.
Ablenkungen beim Essen (z. B. Lesen, Fernsehen, angeregte Gespräche) können sich positiv auswirken. Angehörige tun manchmal gut daran, möglichst wenig über bevorstehende Mahlzeiten zu reden, um hierdurch die Angst vor der nächsten Mahlzeit und dem Auftreten einer unterschwelligen Übelkeit zu vermeiden. Kranke dürfen auf keinen Fall zum Essen gezwungen werden.
»Äußerlichkeiten« haben eine große Bedeutung und können den Appetit verbessern helfen. Lieblos zubereitetes und langweilig arrangiertes Essen trägt nicht zur Freude am Essen bei! Eine liebevolle und optisch attraktive Garnierung der Essensmahlzeit kann manchmal Wunder bewirken. In der gewohnten familiären Atmosphäre schmeckt das Essen häufig besser. Tumor- oder therapiebedingte Geschmacksänderungen können durch entsprechendes Würzen der Speisen beseitigt oder zumindest gelindert werden.

10. **Ich wehre mich gegen den Rat des Arztes, meiner Frau mitzuteilen, dass die Schmerzen Folgen der Krebserkrankung bzw. einer Wiedererkrankung sind. Ich befürchte, dass sie bei einer Aufklärung möglicherweise ihrem Leben ein Ende setzen würde.**

Statistiken zeigen, dass die Suizidrate bei über ihre Krebserkrankung aufgeklärten Patienten nicht über der des Bevölkerungsdurchschnitts liegt. Meist ist das Problem nicht, ob man, sondern wie man den Patienten informiert. Die Aufklärung muss individuell erfolgen, wobei die Primärpersönlichkeit des Kranken zu berücksichtigen ist. Wenn Sie etwas Negatives mitteilen müssen, so tun Sie dies immer nur mit gleichzeitigen Lösungsvorschlägen. Die »nackte Wahrheit« kann in der Tat sonst vernichtend sein.

11. Mein Mann muss sehr viele Medikamente einnehmen. Ich bin mir nicht sicher, ob er auch tatsächlich alle Schmerzmittel regelmäßig einnimmt.

Eine Möglichkeit ist, dass Sie die Tabletten für den folgenden Tag schon abends abpacken und ihm jeweils zu den Einnahmezeiten hinlegen. Achten Sie darauf, dass er die Schmerzmedikamente regelmäßig und nicht erst bei Bedarf einnimmt! Machen Sie einen Zeitplan, legen Sie ihm gegebenenfalls die Medikamente selbst hin. Bei regelmäßiger Einnahme von Schmerzmitteln sind die Nebenwirkungen geringer.

12. Mein Bekannter ist neuerdings so aggressiv und abweisend, dass ich das Gefühl habe, dass er keinen Wert auf meinen Besuch im Krankenhaus legt.

Seelische Veränderungen des Karzinompatienten sind ganz normal und eher die Regel als die Ausnahme. Sie sind in gewisser Weise der normalpsychologische Ausdruck dessen, dass man sich mit seiner Krankheitssituation beschäftigt. Gereiztheit und aggressives Verhalten sind meist kein böser Wille, sondern eher eine Form der Auseinandersetzung mit der Angst und Sorge.

Sehr häufig fühlt sich der Kranke unverstanden und nicht angenommen, was den Zustand noch verschlimmert.

Seelische Veränderungen können auch Ausdruck einer ungenügenden Entgiftungsfunktion der Leber sein. Sie gehören zu den typischen Symptomen einer hepatischen Enzephalopathie.

Unterschätzen Sie nicht die positiven Auswirkungen des Besuchs. Auch wenn Ihnen das Verhalten des Patienten manchmal abweisend vorkommen mag oder wenn dieser sich manchmal sogar beleidigend und aggressiv Ihnen gegenüber verhält, brechen Sie den Kontakt nicht ab! Für den Patienten ist es extrem wichtig, dass er den Kontakt zu seiner Umwelt aufrechterhält, dass bestehende Kontakte und Freundschaften erhalten bleiben, dass er seine Sorgen, Gefühle und Ängste aussprechen und äußern kann und dass er mit seinen Problemen nicht allein zu sein glaubt.

Erklärung von Fachausdrücken

Abszess: (Eitrige) Ansammlung im Gewebe.

Adenokarzinom: Häufigste Gewebeform des Leberkarzinoms.

Adenom: Gutartiger Drüsentumor.

adjuvante Therapie: Eine die Operation unterstützende Behandlung. Diese Behandlung kann hormonell (adjuvante Hormontherapie), zytostatisch (adjuvante Chemotherapie), immunologisch (adjuvante Immuntherapie) oder strahlentherapeutisch (adjuvante Strahlentherapie) sein.

Aflatoxin: Giftstoffe des Schimmelpilzes, die als leberkrebsfördernd gelten.

AHB: Siehe *Anschlussheilbehandlung*.

Alpha-Fetoprotein: Tumormarker, der bei Verdacht auf einen Lebertumor Hinweise auf Bösartigkeit des Lebergewebes geben kann. Der gleiche Marker wird übrigens auch in der Nachsorge von Hodentumoren eingesetzt.

alternative Medizin: Auch Außenseitermedizin oder Paramedizin genannt. In der Krebstherapie bedeutet alternativ einen anderen als den in unserer Gesellschaft offiziell anerkannten, naturwissenschaftlich untermauerten, auch schulmedizinisch genannten Weg. Was bei uns alternativ genannt wird, gilt unter Umständen in anderen Ländern, so z. B. in China, in Indien oder in weniger entwickelten Regionen, als offiziell anerkannte Therapie. Die biologische Krebstherapie wird in der westlichen Welt allgemein als alternative Krebstherapie bezeichnet.

Anämie: Verminderung von roten Blutkörperchen im Blut.

Angiogenese: Bildung von Gefäßen (Blutgefäße, Lymphgefäße).

Angiogenese-Inhibitoren: Medikamente, die in der Krebstherapie mit Erfolg eingesetzt werden. Sie verhindern die Blutgefäßbildung bei Tumoren und unterbinden somit die Ernährung der Tumoren. Die bekanntesten Angiogenesehemmer sind Bevacizumab und Etuximab. Auch die Tyrosinkinasehemmer Sorafenib sowie Sunitinib hemmen die Angiogenese, darüber hinaus jedoch noch andere für die Signalgebung wichtige Enzyme wie beispielsweise die Raf-Kinase.

Angiographie: Röntgenuntersuchung von Arterien oder Lymphgefäßen mit Gabe von Kontrastmitteln.

antiangiogenetische Wirkung: Eigenschaft neuer vielversprechender Medikamente in der Krebstherapie, die die Gefäßversorgung von Krebszellen verhindern. Ein bekanntes Anti-VEGF-Medikament ist Bevacizumab (Avastin®); Sorafenib (Nexavar®) und Sunitinib (Sutent®) beeinflussen den VEGF-Rezeptor.

Anschlussheilbehandlung (AHB): Drei bis sechswöchiger stationärer Aufenthalt in einer onkologischen Rehabilitationsklinik. Während der AHB sollte der Karzinompatient lernen, mit den tumor- und therapiebedingten Störungen und Behinderungen, auch dem psychischen Druck, der Angst sowie den notwendigerweise zu ergreifenden prophylaktischen Maßnahmen, zurechtzukommen. Die AHB darf nicht mit einem Erholungsaufenthalt verwechselt werden.

Aorta: Große Körperschlagader.

Apoptose: Ein Zelltod, der aktiv durch die Zelle selbst ausgelöst wird. Man nimmt an, dass eine fehlgesteuerte Apoptose eine ursächliche Bedeutung für die Krebsentstehung hat.

Astronautenkost: Hochenergetische und nährstoffreiche, mit Vitaminen angereicherte Zusatznahrung.

Aszites: Flüssigkeitszunahme im Bauchraum; kann bedingt sein durch Eiweißmangel, durch Tumorbefall des Bauchfells, durch Verschluss der Lymphwege oder durch Versagen der Leberfunktion.

autogenes Training: Übungen, die bei den Betroffenen eine Entspannung und Angstbefreiung bewirken sollen.

Avastin®: Handelsname für Bevacizumab, einen Antikörper, der die Gefäßbildung am Tumor verhindert. Dieser Antikörper wird mit Erfolg bei anderen Erkrankungen wie Darmkrebs, Lungenkrebs und Brustkrebs eingesetzt.

Ballaststoffe: Unverdauliche pflanzliche Bestandteile der Speisen, die u. a. die Darmtätigkeit anregen. Sie werden auch als Pflanzen- oder Nahrungsfasern, nicht verwertbare Kohlenhydrate, Schlacken- oder Faserstoffe bezeichnet.

benigne: Anderer Ausdruck für gutartig.

Betatron: Bestrahlungseinrichtung zur Geschwulstbehandlung mit harten Strahlen.

Bevacizumab: Handelsname Avastin®. Medikament (monoklonaler Antikörper, gerichtet gegen VEGF = vascular endothelial growth factor), das die Blutgefäßbildung verhindert und bei einigen Krebserkrankungen mit Erfolg eingesetzt wird.

Bilirubin: Abbauprodukt des roten Blutfarbstoffes.

Biopsie: Entnahme und mikroskopische Untersuchung von Gewebe, das dem Körper mittels einer Biopsienadel entnommen wird. Durch Ultraschall oder auch Computertomographie lässt sich das Gewebe relativ gezielt entnehmen.

Carcinoid: Sehr langsam und – wenn überhaupt – erst sehr spät metastasierender Tumor. Eine Besonderheit dieses Tumors ist, dass er hormonähnliche Substanzen in die Blutbahn abgeben und entsprechende Beschwerden verursachen kann.

Chemotherapie: Anderer Ausdruck für zytotoxische bzw. zytostatische Therapien. Sie soll die Vermehrung der Tumorzellen verhindern sowie eine Verkleinerung des Tumors bewirken.

cholangiozelluläres Karzinom: Besondere Gewebeform eines primären Leberkarzinoms, das in Asien wesentlich häufiger ist als in Europa und den USA.

Cholesterin: Spezielle Blutfette, die überwiegend der Nahrung entnommen, aber auch im menschlichen Körper selbst hergestellt werden. Man findet Cholesterin manchmal vermehrt in verfetteten Organen (verkalkte Gefäße oder Gallensteine).

Computertomographie: Im Gegensatz zur konventionellen Röntgenaufnahme Möglichkeit der zweidimensionalen Darstellung der jeweils untersuchten Organe. Die Computertomographie »zerschneidet« den Körper gewissermaßen scheibchenweise, jeweils von unterschiedlichen Aufnahmepunkten aus gesehen. Es findet eine Strahlenbelastung statt, die sich allerdings in Grenzen hält.

CR: Siehe *Remission*.

dendritische Zellen: Hochspezialisierte weiße Immunzellen, die in der Tumorabwehr eine Rolle spielen.

Drainage: Ableitung von Flüssigkeit.

ECOG-Index: Eine Klassifizierung des jeweiligen Kräfte- und Allgemeinzustandes.

Embolisierung: Gezielter künstlicher Verschluss eines oder mehrerer Blutgefäße.

endogen: Im Körper selbst, im Körperinneren entstehend.

Endoskopie: Ausleuchtung und Ausspiegelung von Hohlorganen oder Körperhöhlen mithilfe des Endoskops.

Enzephalopathie (hepatische): Kognitive Beeinträchtigungen bei versagender Entgiftungsfunktion der Leber.

Epidemiologie: Lehre von der Häufigkeit und der Verteilung von Krankheiten, deren Ursache und deren sozialen Folgen in der Bevölkerung.

ERCP: Endoskopisch retrograde Cholangiographie. Endoskopisches Untersuchungsverfahren zur Untersuchung der Gallenwege.

Erythropoetin: In den Nieren gebildeter Wirkstoff, der die Bildung von Blutkörperchen anregt. Erythropoetin lässt sich auch künstlich (gentechnisch) herstellen und als Medikament bei Blutarmut einsetzen.

Fatigue: Bezeichnung für eine besonders quälende Müdigkeit und Erschöpfung, unter der manche Krebskranke noch lange nach der Erkrankung leiden.

Frischzellentherapie: Unspezifische Immuntherapie, die die Abwehrzellen im Körper anregen soll. Bei der Frischzellentherapie werden gerne tierische Organzellen (z. B. von Thymus) gegeben. Sie können gespritzt, aber auch in Tablettenform genommen werden. Besonders beliebt ist die Gabe von Zellen ungeborener Lämmer. Der Nutzen einer Frischzellentherapie konnte bislang – außer für die sie vertreibende Pharmaindustrie – niemals eindeutig belegt werden. Hingegen sind einige Zwischenfälle bekannt, und Wissenschaftler vermuten auch nicht unbeträchtliche gesundheitliche Spätschäden, wenn Thymuspräparate gespritzt werden.

Gesprächstherapie: Eine hilfreiche Methode zur Entspannung und zur Bewältigung von Problemen. Sie wird einzeln oder in Gruppen mit einem Psychologen oder Arzt durchgeführt und soll den Betroffenen dazu anleiten, sich mit seiner Krankheit und seinen Problemen bewusst auseinanderzusetzen und sie anzunehmen. Im Gespräch werden Ängste und Auswege artikuliert und diskutiert. So können auch unbewusste Zusammenhänge einsichtig gemacht werden.

Gentherapie: Behandlungsverfahren, bei dem die Träger der Erbinformation gezielt beeinflusst werden.

Hamartom: Gutartiger Tumor.

Hämatochromatose: Eisenspeicherkrankheit, bei der es zu einer erhöhten Ablagerung von Eisen in der Leber und zu einer späteren Leberzirrhose mit erhöhtem Krebsrisiko kommt.

Hämaturie: Blut im Urin.

Hand-Fuß-Syndrom (Hand-Fuß-Hautreaktion): Hautveränderungen, die bei der Therapie mit signalhemmenden Medikamenten häufig auftreten. Besonders die Handinnenfläche sowie die Fußsohle sind betroffen.

HCC: Abkürzung für hepatozelluläres Kazinom.

Hemihepatektomie: Entfernung der einen Leberhälfte.

Hepatektomie: Komplette Entfernung der Leber.

hepatisch: Die Leber betreffend.

Hepatitis: Entzündung der Leber, die meist durch Viren ausgelöst wird.

Hormone: Signalstoffe, die in spezialisierten, mit dem Blut- und Lymphstrom verbundenen Zellen bzw. Geweben gebildet werden und – ohne selbst verbraucht zu werden – in kleinen Mengen biochemische Reaktionen auslösen.

Ikterus: Gelbsucht.

Immunsystem: Körpereigenes Abwehrsystem gegen körperfremde Stoffe. Es ist ein äußerst kompliziertes, aus vielen Bausteinen bestehendes System zellulärer und nicht zellulärer (humoraler) Elemente. Seine Rolle bei der Krebs-»Abwehr« ist noch nicht ganz geklärt.

Immuntherapie: Behandlung einer Erkrankung durch Eingriff in das Immunsystem. Man unterscheidet eine unspezifische von einer spezifischen

Immuntherapie. Erstere soll alle Immunabläufe anregen, letztere nur ganz spezifische Schritte in der Immunabwehr beeinflussen.

Interferone: Botenstoffe, die von Immunzellen ausgeschieden werden und mit denen sich die körpereigenen Abwehrzellen untereinander verständigen.

Interleukine: Von bestimmten Immunzellen gebildete Botenstoffe (Zytokine), die u. a. in der Tumorabwehr eine Rolle spielen.

Iscador®: Ein spezielles Mistelpräparat, das ursprünglich vorwiegend von den Anthroposophen in die Krebsmedizin eingeführt wurde. Es nimmt unter den vielen Naturheilmitteln insofern eine Sonderstellung ein, als die Wirksamkeit dieses Präparates weltanschaulich begründet wird.

Karzinoid: Siehe *Carcinoid*.

Katheter: Plastik- oder Gummischlauch zum Entleeren von Körperflüssigkeiten wie z. B. Urin oder Galle.

Kernspintomographie (NMR): Bildgebendes Untersuchungsverfahren, das – im Gegensatz zur Röntgen- und computertomographischen Untersuchung – nicht mit einer Strahlenbelastung verbunden ist. Dabei senden die Wasserstoffatome im Körper als Antwort auf ein von außen erzeugtes hohes Magnetfeld messbare Signale aus, woraus sich wiederum Bilder des Körpers zusammensetzen lassen. Die Kernspintomographie ist in einigen Bereichen den anderen Untersuchungsverfahren überlegen, in anderen Bereichen unterlegen.

Killerzellen: Bestimmte, bei der spezifischen Immunabwehr beteiligte Zellen, die in der Krebsabwehr eine besondere Rolle spielen sollen.

Kinasen: Entscheidende Mediatoren für Tumorwachstum und Metastasierung. Sie an wichtigen Schaltstellen zu hemmen ist der Ansatz einer neuen Medikamentenklasse, der Tyrosinkinase-Inhibitoren (z. B. beim Leberkrebs oder Nierenkrebs Sorafenib).

Kortison: Ein in der Nebennierenrinde gebildetes Hormon, das viele wichtige Aufgaben im menschlichen Organismus erfüllt.

Kreatinin: Substanz, die in der Muskulatur gebildet und in der Niere fast vollständig ausgeschieden wird. Der Kreatinin-Wert im Blut bzw. im Urin dient als Maß für die Funktionsfähigkeit der Nieren.

Kryotherapie: Thermotherapie, bei der der Tumor radiofrequenz- oder laserinduziert »verkocht« wird.

Kur: Früher häufig benutzter Ausdruck für stationäre Heilverfahren, stationäre Rehabilitation oder stationäre Nachsorgemaßnahmen. Stationäre Heilverfahren bei der Behandlung von Karzinompatienten sollten ausschließlich in »Kurkliniken« mit besonders auf Tumorpatienten ausgerichteten »Kurprogrammen« und speziellem Personal (z. B. Onkologen, Physiotherapeuten, Röntgenärzten, Internisten, Diätberatern etc.) durchgeführt werden.

kurative Therapie: Auch potenziell kurative Therapie genannt. Im Gegensatz zur palliativen Therapie oder zur symptomatischen Therapie steht bei ihr als Ziel die Heilung im Vordergrund der Maßnahmen. Bei ihr werden gelegentlich sehr aggressive, d. h. belastende Behandlungen eingesetzt, um alle Krebszellen zu vernichten und eine Heilung erzielen zu können. Für den Patienten kann das bedeuten, dass er erhebliche akute oder auch chronische Nebenwirkungen in Kauf nehmen muss.

LAK-Zellen: Von Lymphozyten aktivierte Killerzellen.

Laparoskopie: Spiegelung der Bauchhöhle. Ist eine Diagnosesicherung mithilfe von bildgebenden oder laborchemischen Untersuchungsmethoden nicht möglich oder ist nicht eindeutig feststellbar, ob der Tumor bereits in Lymphknoten, das Bauchfell oder in Nachbarorgane gestreut hat, kann eine Spiegelung der Bauchhöhle mit einem Endoskop (Laparoskop) erforderlich sein. Hierbei wird mit einer Kamera der Bauchraum eingesehen. Gegebenenfalls können während der Laparoskopie auch Gewebeproben und/oder Lymphknoten entnommen werden.

Laserinduzierte Thermotherapie (LITT): Behandlungsverfahren, bei dem der Tumor durch Wärme verödet wird.

Leberperfusion: Spezielle Chemotherapie zur Behandlung von Lebertumoren. In die zur Leber führenden Blutgefäße werden Zytostatika gespritzt, die so in hoher Konzentration in das vom Tumor befallene Lebergewebe gelangen.

Leberzirrhose: Vermehrung von Bindegewebe in der Leber mit Zerstörung der normalen Leberzellen.

Leukopenie: Verminderung der Zahl der weißen Blutkörperchen (Leukozyten) im Blut.

Lipom: Gutartiger Tumor, der aus Fettgewebe besteht.

lokal: Örtlich, auf bestimmte Abschnitte des Körpers beschränkt. Der Gegensatz hierzu lautet systemisch oder disseminiert.

Lokalrezidiv: Erneutes Auftreten eines Tumors an der – schon ehemals – behandelten Stelle. Der Gegensatz hierzu ist das Fernrezidiv, auch Metastase genannt.

Lymphknoten: Die Lymphknoten sind ein wichtiger Teil der Lymphwege. In diesem System stellen sie eine Art Filter für den Lymphabfluss dar.

Lymphödem: Stauung der Lymphe, z. B. im Bein, aufgrund einer Abflussbehinderung der Lymphe. Ursache ist häufig die operative Entfernung der Lymphknoten und/oder die Bestrahlung.

Lymphographie: Röntgenkontrastdarstellung der Lymphknoten.

Lymphozyten: Blutzellen, die die Abwehr von Krankheiten und Fremdstoffen – wozu auch Tumorgewebe gehört – zur Aufgabe haben. Es gibt zahlreiche, teilweise sehr unterschiedliche Aufgaben in der Immunabwehr, die von unterschiedlichen lymphozytären Untergruppen (lymphozytären Subpopulationen) erfüllt werden.

Magnetresonanztomographie (NMR): Siehe *Kernspintomographie*.

Makrophagen: Auch Fresszellen genannt. Es handelt sich um eine besondere Form der weißen Blutkörperchen, die in der spezifischen Immunabwehr eine besondere Rolle spielen.

Mastodynie: Schmerzhaftes Anschwellen der Brustdrüse.

MDR-Gen (Multi-Drug-Resistance-Gen): Erbmaterial, das die Tumoren unempfindlich gegen Medikamente macht.

Metastasen: Tochtergeschwülste, die durch Verschleppung von Geschwulstzellen fern vom Ursprungsherd an einer anderen Körperstelle entstehen.

monoklonale Antikörper: Mithilfe der Gentechnologie hergestellte, hochspezifische Antikörper. Diese können sowohl in der Erkennung als auch neuerdings in der Therapie benutzt werden.

Nachsorge: Unter Nachsorge versteht man alle diejenigen diagnostischen und therapeutischen Maßnahmen, die im Anschluss an die abgeschlossene Primärbehandlung durchgeführt werden. Leberkrebspatienten sollten nur in Nachsorgekliniken betreut werden, die über besondere Erfahrungen in der Krebsnachsorge verfügen.

Neoplasma: Viele Ärzte gebrauchen diesen Begriff gleichbedeutend mit malignem Tumor (auch Karzinom oder Malignom genannt). Er ist also eine Umschreibung für eine bösartige Wucherung.

Neutropenie: Mangel an weißen Blutkörperchen.

Nexavar®: Handelsname für Sorafenib. Ein gegen Leber- und Nierenkarzinome eingesetztes Medikament aus der Klasse der Multi-Signalhemmer.

NMR: Siehe *Kernspintomographie*.

nuklearmedizinische Untersuchung: Ein Untersuchungsverfahren zur Feststellung krankhafter Veränderungen der unterschiedlichsten Körpergewebe. Hierbei werden radioaktive Mittel gespritzt, die sich in dem untersuchten Gewebe anreichern. Die Strahlenbelastung ist im Allgemeinen gering, häufig sogar noch geringer als bei Röntgenuntersuchungen.

Obstruktion: Verengung der ableitenden Gallenwege.

Ödem: Schwellung durch Flüssigkeitsansammlung.

Okuda-Klassifikation: Klassifikation der Leberkarzinome, die zusätzlich zur Tumorausdehnung die Leberfunktion mit einschließt.

Onkologen: Bezeichnung für Ärzte, die sich auf die Behandlung von Krebserkrankungen spezialisiert haben. Manche unterscheiden den internistischen, den chirurgischen, den gynäkologischen, den urologischen und den strahlentherapeutischen Onkologen.

Onkologie: Lehre von den Geschwülsten und deren Therapiemöglichkeiten mit Medikamenten, Operation, Strahlentherapie oder physikalischen Maßnahmen.

palliative Therapie: Eine krebshemmende Therapie, die vorrangig auf die Erhaltung bzw. Verbesserung der Lebensqualität abzielt. Sie ist zu unterscheiden von der kurativen Therapie, die primär die Heilung zum Ziel hat.

Paramedizin: Im Gegensatz zur Schulmedizin offiziell nicht anerkannte medizinische Maßnahme, da ihre Wirksamkeit mit naturwissenschaftlichen Methoden nicht nachzuweisen ist. Die Kosten dieser paramedizinischen Behandlungen werden zumeist von den Krankenkassen nicht erstattet.

paraneoplastisch: Hormonähnliche Substanzen, die vom Tumorgewebe ausgeschieden werden. Beim Leberzellkarzinom kommt es gelegentlich zu einer Unterzuckerung, zu einer Hyperkalzämie oder zu einer verstärkten Blutzellbildung (Polyglobulie) als Zeichen einer paraneoplastischen Aktivität der Tumorzellen.

PDGF (Platelet derived growth factor): Wachstumsfaktor, der sowohl das Zellwachstum als auch die Zellteilung reguliert. Er spielt in der Angiogenese eine bedeutende Rolle.

perkutane Äthanol-Instillation (PEI): Behandlungsverfahren, bei dem hochprozentiger Alkohol durch die Bauchdecke (perkutan) direkt in den Tumor gespritzt wird, wodurch dieser abstirbt.

Phosphatase, alkalische: Enzym, das bei Knochenerkrankungen – so auch bei Knochenmetastasen – erhöht ist.

photodynamische Therapie: Behandlungsverfahren, bei dem Gallengangskarzinome mit Laserlicht zerstört werden; die Tumorzellen werden zuvor durch einen Wirkstoff (Photosensitizer) besonders empfindlich gegen Licht gemacht.

Phytotherapie: Behandlung mit Medikamenten pflanzlicher Herkunft.

Polychemotherapie: Eine Chemotherapie, bei der – im Gegensatz zur Monotherapie – mehrere Substanzen miteinander kombiniert werden.

Positronen-Emissions-Tomographie (PET): Bildgebendes Untersuchungsverfahren, bei dem der unterschiedliche Stoffwechsel von lebendem und totem Gewebe unterschieden werden kann. Tumorgewebe weist meist ein gegenüber gesundem Gewebe erhöhten Stoffwechsel auf und kann so im PET gut erkannt werden

Prognose: Zukunftsaussichten; voraussichtlicher Krankheitsverlauf.

Prognosekriterien: Faktoren, die eine ungefähre Einschätzung des weiteren Krankheitsverlaufs erlauben.

Progression: Fortschreiten der Krankheit.

Prophylaxe: Verhütung von Krankheiten; Vorbeugung gegen Krankheiten.

Psychosomatik: Krankheitslehre, die die Beziehung zwischen seelischen Vorgängen und körperlichen Funktionen berücksichtigt.

Fachausdrücke

Radiofrequenz-Thermoablation (RFA): Behandlungsverfahren, bei dem der Tumor durch Wärme verödet wird.

Raf (Ras activated factor): Eine Proteinkinase, die eine wichtige Rolle bei der Zelldifferenzierung, dem Zellwachstum und dem programmierten Zelltod (Apoptose) spielt.

R0-Resektion: Zustand nach vollständiger Entfernung des Tumors.

R1-Resektion: Zustand nach unvollständiger Entfernung des Tumors.

Rehabilitation: Zusammenfassung aller medizinischen, psychischen, sozialen und beruflichen Maßnahmen, die eine Eingliederung des Krebserkrankten in Familie, Gesellschaft, Arbeit und Beruf zum Ziel haben. Die Rehabilitationsmaßnahmen sollen dem Rehabilitanden dabei behilflich sein, mit den infolge der Krebserkrankung und der Therapie entstehenden neuen Problemen besser zurechtzukommen.

Remission: Rückbildung des Tumors. Von kompletter Remission spricht man, wenn alle Symptome und Hinweise auf den Tumor verschwunden sind. Der Arzt kann mit seinen Untersuchungsmethoden den Tumor bei einer kompletten Remission nicht mehr nachweisen. Bei einer teilweisen (partiellen) Remission sind nicht alle, aber viele Beschwerden und Tumorzeichen nach der Therapie beseitigt. Man kennt auch sogenannte Spontanremissionen. Hiervon spricht man, wenn die Tumoren bzw. Tumorbeschwerden ohne Behandlung verschwunden sind. Von solchen Spontanremissionen wird zwar selten, aber immer wieder berichtet.

reversibel: Umkehrbar, im Gegensatz zu irreversibel (nicht mehr umkehrbar bzw. nicht reparabel).

Rezidiv: Erneutes Auftreten einer Krebsgeschwulst nach vorhergegangener Behandlung. Das Rezidiv kann auf die Leber beschränkt sein (Lokalrezidiv), aber auch in den umliegenden Lymphknoten (lokoregionär) oder an einer anderen Körperstelle lokalisiert sein. Im letzteren Falle spricht man von Metastasen.

Sarkom: Bösartige Geschwulst, die vom Bindegewebe ausgeht.

Sauerstoff-Mehrschritt-Therapie: Die drei Säulen dieser von Manfred von ARDENNE propagierten systemischen Therapie sind Überwärmung des gesamten Körpers auf 42 °C, Überzuckerung und gleichzeitige Sauerstofftherapie. Diese in der Fachwelt sehr umstrittene Krebstherapie soll die wärmeempfindlichen Tumorzellen abtöten, wobei durch die Steigerung der Blutzuckerkonzentration der Gärungsstoffwechsel der Krebszellen angeregt wird.

Second opinion: Zweite Stellungnahme eines Spezialisten zu einem diagnostischen oder therapeutischen Problem.

signalhemmende Therapien: Auch zielgerichtete Therapien (»target therapies«) genannt. Diese Therapien hemmen auf molekularer Ebene gezielt die Signalwirkung von Wachstumsfaktoren, die für das Tumorwachstum und die Metastasierung notwendig sind.

Simonton-Methode: Von dem amerikanischen Arzt SIMONTON für Krebspatienten entwickelte Methode zur Entspannung, Angstbekämpfung und »Steigerung der körpereigenen Abwehrkräfte«. Die Betroffenen sollen sich im Zustand tiefer Entspannung bildhaft vorstellen, wie sich die Abwehrzellen auf den Tumor stürzen. Durch diese mentale Vorstellung sollen die Wechselwirkungen zwischen Seele, Geist und Körper positiv beeinflusst werden.

small molecules: Neue Substanzklasse, die gezielt auf bestimmte Wachstumsfaktoren einwirkt und so das Tumorwachstum sowie die Metastasierung beeinflusst. Die signalhemmenden Medikamente Sorafenib und Sunitinib gehören zu den small molecules.

Sonographie: Untersuchungsmethode mithilfe energiereicher Schallwellen. Durch sie können Gewebeveränderungen z. B. von Leber, Nieren, Bauchspeicheldrüse und Prostata festgestellt werden. Die Sonographie wird auch gerne zur gezielten Punktion von Gewebe benutzt. Es handelt sich um eine weitgehend schmerzlose und komplikationslose Untersuchungsmethode, die sehr aussagekräftig ist.

Sorafenib: Handelsname Nexavar®. Ein gegen das Nieren- und Leberzellkarzinom gezielt eingesetztes Medikament. Es gehört zu den signalhemmenden Medikamenten.

Strahlentherapie: Anwendung von energiereichen Strahlen zur Behandlung von Krankheiten, z. B. zur Geschwulstbehandlung. Man unterscheidet mehrere Arten von Strahlentherapie, so die Röntgentherapie, die Telekobalttherapie, die Neutronentherapie und die Afterloadingtherapie.

Symbioselenkung: Von Anhängern der »biologischen Therapien« geprägter Begriff, der eine »Reharmonisierung der Lebensgemeinschaft zwischen dem Menschen und den Bakterien seines Magen-Darm-Traktes« beinhaltet. Die Abwehrkräfte des Körpers sollen angeblich hierdurch angeregt und verbessert werden. Die Symbioselenkung wird durch Änderung der Lebensweise, Vermeidung von Umweltbelastungen und geringeren Verbrauch von Medikamenten und Genussmitteln, die das harmonische Gleichgewicht zwischen Mensch und Mikroben im Darm zerstören könnten, erreicht. Zur Stimulierung des Immunsystems werden »Gesundheitsbakterien« über Nase oder Mund verabreicht. Bei einer anderen Therapieform werden sogenannte Autovakzine aus dem Urin oder Kot des Patienten hergestellt und mit dem Mund aufgenommen oder unter die Haut gespritzt bzw. eingerieben.

Szintigraphie: Die Szintigraphie gibt die räumliche Verteilung einer radioaktiven Substanz an, die z. B. von der Leber (Leberszintigraphie), vom Knochen (Skelettszintigraphie) oder den Lymphabflusswegen (Lymphabflussszintigraphie) aufgenommen und gespeichert wurde. Die Art und Dichte der Verteilung gibt Aufschluss über krankhafte Veränderungen der jeweiligen Organe. Szintigraphie-Untersuchungen können so zur Suche von Tumorabsiedlungen z. B. im Skelett dienen.

TACE: Abkürzung für transartielle Chemoembolisation.

T-Lymphozyten: Zusammen mit den B-Lymphozyten für die Immunabwehr wichtige Zellen. Es gibt mehrere Arten von T-Lymphozyten.

TNM-System: Klassifikation der Tumore je nach Größe und Ausdehnung des Tumors (T), der befallenen oder nicht befallenen Lymphknoten (N) und anderer Organe (M).

Tumormarker: Im Blut oder im Gewebe nachweisbare Eiweißstoffe, die bei Tumorwachstum erhöht sein können. Eine Erhöhung der Tumormarker kann, muss aber nicht auf Tumorwachstum hinweisen. Auch sind die Tumormarker häufig erst ab einer bestimmten Tumorgröße im Blut nachweisbar. Normale Tumormarkerwerte schließen eine Wiedererkrankung also nicht aus.

Tumornachsorge: Maßnahmen im Anschluss an die Operation. Sie bestehen sowohl aus Hilfen, um besser mit den Folgen der Erkrankung zurechtzukommen, als auch aus vorsorgenden Maßnahmen zur Verhinderung der Wiedererkrankung und schließlich auch aus Untersuchungen zur Früherkennung einer Wiedererkrankung.

Tumorsuppressorgene: Erbmaterial, das die Entstehung und Vermehrung von Tumorzellen unterdrückt.

Tumorthrombus: Tumorgewebe, das in einem Blutgefäß wächst.

Ultraschalluntersuchung: Siehe auch *Sonographie*. Man unterscheidet eine Abdomen-, Leber-, Schilddrüsen-, Mamma- und Dopplerultraschalluntersuchung. Es handelt sich um Untersuchungen, die die unterschiedlichen Reflexionen elektromagnetischer Wellen in den Organen und Geweben ausnutzen und die in der Tumornachsorge vorrangig zur Früherkennung von Rezidiven eingesetzt werden. Bislang wurden keinerlei schädliche Auswirkungen dieser häufig genutzten Untersuchungsmethoden festgestellt.

vascular endothelial growth factor (VEGF): Signalfaktor mit entscheidender Bedeutung für die Gefäßversorgung (Ernährung) von Tumorzellen.

Vitamine: Lebenswichtige Spurenelemente. Es gibt Hinweise dafür, dass insbesondere Vitamin C und die Vorstufe des Vitamin A (Karotin) vor einer bösartigen Entartung der Körperzellen schützen helfen. Vitamin A soll die Zelloberfläche vor dem Einwirken krebserregender Substanzen schützen. Zur Entartung neigende Zellen sollen sich nach Vitamin-A-Gaben wieder »normalisieren« können.

Wachstumsfaktoren: Gentechnologisch hergestellte Zytokine, die – wie z. B. der Granulocyte colony stimulating factor (GCSF) – zur Verminderung und Abkürzung der zytostatisch bedingten Knochenmarkschäden eingesetzt werden.

Zirrhose: Bindegewebige Durchsetzung eines Organs, z. B. bei der Leberzirrhose.

Zyste: Eine ein- oder mehrkammerige, durch eine *Kapsel* abgeschlossene, sackartige Geschwulst mit dünn- oder dickflüssigem Inhalt. Eine Zyste kann gutartig, aber auch bösartig sein.

Zytokine: Polypeptide mit hormonähnlichem Charakter, die der interzellulären Kommunikation und Aktivierung einer Vielzahl verschiedener Zellen des blutbildenden oder immunbildenden Systems dienen. Zu den Zytokinen zählen z. B. die Interferone, das Interleukin, der Tumor-Nekrosefaktor, Erythropoetin und die Wachstumsfaktoren.

zytologische Untersuchung: Untersuchung einzelner Zellen, z. B. der bei einer Feinnadelbiopsie von Lebergewebe gewonnenen Zellen.

Zytostatika: Chemische Mittel zur Hemmung des Tumorwachstums. Einige Zytostatika greifen die Tumorzellen direkt an, andere verhindern nur deren Vermehrung. Zytostatika, die nur die Tumorzellen angreifen und gesunde Zellen schonen, gibt es noch nicht. Die Nebenwirkungen können je nach Zytostatikum völlig unterschiedlich sein, d. h. unterschiedliche Organe betreffen. Zumeist ist besonders wachstumsaktives Gewebe betroffen, so z. B. die Haare, das Knochenmark oder die Darmschleimhaut. Viele dieser »unerwünschten Nebenwirkungen« verschwinden beim Absetzen des Zytostatikums; manchmal treten Nebenwirkungen jedoch erst lange Zeit nach Absetzen auf. Aufgabe der Nachsorge ist es u. a., derartige Nebenwirkungen möglichst frühzeitig zu erkennen und zu behandeln.

Adressen

Arbeiterwohlfahrt Bundesverband e.V., Oppelner Str. 130, 53119 Bonn, Telefon 02 28/6 68 50

Arbeitsgemeinschaft für Krebsbekämpfung im Lande Nordrhein-Westfalen, Universitätsstr. 140, 44799 Bochum, Telefon 02 34/3 04-7 99 90, Fax 02 34/ 89 02-5 09, Internet: http://www.argekrebsnw.de, E-Mail: mail@argekrebsnw.de

Bürgertelefon, gesetzliche Krankenversicherung: Telefon 0 18 05/99 66 02; Rente 0 18 05/67 67 10, Pflegeversicherung 0 18 05/99 66 03, Arbeitslosengeld II 0 18 05/67 67 12

Bundesarbeitsgemeinschaft »Hilfe für Behinderte«, Kirchfeldstr. 149, 40215 Düsseldorf, Telefon 02 11/3 10 06-0, Internet: http://www.bag-selbsthilfe.de

Bundesverband Selbsthilfe Körperbehinderter e.v., Postfach 20, 74236 Krautheim/Jagst, Telefon 0 62 94/6 81 10, Fax 0 62 94/42 81-79

Bundesversicherungsanstalt für Angestellte, Ruhrstr. 2, 10709 Berlin, Telefon 08 00/3 33 19 19, Internet: http://www.bfa.berlin.de

Bundeszentrale für gesundheitliche Aufklärung, Ostmerheimerstr. 220, 51109 Köln, Telefon 02 21/89 92-0

Deutsche Hospizhilfe e.V., Reit 25, 21244 Buchholz, Telefon 0 41 81/3 88 55

Deutsche Krebsgesellschaft e. V., Steinlestr. 6, 60596 Frankfurt a. M., Telefon 0 69/6 30 09 6-0, Fax 0 69/63 00 96-66, Internet: http://www.krebsgesellschaft.de

Deutsche Krebshilfe e.V., Buschstr. 32, 53113 Bonn, Telefon 02 28/72 99 00, Härtefonds: Telefon 02 28/7 29 90-94, Informationsdienst: Telefon 02 28/7 29 90-95, E-Mail: deutsche@krebshilfe.de, Internet: http://www.krebshilfe.de

Deutsches Krebsforschungszentrum (DKFZ), Im Neuenheimer Feld 280, 69120 Heidelberg, Telefon 0 62 21/42-0, Fax 0 62 21/42 29 95

Adressen

Deutsche Leberhilfe e. V., Luxemburger Str. 150, 50937 Köln, Telefon: 02 21/2 82 99-80, Internet: http://www.leberhilfe.org

Fatigue Informations-Telefon, Telefon 0 62 21/42 43 44

»Gesamtprogramm zur Krebsbekämpfung« des Bundes, Postfach 20 02 20, 53132 Bonn, Telefon 02 28/9 30-0

Gesellschaft für Biologische Krebsabwehr, Postfach 10 25 49, 69015 Heidelberg, Telefon 0 62 21/1 38 02-0

Hämochromatose-Vereinigung Deutschland e. V., Ulitzkastr. 23, 51064 Köln, Internet: http://www.haemochromatose.org

Informationsdienst Krebsschmerz, Telefon 08 00/4 20 30 40

Krebsinformationsdienst (KID), Postfach 10 19 49, Im Neuenheimer Feld 280, 69120 Heidelberg, Telefon 08 00/4 20 30 40, Internet: http://www.krebsinformation.de

Krebsnachsorgegruppen im Landessportbund Nordrhein-Westfalen e.V. Anschriften der Vereine und der Übungsleiterinnen sind zu erfragen über den Landessportbund Nordrhein-Westfalen e.v.

Landessportbund Nordrhein-Westfalen e.V., Friedrich-Alfred-Str. 25, Sportpark Wedau, 47055 Duisburg, Telefon 02 03/73 81 01

Malteser Telefon, Telefon 0 18 05/625 8 37 37

Österreichische Krebshilfe, Wolfengasse 4, A-1010 Wien, Telefon 00 43/ 17 96 64-50, Internet: http://www.krebshilfe.net

Psychosoziale Beratungsstelle für Krebskranke und Angehörige, Selbsthilfe Krebs e.V., Albrecht-Achilles-Str. 65, 10709 Berlin, Telefon 0 30/89 40 90 41

Psychosoziale Beratungs- und Betreuungsstelle von Tumorpatienten des Westdeutschen Tumorzentrums (WTZ), Hufelandstr. 55, 45122 Essen, Telefon 02 01/7 23-0

Psychosoziale Nachsorgeeinrichtung und Fortbildungsseminar an der Chirurgischen Universitätsklinik Heidelberg, Im Neuenheimer Feld 155, 69120 Heidelberg, Telefon 0 62 21/56 27 27

Selbsthilfe Lebertransplantierter Deutschland e.V., Karlsbader Ring 28, 68782 Brühl, Internet: http://www.lebertransplantation.de

Schweizerische Krebsliga, Effingerstr. 40, Postfach 82 19, 3001 Bern, Telefon 0 31/3 89 91 00, E-Mail: info@swisscancer.ch

Verband Deutscher Rentenversicherungsträger, Eysseneckstr. 55, 60322 Frankfurt am Main, Telefon 0 69/15 22-0, Internet: http://www.vdr.de

Vereinigung zur Unterstützung und Förderung Leberkranker e. V. (DVL), Bertha-von-Suttner-Str. 30, 40595 Düsseldorf, Telefon 02 21/70 64 26

Internetadressen

Informationen können irreführend sein und den Betroffenen zu falschem oder gesundheitsschädigendem Verhalten verleiten. Einige Internetprogramme verfolgen sehr geschickt wirtschaftliche Interessen zuungunsten der Betroffenen und der behandelnden Ärzte. Manche Informationen können zu Angst, Depressionen und Verzweiflung führen, und sie bedürfen zumindest der weiteren Erklärung und individuellen Wertung. Das Gespräch mit dem Arzt oder anderen Ansprechpartnern vor Ort können Internet-Informationen auf keinen Fall ersetzen. Informationen aus dem Internet können es allerdings erleichtern, die wichtigen und entscheidenden Fragen an den Arzt oder andere Ansprechpartner zu formulieren und Hilfe zu finden. Die Entscheidung, ob eine Quelle im Internet seriös ist, ist nicht immer leicht. Die in Tabelle 1 aufgeführten Minimalanforderungen lassen grob die Seriosität beurteilen.

Tabelle 1: Minimalanforderungen an seriöse Internetinformationsquellen (modifiziert nach Preiß, J.: Onkologie 2002/3. Empfehlungen zur Therapie. Zuckschwerdt, München [2002])

- Die Autoren, ihre Herkunft, relevante Referenzen sowie Ziel und Zweck der vermittelten Informationen sollten erkennbar sein.
- Verweise und Quellen für den gesamten Inhalt sowie relevante Urheberrechtshinweise sollten mitgeteilt werden.
- Der »Eigentümer« sowie alle Sponsoren der Website, einschließlich potenzieller Interessenkonflikte, sollten deutlich und vollständig genannt werden. Es muss eine strikte Trennung von Werbung und redaktionellem Beitrag bestehen.
- Das Datum, an dem die Daten ins Netz gestellt und letztmalig aktualisiert wurden, sollte erkennbar sein.

Die folgende Nennung von Internetadressen hat nicht den Anspruch auf Vollständigkeit, jedoch wurden die Adressen vom Autor geprüft und für eigene Recherchen für geeignet gehalten.

Ausgangspunkt für die meisten Internetrecherchen können die gängigen Suchmaschinen sein wie www.google.de, www.yahoo.de, www.lycos.de, www.hotbot.com, www.fireball.de, www.infoseek.de, www.aladin.de, www. altavista.de, www.northernlight.com (englisch).

Spezielle Internetadressen

http://www.meta.rrzn.uni-hannover.de (Suchmachine, die dem gewünschten Begriff in verschiedenen deutschsprachigen Suchmaschinen nachspürt)

http://www.dsl-ev.de/ (Allgemeine Informationen zu Schmerz. Deutsche Schmerzliga e.V)

http://www.bzga.de (Bundesministerium für Gesundheit)

http://www.bfa-berlin.de (Bundesanstalt für Angestellte [BfA]; Rehabilitation, Leistungen der Rentenversicherung in der Rehabilitation, Zuzahlungen sowie Sozialleistungen)

http://www.aacr.org (American Association for Cancer Research [AACR])

http://www.ama-assn.org (American Medical Association)

http://www.asco.org (ASCO, American Society of Clinical Oncology [ASCO])

http://www.cancer.org (American Cancer Society)

http://www.ons.org (Oncology Nursing Society)

http://www.cancernet.nci.nih.gov/ (CancerNet des NCI)

http://www.uni-jena.de/aio (Arbeitsgemeinschaft für internistische Onkologie der deutschen Krebsgesellschaft [AIO])

http://www.hepatitishilfe.de (Organisationen im Bereich Hepatitis- und Lebererkrankungen)

http://www.krebsgesellschaft.de (Deutsche Krebsgesellschaft)

http://www.krebshilfe.de (Deutsche Krebshilfe)

http://www.swisscancer.ch (Schweizerische Krebsliga)

http://www.krebshilfe.or.at (Österreichische Krebshilfe)

http://www.leberhilfe.org (Deutsche Leberhilfe)

http://www.livercancer.com/ (Informationen über Leberkrebs in englischer Sprache)

http://www.livertumor.org/ (Informationen über Leberkrebs in englischer Sprache)

http://www.about-liver-cancer.com/ (Informationen über Leberkrebs in englischer Sprache)

http://www.dkfz.de (Deutsches Krebsforschungszentrum Heidelberg)

http://www.eortc.be (European Organization for the Research and Treatment of Cancer [EORTC])

http://www.medizin.uni-koeln.de/projekte/dgss (Deutsche Gesellschaft zum Studium des Schmerzes [DGSS])

http://www.inkanet.de (Informationsnetz für Krebspatienten und Angehörige [INKA], psychosoziale und rechtliche Themen)

http://www.imse.med.tu-muenchen.de/krebs/index.htm (Informationsdienst zum Thema Krebs für Patienten und Angehörige)

http://www.kinder-krebskranker-eltern.de (Hilfen im Umgang mit Kindern krebskranker Eltern)

http://www.schmerzhilfe.de/ (Schmerzselbsthilfe der Deutschen Schmerzhilfe e.V.)

http://www.stiftung-gesundheit.de (Stiftung Gesundheit)

http://www.krebsinformationsdienst.de (Krebsinformationsdienst [KID] für Patienten und Angehörige, Tipps für die Suche nach geeigneten Ärzten oder Krankenhäusern)

http://www.hospize.de (Adressen von Hospizen)

http://www.krebs-kliniken.de (Auswahl und Adressen von Krebskliniken in Deutschland)

http://www.krebsarztpraxen.de (Adressenliste niedergelassener Onkologen und onkologisch tätiger Fachärzte)

http://www.haemochromatose.org (Hämochromatose-Vereinigung Deutschland) http://www.lebertransplantation.de/hcc-int.htm (Wissenswertes zu Lebertransplantation, Links zu rechtlichen Fragen)

http://www.cancer.lu/psysex.html (Fragen zur Sexualität bei und nach Tumorerkrankungen)

http://www.rehaklinik.com (Verzeichnis von Rehabilitationskliniken)

http://www.medizin.uni-halle.de/tumorzentrum/index.html (Tumorzentrum Halle mit Links auf weitere Tumorzentren in Deutschland)

http://www.sph.uth.tmc.edu:8052/utcam (Center for Alternative Medicine, Übersicht über alternative Heilmethoden)

http://www.krebs-webweiser.de (Sammlung von ca. 500 Internet-Adressen zum Thema »Krebs«, zusammengestellt und ständig aktualisiert vom Tumorzentrum Freiburg)

http://www.quackwatch.com (unkonventionelle Heilmethoden)

http://www.oncolinks.de (Internetservice für Ärzte, Patienten und Angehörige)

http://www.forum-krebstherapie.de (Adressenliste von onkologischen Schwerpunktpraxen)

http://www.bar-frankfurt.de/Arbeit/krebsadressen.htm (Bundesarbeitsgemeinschaft für Rehabilitation, Adressenliste der Krebsberatungsstellen in Deutschland)

http://www.bma.bund.de (Berechnungsprogramm des Bundesarbeitsministeriums zur Altersteilzeit)

http://www.ksid.de (Informationsdienst des Deutschen Krebszentrums Heidelberg zu Schmerz)

http://www.krebsinfo.de (Informationen des Tumorzentrums München)

http://www.meb.uni-bonn.de/cancernet/deutsch (Informationen des US-amerikanischen Cancernet in deutscher Sprache)

http://www.cancer.gov/cancerinfo (Informationen des amerikanischen National Cancer Institute [nur in englischer Sprache])

http://www.studien.de (Therapiestudienregister der Deutschen Krebsgesellschaft) http://www.vereinlebenswert.de (psychosoziale Beratung und Informationen)

http://www.psychoonkologie.org (psychosoziale Beratung und Informationen)

http://www.psb-zest.de (psychosoziale Beratung und Informationen)

http://www.uni-kiel.de (psychosoziale Beratung und Informationen)

http://www.medizinrechts-beratungsnetz.de (juristischer Rat bei Konflikten zwischen Ärzten bzw. Krankenkassen und Patienten)

www.//tabakkontrolle.de (Raucherberatung der Deutschen Krebshilfe)

http://www.reha-servicestellen.de (Adressverzeichnis der Rehabilitationsservicestellen)

Patientenforen

Viele Patienten schöpfen neue Kraft durch den aktiven Erfahrungs- und Informationsaustausch mit anderen Betroffenen. Im Internet bieten Foren und sogenannte Chats die Möglichkeit dazu an.

http://www.krebs-kompass.de (viele aktuelle Links und Informationen zum Thema »Krebs«. Adresssammlung von regionalen und überregionalen Organisationen, Tumorzentren etc.)

http://www.medizin-forum.de (Gesundheits-Forum)

http://www.medizin-forum.de/agk/ (englischsprachiger Chat für Patienten und Angehörige)

Literaturauswahl

Allgaier, H.-P. (Hrsg.): Das hepatozelluläre Karzinom. Uni-Med, Bremen (2002)

Ärztlicher Arbeitskreis Sterbebegleitung bei der Ärztekammer Westfalen-Lippe in Zusammenarbeit mit der Hospizbewegung Münster e.V.: Patientenverfügung und Vorsorgevollmacht – Ein Leitfaden für Patienten und Angehörige; kostenlos zu beziehen über die Ärztekammer Westfalen-Lippe, Gartenstraße 210–214, 48147 Münster

Bauer, F.: Der große Ratgeber für Behinderte und Pflegebedürftige. 6. Auflage. Econ, Berlin (2005)

Bayerisches Staatsministerium für Arbeit und Sozialordnung, Familie, Frauen und Gesundheit: Zuhause pflegen – Zuhause gepflegt werden. Ein Ratgeber; kostenlos zu beziehen über Bayerisches Landesamt für Versorgung und Familienförderung, Sachgebiet III 3, Postfach 40 11 40, 80711 München

Bohnhorst, B.: Lass mich los – aber nicht allein. Ein Ratgeber zur Sterbebegleitung. Fischer Taschenbuch, Frankfurt (1997)

Bundesministerium für Arbeit und Soziales: Die Pflegeversicherung; kostenlos zu beziehen über das Bundesministerium für Arbeit und Soziales, Referat Information, Publikation, Redaktion, Postfach 500, 53105 Bonn

Bundesministerium für Arbeit und Soziales: Ratgeber für Behinderte; kostenlos zu beziehen über das Bundesministerium für Arbeit und Soziales, Referat Information, Publikation, Redaktion, Postfach 500, 53105 Bonn

Bundesministerium für Gesundheit: Ihr gutes Recht; kostenlos zu beziehen über das Bundesministerium für Gesundheit, Referat Öffentlichkeitsarbeit, Am Propsthof 78a, 53121 Bonn

Delbrück, H.: Ernährung für Krebserkrankte. Rat und Hilfe für Betroffene und Angehörige. Kohlhammer, Stuttgart (2006)

Delbrück, H.: Krebsschmerz. Rat und Hilfe für Betroffene und Angehörige. Kohlhammer, Stuttgart (2004)

Delbrück, H.: Rehabilitation and Palliation of Cancer Patients. Springer, Paris (2007)

Deutsche Angestellten-Krankenkasse: Ihre Rechte als Patient; kostenlos zu beziehen über die Deutsche Angestellten-Krankenkasse, Postfach 10 14 44, 20009 Hamburg

Deutsche Gesellschaft für Palliativmedizin/Bundesarbeitsgemeinschaft Hospiz/ Deutsche Gesellschaft zum Studium des Schmerzes: Palliativmedizin 2004 – Stationäre und ambulante Palliativ- und Hospizeinrichtungen in Deutschland; kostenlos zu beziehen über Mundipharma GmbH, Mundipharma Str. 2, 65549 Limburg (Lahn)

Deutsche Krebsgesellschaft: Alternative Behandlungsmethoden; kostenlos zu beziehen über die Deutsche Krebsgesellschaft e.V., Steinlestraße 6, 60596 Frankfurt am Main

Deutsche Krebsgesellschaft: Fatigue – so können Sie mit Müdigkeit bei Krebs umgehen; kostenlos zu beziehen über die Deutsche Krebsgesellschaft e. V., Steinlestraße 6, 60596 Frankfurt am Main

Deutsche Krebsgesellschaft: Nebenwirkungen der Krebstherapie – so kann man sie lindern; kostenlos zu beziehen über die Deutsche Krebsgesellschaft e.v., Steinlestraße 6, 60596 Frankfurt am Main

Deutsche Krebsgesellschaft: Therapie-Studien – dafür sind sie gut; kostenlos zu beziehen über die Deutsche Krebsgesellschaft e.v., Steinlestraße 6, 60596 Frankfurt am Main

Deutsche Krebshilfe: Hilfen für Angehörige; kostenlos zu beziehen über die Deutsche Krebshilfe e.v., Buschstraße 32, 53113 Bonn

Deutsche Krebshilfe: Krebsschmerzen wirksam bekämpfen; kostenlos zu beziehen über die Deutsche Krebshilfe e.V., Buschstraße 32, 53113 Bonn

Deutsche Krebshilfe: Wegweiser zu Sozialleistungen; kostenlos zu beziehen über die Deutsche Krebshilfe e.v., Buschstraße 32, 53113 Bonn

Deutsche Leukämie- und Lymphom-Hilfe/Hoffmann-LaRoche (Hrsg.): Soll ich bei einer Therapiestudie mitmachen? – Therapiestudien in der Hämatoonkologie. Broschüre kostenlos zu beziehen über die Deutsche Leukämie- und Lymphom-Hilfe e.V., Thomas-Mann-Straße 40, 53111 Bonn

Fleig, W. E., J. Hauss (Hrsg): Hepatozelluläres Karzinom. Chirurgische Gastroenterologie 19 (3), 201–296 (2003)

Grothey, A, D. Strumberg, M. Gebel: Hepatozelluläres Karzinom. In *Schmoll, H.-J., K. Höffken, K. Possinger (Hrsg):* Kompendium Internistische Onkologie. Springer, Heidelberg, 4. Auflage (2006)

Hanseatische Krankenkasse: Ihr Recht als Patient; kostenlos zu beziehen über die HEK-Hanseatische Krankenkasse, Wandsbeker Zollstraße 82–90, 22041 Hamburg

Kaiser, G. et al.: Unkonventionelle, alternative Heilverfahren in der Onkologie. Der Internist 11, 1159–1167 (1998)

Kastner, W., C. G. Ross: Sterben und Steuern, Leitfaden durch das Erbschafts-, Steuer- und Schenkungssteuerrecht; zu beziehen über DGE-Geschäftsstelle, Simrockallee 27, 53173 Bonn

Kübler-Ross, E.: Was können wir noch tun? Antworten auf Fragen nach Sterben und Tod. Droemer Knaur, München (2003)

LeShan, L.: Diagnose Krebs. Wendepunkt und Neubeginn. Klett-Cotta, Stuttgart (2004)

LeShan, L.: Psychotherapie gegen den Krebs. Über die Bedeutung emotionaler Faktoren bei der Entstehung und Heilung von Krebs. Klett-Cotta, Stuttgart (2001)

Lukas, E.: Psychotherapie in Würde. Sinnorientierte Lebenshilfe nach Viktor E. Frankl. Beltz, Weinheim (2003)

Münstedt, K. (Hrsg.): Ratgeber unkonventioneller Krebstherapien. Ecomed Verlagsgesellschaft, Landsberg (2003)

Oehlrich, M., N. Stroh: Internetkompass Krebs. Springer, Heidelberg (2001)

Olschewski, A.: Progressive Muskelentspannung. Gondrom, Bindlach (2005)

Prang, M. D.: Ärztelatein im Klartext – Was Ärzte ihren Patienten nicht sagen. Der Ratgeberverlag, Hamburg (2000)

Schmidt, M.: Guter Rat zur Pflegeversicherung. Alle wichtigen Rechtsfragen zu: Versicherungspflicht, Beitragsbemessung, Pflegeleistung. Beck-DTV, München (2000)

Simonton, O. C.: Auf dem Weg der Besserung – Schritte zur körperlichen und spirituellen Heilung. Rowohlt, Reinbek b. Hamburg (2004)

Stangl, M.-L., A. Stangl: Hoffnung auf Heilung. Seelisches Gleichgewicht bei schwerer Krankheit. Econ-Verlag, Düsseldorf (1999)

Stiftung Warentest (Hrsg.): Die Andere Medizin. Handbuch. »Alternative Heilmethoden« für Sie bewertet. Stiftung Warentest, Postfach 30 41 41, 10724 Berlin (2006)

Tausch, A.-M.: Gespräche gegen die Angst. Rowohlt, Reinbek b. Hamburg (1997)

Sachregister

Aflatoxin 16
AHB-Klinik 148
Alkohol 196
Alkoholabusus 18
Alkoholinjektionen 39
Alkoholkonsum 21
Alternativtherapien 58, 99, 105, 136
Altersteilzeit 192
Anabolika 18
Anämie 75
Angehörige 195
Angiographie 41, 117
Angst 195, 199, 200, 202
Anschlussheilbehandlung (AHB) 142, 143, 146
Antikörper 46, 68
– monoklonale 48
Appetit 74, 122, 200
Arbeit
– stufenweise Wiederaufnahme 188
Arbeitserprobung 188
Arztbesuch 120, 177
Aszites 12, 93, 97, 134, 135

Befundbericht 30
Behindertenausweis 163
Belastung
– finanzielle 180
– stufenweise 188

Beratung
– juristische 67, 138
Beruf 183
Berufsgenossenschaft 183
Berufskrankheiten 183
Bestrahlung
– innere 131
Blähungen 89
Bluthochdruck 86
Blutungskomplikationen 72
Blutzuckerspiegel 13

Chemoembolisation, transarterielle (TACE) 40, 129
Chemotherapie 44, 129, 132
– Nebenwirkungen 74
Child-Pugh 31
Cholangiographie, endoskopisch retrograde (ERCP) 119
Colitis ulcerosa 26

Diät 65, 92, 135
Durchfall 87, 88

Entwicklungsstadien 20
Enzephalopathie 71, 96, 136, 202
Erbrechen 91
Ernährung 21, 71, 85, 95, 141, 145, 195
Ernährungsempfehlungen 92
Erschöpfung 85

Sachregister

Ethanolinjektion
– perkutane 37
Fahrtkosten 177
Familie 159, 182
Fatigue 85, 154
Feststellungsbescheid 171
Fortschritte 59
Frischzellenbehandlung 131
Frühkarzinom 181
Frühstadien der Tumorerkrankung 13

Galleabfluss 133
Gallengangskarzinom 15
Gallengangskrebs 19
Gefühlsstörungen 80
Gelbsucht (Ikterus) 133
Gentherapie 45
Gerinnungsstörungen 73
Geschmacksempfinden 91
Gewicht 74, 122

Hämochromatose 20
Hand-Fuß-Hautreaktion 78
Haushaltshilfe 165
Hautausschlag 82
Hautreaktionen 78
Heilfasten 54
Heilmethoden
– alternativmedizinische 57
Heilungschancen 33, 104
Hepatitis-B 16
Hepatitis-C-Infektion 15
Hepatoblastom 26
Herzschwäche 87
Hilfe
– finanzielle 163

– seelische 142
– soziale 163
Hinzuverdienstgrenzen 189
Hirnleistungsstörung 96
Hitze 152
Hormontherapie 45
Hospiz 163, 176

Immunabwehr 21, 153
Immunsuppression 35, 68
Immunsystem 69
Immuntherapie 46
– monoklonale Antikörper 46
Impftherapie 53
Impfung 22, 69, 151, 196
Isolation 159

Juckreiz 82, 134

Karzinom
– cholangiozelluläres 26
Kernspintomographie (NMR) 12, 117
Knochenmetastasen 43
Kosten 58, 64, 137, 146, 149, 157, 179
Krankengeld 186
Krankengeldanspruch 185
Krankenkasse 56, 58, 137, 148, 164, 177, 191, 192
Krankenpflege
– häusliche 165
Krankheitsrückfall
– Symptome 120
Krebsinformationsdienst (KID) 66
Krebswiedererkrankung 184
Kryotherapie 38
Kündigung 187

Laparoskopie 118
Lebensversicherung 181
Leberbiopsie 118
Leberentfernung
- teilweise 69
Leberfunktion 33, 37, 38, 70, 109, 120, 153, 184
Leberinsuffizienz 70
Leberkarzinom
- primäres 17, 23
Leberkrebs
- Ernährungsempfehlungen 92
- Häufigkeit 15, 16
- primärer 14
- sekundärer 14
- Therapiemöglichkeiten 32
- Ursachen 11
- Verlauf 11
- Wiedererkrankung 92, 120
Leberpforte 11
Leberschonkost 93
Leberteilentfernung 37
Lebertransplantation 34, 93
Lebertumor
- gutartiger 22, 27
Leberversagen 71
Leberzirrhose 18, 37, 65, 104, 113, 133, 151, 196
- Ernährung 95
- Klassifizierung 29
Leukopenie 76
Lunge 122
Lungenmetastasen 155, 156

Mazzaferro-Kriterien 31, 34
Medikamente 72
- signalhemmende 49, 54, 62, 76

Metastasen 121, 128, 200
Mistelpräparate 105
Multikinasehemmer 49

Nachsorge 27
- diagnostische Maßnahmen 107
Nachsorgeklinik 140
Nachsorgeuntersuchungen 104, 107, 124
Naturheilverfahren 56
Nebenwirkungen 51, 94, 99
Nexavar® 48, 76, 86, 116, 152
Nikotinabusus 18

Okuda-Stadium 30
Onkologe 110
Operation 32, 108, 130
Osteoporose (Knochenschwund) 69, 94
Overprotection 199

Palliativstation 176
Partner 197
Patientenverfügung 139
Perücke 91
Pflegebedürftigkeit 147
Pflegefall 174
Pflegekasse 164
Pflegeversicherung 174
positives Denken 100
Prädisposition
- genetische 20
Probleme
- finanzielle 163
- soziale 163
Prodrugs 60
Prognosefaktoren 103

Sachregister

Radioembolisation 59
Radiofrequenz-Thermoablation (RFTA) 38
Radiotherapie, selektive interne (SIRT) 43
Rauchen 102
Rehabilitation 191
Rehabilitationsklinik 140, 143, 162
Rehateam 143
Reisen 151
Rente 173, 183
– Steuern 190
Rentenversicherung 146, 148, 191
Rezidiv 107
Risikofaktoren 19, 26
Rote-Bete-Saft 130
Rückfall 103, 125

Sauna 155
Schmerzen 80, 100, 121, 125, 199, 201
Schulmedizin 57
Schwerbehinderte 187, 189
Schwerbehindertenausweis 165
– Merkzeichen 168
Seelsorger 161
Selbstheilungskräfte 101
Selbsthilfegruppen 159, 164, 199
Selen 98
Servicestelle 194
Sexualität 74
Signalhemmer 35
Signaltherapien 59
SIR-Spheres® 43
Skelett 123, 130, 155
Sonne 152
Sorafenib 48, 50, 74, 76, 86, 91, 116, 152

– Begleiterscheinungen 91
Sozialhilfe 172
Spontanheilung 56, 101
Sport 151
– Golf 155
– Rad fahren 156
– Schwimmen 156
– Sportgruppen nach Krebs 153
Steuern 179, 190
Strahlentherapie 43, 132
Stress 105
Suizid 201
Symptome 14, 120
Szintigraphie 117

Testament 182
Therapie
– adjuvante 99
– alternative 99
– alternativmedizinische Heilmethoden 57
– Chemoembolisation, transarterielle (TACE) 40
– Chemotherapie 44
– -entscheidung 61
– -erfolg 55
– Ethanolinjektion, perkutane 37
– Gentherapie 45
– Hitzetherapie 38
– Hormontherapie 45
– Immuntherapie 46
– Impftherapie 53
– molekulare 47
– monoklonale Antikörper 48
– Naturheilverfahren 56
– Nebenwirkungen 68
– Operation 32

- Radioembolisation 59
- Radiotherapie, selektive interne (SIRT) 43
- signalhemmende 47, 78
- Strahlentherapie 43
- -studie 62
- Tyrosinkinase-Therapie 45

Thrombose 156
TNM-Klassifikation 27
Transplantation 36, 68, 184
Tumormarker 108, 113, 196
Tumornachsorgepass 111
Tyrosinkinasehemmer 47
Tyrosinkinase-Therapie 45

Übelkeit 91
Überlebenschancen 31
Ultraschalluntersuchung 114

Vergünstigungen
- steuerliche 167

Verpflichtungen
- finanzielle 172

Versicherungsschutz 157
Versorgungsamt 171
Verstopfung 90
Vitamine 72, 73, 94, 133
Vorsorgeuntersuchungen 13, 119

Wechselwirkungen 56
Widerspruch 171
Wiedererkrankung 92
- Behandlungsmöglichkeiten 124
- Schmerzen 124
- Symptome 120

Wiedererkrankungsrisiko 92
Wundermittel 99
Wundheilung 53

Zink 98
Zirrhose 93
Zuzahlungen 146, 178

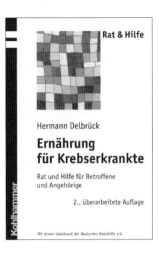

Hermann Delbrück
Ernährung für Krebserkrankte
Rat und Hilfe für Betroffene und Angehörige

2., überarb. Auflage 2006
288 Seiten mit 8 Abb. und 55 Tab. Kart.
€ 22,-
ISBN 978-3-17-019173-0

Hat die Ernährung einen Einfluss auf die Entstehung von Krebs? Wie soll die Ernährung während der Chemotherapie und der Strahlentherapie beschaffen sein? Welche Ernährung wird in der Nachsorge und zur Rezidivprophylaxe empfohlen?

Diese und zahlreiche andere häufig gestellte Fragen werden in dem vorliegenden Buch klar und verständlich nach dem neuesten Stand der Medizin beantwortet. Der Autor gibt konkrete, dem Krankheitsbild und den Therapiefolgestörungen angemessene Ernährungsempfehlungen und geht dabei auch ausführlich auf die unterschiedlichen Krebserkrankungen ein. Nicht nur Betroffene und Angehörige, sondern auch Diätberater und Ärzte werden von diesem wertvollen Ratgeber profitieren.

W. Kohlhammer GmbH · 70549 Stuttgart
Tel. 0711/7863 - 7280 · Fax 0711/7863 - 8430

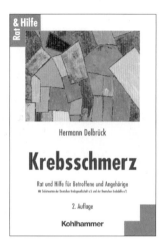

Hermann Delbrück

Krebsschmerz

Rat und Hilfe für Betroffene und Angehörige

2., überarb. und erw. Auflage 2004
314 Seiten mit 15 Abb. und 14 Tab. Kart.
€ 22,–
ISBN 978-3-17-018537-1

Welche Möglichkeiten der Schmerzbehandlung gibt es? Welche Nebenwirkungen können nach der Einnahme von Schmerzmedikamenten auftreten? Welche Vor- und Nachteile haben Schmerzpflaster? Wie lassen sich Schmerzen durch die Psyche beeinflussen? Wie können Schmerzen durch Massagen und Bäder gelindert werden? Was kann ich selbst zur Schmerzlinderung tun? Wo gibt es Schmerzspezialisten für Tumorpatienten?

Diese und zahlreiche andere häufig gestellte Fragen werden in dem vorliegenden Buch klar und verständlich nach dem neuesten Stand der Medizin beantwortet. Es soll allen Krebspatienten mit Schmerzen sowie den Mitbetroffenen aus Familie und Freundeskreis eine wertvolle Hilfe im Umgang mit der Krankheit sein.

W. Kohlhammer GmbH · 70549 Stuttgart
Tel. 0711/7863 - 7280 · Fax 0711/7863 - 8430